道法自然·臻于至善

The Essence of Practical Dental
Clinical Cases

实用口腔临床
病例精粹

第1卷

张志愿 主审

章锦才　王仁飞 主编

北方联合出版传媒（集团）股份有限公司
辽宁科学技术出版社
沈 阳

序言

口腔医学是一门临床医学，涉及操作的内容很多，既需要有系统的理论指导，又需要有精细的操作来保证治疗效果，集中体现了"科学加艺术"的特点。

口腔医学是一门经验科学，临床疾病种类繁多，症状各异，个体状况及病情千变万化，既需要遵照相应的诊治规范，又需要根据个体状况做个体化处理，以达到最佳的治疗效果，临床经验显得特别重要。

根据上述特点，在口腔医学继续教育的过程中，既有传统课堂式讲课的研讨会，又有配合实践操作的学习班，近些年还组织了一些以问题为中心的讨论会，都取得了较好的效果。而病例大赛是又一种富有特色的继续教育和学术交流的方式，它既体现作者理论基础的坚实性，又反映作者解决实际问题的能力和水平，还能显示作者展示作品的科学性和艺术性，形式生动活泼，给受众以深刻印象，交流和教育的效果很好。

通策医疗旗下中国科学院大学杭州口腔医院及其所属分院针对口腔临床医学的特点，组织和参加了一系列的临床病例大赛，有力地促进了口腔临床医学水平的提高，取得了显著的成效。章锦才院长组织他的团队将其中53例参赛获奖的精彩病例整理后编辑成书，形成了这本《实用口腔临床病例精粹（第1卷）》，其中涵盖了口腔种植、口腔修复、口腔正畸、牙体牙髓、牙周、儿童口腔等多个专业，内容丰富，作品精良，在学习交流专业的同时，可以得到艺术欣赏一样的享受。它既可作为口腔临床医师的参考书，又可作为专业学位研究生和住院医师规范化培训的补充教材。

我愿竭力推荐这本好书，也希望口腔医学界有更多直接指导临床医疗工作的参考书出版，为提高口腔医师的整体水平和建设口腔强国做贡献。

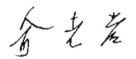

中华口腔医学会会长
北京大学口腔医学院教授
2017年6月

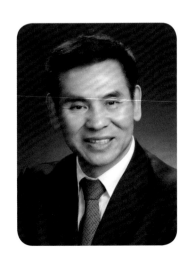

俞光岩

北京大学口腔医学院口腔颌面外科教授，主任医师，博士生导师。现任中华口腔医学会会长，中国医师协会口腔医师分会名誉会长。1996年11月至2009年4月任北京大学口腔医学院院长。

主要研究方向为唾液腺疾病、口腔颌面部肿瘤以及唾液腺移植治疗重症干眼症。先后承担国家及省部级科研基金项目40项。发表论文440余篇，其中SCI收录140余篇。主编教材及专著16部。以第一完成人获国家科技进步二等奖1项，省部级科技一等奖3项。培养研究生和博士后70余名。获"全国卫生系统先进工作者""全国五一劳动奖章获得者"及"全国优秀科技工作者"称号。香港牙医师学院、英国爱丁堡皇家外科医师学院和英国英格兰皇家外科医师学院先后授予"Honorary Fellowship"。

前言1

《实用口腔临床病例精粹（第1卷）》展现的是53个精心完成的病例，涵盖了口腔临床的多个专业，他们由通策医疗旗下中国科学院大学杭州口腔医院等多家附属口腔医院的医师完成。阅读这一个个优秀病例，我们仿佛在欣赏一件件精美的艺术作品。

口腔临床是一个非常特殊的行业，它既是科学（医学），同时也是艺术，是医学和艺术的高度融合。一个好的口腔临床专家不仅是医学专家，还必须是艺术家，才能为患者既解决功能的问题，又解决美观的问题。一个好的口腔临床医师，既要有实事求是的科学精神和严谨求实的科学态度，还要有精益求精、追求完美、注重细节的工匠精神。《实用口腔临床病例精粹（第1卷）》展现的这53个病例就是医学和艺术融合的结晶，高度诠释了编者良好的科学精神和工匠精神。

2015年5月，通策医疗集团和中国科学院大学签署了联合创办存济医学院的合作协议，2016年12月双方又共同成立了存济医学中心。存济口腔成为了通策医疗集团联手中国科学院大学共同创立的口腔医疗品牌，中国科学院大学杭州口腔医院是存济口腔的第一家三级口腔专科医院。秉持人文为魂、科技为本的初心，以"存真去伪、济世救人"为使命，存济口腔人将不负众望、不辱使命，在守护中国人口腔健康的道路上鼎力前行。

《实用口腔临床病例精粹（第1卷）》展现的这些病例，还有许多不尽如人意的地方，恳请同行们批评指正。我期待存济口腔人为我们的同行奉献出更多、更好的病例。相信这些病例能对同行们的临床工作有所启示，对此我们将不胜欣慰。

中华口腔医学会副会长
中国科学院大学存济医学院副院长、存济医学中心主任
通策医疗口腔集团董事长
2017年6月

前言2

进入21世纪的10多年，是口腔医学技术快速发展的10多年，口腔种植技术广泛应用改变了缺失的修复方式，数字化正畸、数字化导板和CAD/CAM技术改变了传统的诊疗模式，精准医学、显微技术、DSD技术等的应用，极大地提升了临床治疗效果，多学科整合治疗更是越来越被重视。

道法自然，臻于至善，任何技术的合理应用和推行，都离不开医师的专心之心、追求完美之心和以患者为上之心。杭州口腔医院10余年来一直以专业、专心的精神来历练自己，涌现了一批年轻的优秀医师和作品，他们在国内各类学术平台中崭露头角。本书集中了杭州口腔医院和兄弟医院近年来年轻医师的临床优秀病例。它的出版将促进我们的医师提升自己的综合能力，也为广大口腔同行提供参考。由于时间和水平所限，本书难免有不妥之处，恳请读者指正。

感谢各位医师和编委的辛苦付出，感谢北方联合出版传媒（集团）股份有限公司辽宁科学技术出版社对《实用口腔临床病例精粹（第1卷）》的大力支持，期待更精彩的《实用口腔临床病例精粹（第2卷）》的出版。

2017年4月　杭州

主审简介

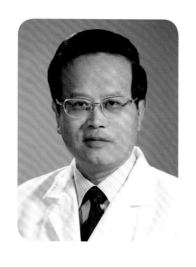

张志愿

男，中国工程院院士。上海交通大学光启讲席教授，主任医师，博士生导师；1998—2014年任上海交通大学医学院附属第九人民医院院长，现任国家级重点学科——口腔颌面外科学科带头人，国家口腔疾病临床医学研究中心主任、上海市口腔医学重点实验室主任、中华口腔医学会名誉会长；中国抗癌协会常务理事，中国抗癌协会头颈肿瘤专业委员会名誉主委；国际牙医学院、英国爱丁堡皇家外科学院和香港大学牙医学院fellowship。受聘为日本大阪齿科大学、第四军医大学客座教授；《上海口腔医学》杂志主编，全国统编教材《口腔颌面外科学》主编。

长期从事口腔颌面部肿瘤与血管畸形的临床与基础研究。已发表学术论文313篇（SCI收录103篇），尤其近年来完成了国内首个诱导化疗对口腔鳞癌前瞻性临床试验的研究，结果发表在*J Clin Oncol*杂志，进一步的基础研究结果发表于*Cancer Reserch*、*Theranostics*等多个国际知名学术杂志。主编专著13部、副主编5部和参编专著12部（英文2部），第一负责人承担国家"863""十一五"支撑计划，国家自然科学基金重点2项、面上5项等部、委级课题共20余项；以第一完成人获得国家科学技术进步二等奖2项、教育部提名国家科学技术奖自然科学奖二等奖等10余项。被卫生部评为"卫生部有突出贡献的中青年专家"。曾获何梁何利科学与技术进步奖、全国优秀科技工作者、上海市十大科技精英等荣誉，已培养硕士研究生12名、博士研究生41名、博士后5名。

主编简介

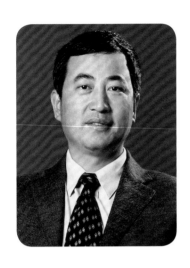

章锦才

浙江医科大学学士（1978—1983），华西医科大学硕士（1983—1986）、博士（1986—1989），美国加州大学旧金山分校博士后（1989—1992）。1994年7月至2001年5月曾任四川大学华西口腔医学院/附属口腔医院副院长（1994—2001）、教授（博士生导师）、主任医师。2001年6月至2015年5月，任广东省口腔医院/南方医科大学附属口腔医院院长、教授（博士生导师）、主任医师，《广东牙病防治杂志》主编。现任通策医疗口腔集团董事长、中国科学院大学存济医学院副院长、存济医学中心主任。是中华口腔医学会副会长，中华口腔医学会牙周病学专委会前主任委员，《中华口腔医学杂志》副主编，国际牙科研究会会员，亚太牙周病学会主席（2005—2007），国际牙科医师学院院士。从事牙周病病因与防治、牙周病与全身健康关系的研究30余年，获多项国家和省部级科技成果和教学成果奖及国务院特殊津贴，在国内外学术刊物发表论文200余篇，其中SCI论文40余篇。

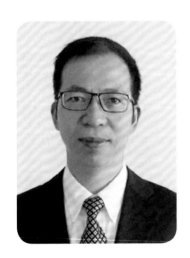

王仁飞

杭州口腔医院院长，教授，主任医师，硕士生导师。中华口腔医学会口腔种植专委会委员，中国医师协会口腔分会委员。中华口腔医学会口腔美学专委会委员，中国整形美容协会口腔整形美容分会常务理事。浙江省口腔医学会常务理事，浙江省口腔医学会种植专委会委员。杭州市医学会口腔专委会副主任委员。《上海口腔医学》杂志编委，浙江省特色学科（口腔种植）带头人。

编委简介 按姓名首字笔画为序

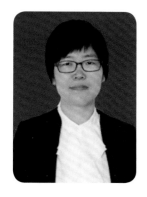

王晶
主治医师
牙周病学博士
杭州口腔医院牙周科

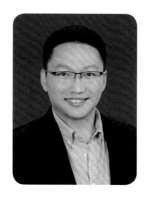

王楠
杭州口腔医院海宁分院
综合科副主任

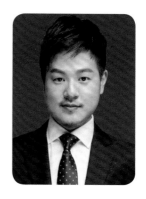

王鹏越
主治医师
宁波口腔医院正畸中心
副主任

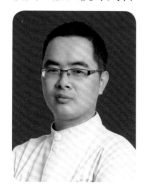

方建强
副主任医师
杭州口腔医院城西分院副院长
杭州口腔医院湖州分院副院长

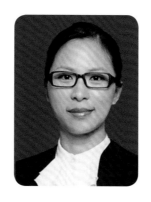

方聪
杭州口腔医院三叶儿童口腔
医疗总监

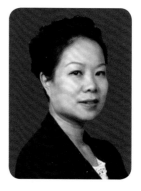

叶丽莉
三叶儿童口腔杭州滨江诊所
医疗总监
澳洲MRC肌功能训练认证医师

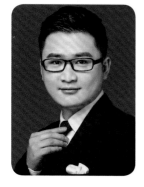

毕成
杭州口腔医院显微牙科中心主任
杭州口腔医院VIP中心
登士柏中国（Dentsply）TTT根管
治疗训讲师

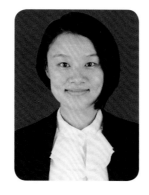

刘玉洁
口腔种植学硕士
杭州口腔医院种植中心

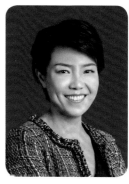

刘敏
副教授
副主任医师
杭州口腔医院副院长
衢州口腔医院院长

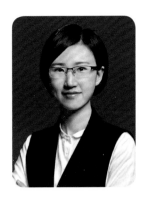

刘萌萌
主治医师
杭州口腔医院口腔正畸中心

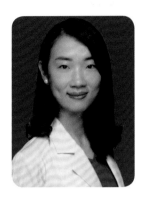

刘蕾
口腔医学硕士
杭州口腔医院上虞分院

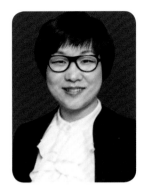

朱桂莲
副主任医师
杭州口腔医院种植中心

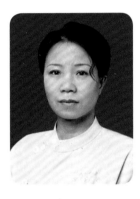

李小凤
主任医师
杭州口腔医院副院长
杭州口腔医院城西分院院长
浙江中医药大学校聘教授

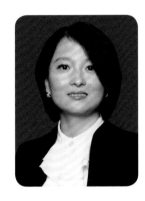

李建华
主治医师
杭州口腔医院隐秀正畸专业
团队成员
杭州口腔医院正畸中心

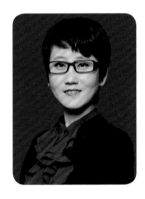

李雪
杭州口腔医院牙体牙周显微镜
治疗专家组成员
杭州口腔医院VIP中心

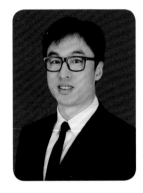

李靖敏
副主任医师
杭州口腔医院修复科主任

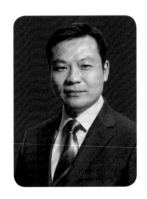

陈庆生
副主任医师
杭州口腔医院湖州分院副院长
浙江中医药大学口腔医学院客座
副教授

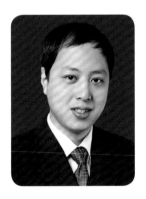

陈威
口腔正畸学硕士
杭州口腔医院城西分院正畸科

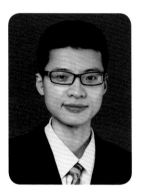

陈振亿
杭州口腔医院城西分院
医务科副科长
杭州口腔医院城西分院特需科

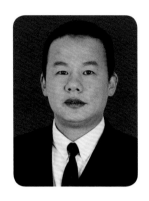

陈鹤良
杭州口腔医院义齿加工中心
主任

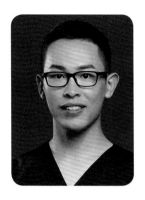

张龙龙
杭州口腔医院义乌分院综合科

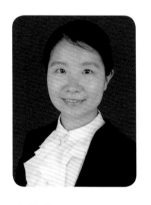

张维丹
口腔医学硕士
口腔种植学特色学科秘书
杭州口腔医院种植中心

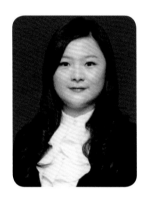

张璐
牙周护理专家
口腔卫生士
杭州口腔医院洁牙美牙中心

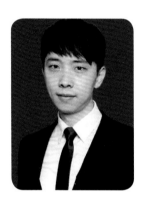

陆添
杭州口腔医院科教科科长
杭州口腔医院种植中心
通策牙学院教务主管

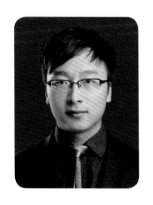

林孟杰
主治医师
宁波口腔医院种植中心

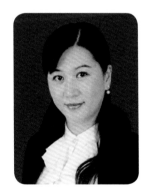

林海燕
主任医师
副教授
杭州口腔医院副院长
杭州口腔医院种植中心主任

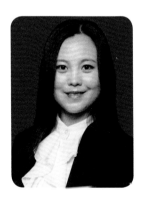

金冬梅
副主任医师
杭州口腔医院牙周科主任

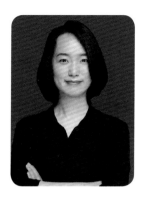

郑红霞

杭州口腔医院牙体牙髓科副主任

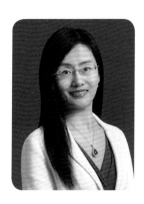

骆英

主任医师

教授

杭州口腔医院正畸中心主任

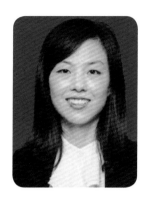

赵昱

副主任医师

杭州口腔医院特需科

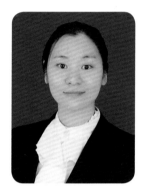

郝晶

口腔医学硕士

杭州口腔医院牙体牙髓科

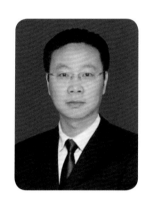

郭文成

主治医师

杭州口腔医院特需科

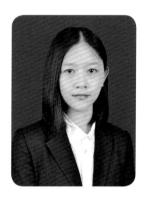

郭祎

执业医师

杭州口腔医院城北分院综合科

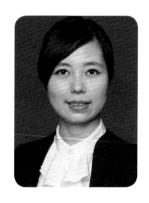

郭萍

口腔正畸学硕士

杭州口腔医院正畸中心

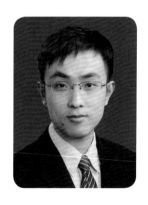

徐金波

口腔医学硕士

杭州口腔医院城西分院特诊科

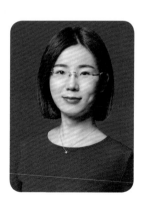

徐莉

口腔正畸学硕士

杭州口腔医院正畸中心

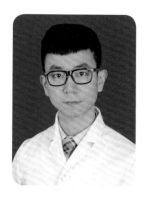

徐锦文
杭州口腔医院牙科美学研究
中心主任
杭州口腔医院VIP中心

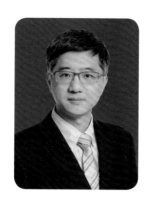

贾洪宇
副主任医师
宁波口腔医院副院长

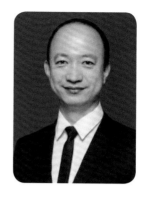

顾亚军
副主任医师
杭州口腔医院外科门诊
主任

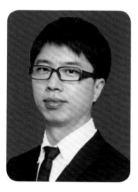

黄震
副主任医师
杭州口腔医院院长助理兼设备
科、医技科科长，医保办主任
杭州口腔医院种植中心

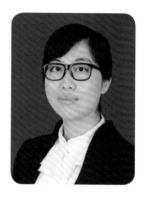

黄雪光
口腔医学硕士
杭州口腔医院牙体牙髓科

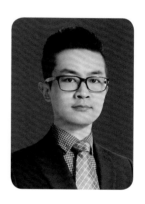

温鑫鑫
主治医师
杭州口腔医院牙周科

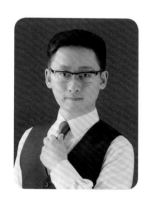

黎曙光
杭州口腔医院城西分院副院长
浙江中医药大学口腔医学院客座
副教授

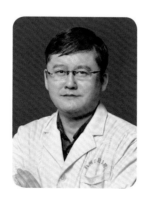

樊晓群
副主任医师
杭州口腔医院正畸中心

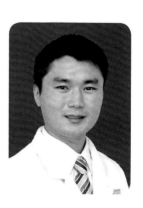

操亚波
副主任医师
杭州口腔医院城西分院
正畸科主任

目　录

第 *1* 章

种植

病例1

不翻瓣前牙即刻种植

刘敏　杭州口腔医院VIP中心

摘要

目的：本文探讨原有修复体折裂后牙齿拔除即刻种植的治疗效果。

方法：2014年11月于杭州口腔医院就诊的一位女性患者，右上前牙原桩核冠修复体反复脱落，余留牙根无法保留，经过沟通要求种植修复；术前行口腔内检查及曲面断层片和CBCT检查后，微创拔除11残根即刻种植同期GBR。术后缺失牙行临时修复体粘接修复，术后3个月临时修复体行牙龈袖口成形术塑形，术后6个月后行永久修复。

结果：观察期间，种植体稳定性好，术后3个月行牙龈袖口成形，术后6个月行永久修复，美观度高，牙龈乳头充满邻间隙，无黑三角，牙龈曲线与邻牙协调一致。

结论：在严格掌握适应证、谨慎设计治疗计划、精细手术操作下，即刻种植同期GBR同样能收到令人满意的效果。临时修复体可以很好地使牙龈成形，对后期永久修复体的美学效果提升很多。

关键词：不翻瓣；即刻；种植

一、材料与方法

1. **病例简介**　患者，女性，41岁，右上前牙6年前行桩核烤瓷冠修复，近1年修复体反复脱落，患者感觉影响美观及功能，在桩核冠再次脱落后来院检查，发现残留牙根已不能满足桩核的固位需求，患者提出行种植修复。

2. **诊断**　11不良修复体，残根。

3. **材料**　种植系统（柱形，BEGO，德国）；瑞士盖氏Bio-Oss骨粉0.25g和Bio-Gide胶原膜13mm×25mm，微创拔牙器械。

4. **治疗方案**　微创拔牙，不翻瓣植入1颗种植体同期GBR。术后行临时修复体粘接修复。

5. **治疗过程**

（1）术前常规检查，拍摄曲面断层片、X线片、CBCT对缺牙区骨质及骨量进行评估，唇侧骨壁菲薄但完整，骨宽度6.8mm，骨高度17.5mm，排除手术禁忌证（图1~图4）。

（2）检查患牙的牙周，无牙龈出血，牙周探查<3mm，咬合关系良好，邻牙无松动，无缺损。牙龈属于薄龈型，牙齿形态卵圆形。缺牙间隙7mm。

（3）与患者沟通确定手术方案，患者知情同意此手术。确定种植体的型号3.75mm×11.5mm。制订手术方案为不翻瓣即刻种植。

（4）手术：常规消毒，阿替卡因肾上腺注射液局部麻醉下，微创拔牙（图5、图6），彻底清理拔牙窝，按照即刻种植的规范操作，偏腭侧备洞，不翻瓣在11位点植入1颗BEGO柱形3.75mm×11.5mm的种植体（图7、图8），在种植体和唇侧骨壁之间保留2mm的间隙，种植体最终扭力30N，获得了良好的初期稳定性，安装封闭螺丝后同期于种植体和唇侧骨壁的间隙内植入Bio-Oss骨粉并用Bio-Gide胶原膜关闭创口（图9）。术后缺牙区行临时修复体粘接于邻牙修复（图10）。术后拍片显示种植体位置良好（图11）。

（5）术后使用抗生素和漱口水3天，维护口腔卫生，预防感染。每4周复诊1次，评估种植体稳定性、口腔卫生、咬合及牙龈情况。术后1周根据牙龈情况做了临时粘接桥恢复前牙美观。

（6）术后3个月后影像学检查（图12）显示种植体骨结合良好，临床检查种植体无动度，ISQ值为73；牙龈颜色、形态及质地良好，行二期手术做临时螺丝固定的过渡义齿对牙龈成形（图13、图14）。6个月后牙龈颜色、形态及质地良好，龈乳头丰满，个性化取模制作永久修复体（图15~图20），修复后根尖片显示修复体就位良好（图21）。

（7）永久修复后3个月、半年、1年后复查修复体良好，牙龈丰满度良好（图22、图23），

CBCT显示唇侧骨板完整、稳定（图24），和患者说明以后每年复查1~2次。

二、结果

最终修复后种植体骨结合稳定，牙龈乳头丰满，无黑三角，牙龈乳头及唇侧牙龈厚度接近邻牙，牙龈颈缘线高度一致，修复体及牙龈丰满度患者均满意。修复后3个月、半年、1年后复查，牙龈乳头完全充满三角间隙，牙龈厚度及牙龈颈缘线稳定，接近对侧同名牙，最终获得满意的牙齿和牙龈的美学效果。

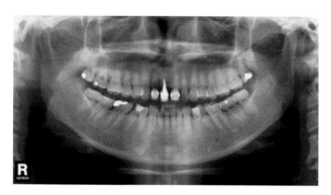

图1 术前曲面断层片

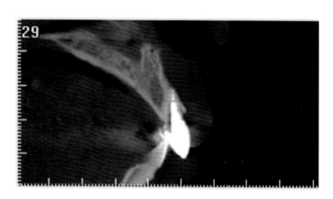

图2 术前CBCT1

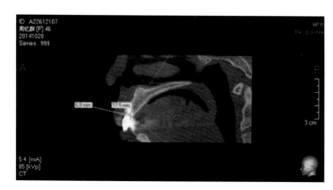

图3 术前CBCT2

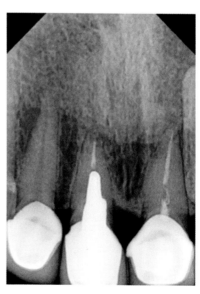

图4 术前X线片

病例1 不翻瓣前牙即刻种植

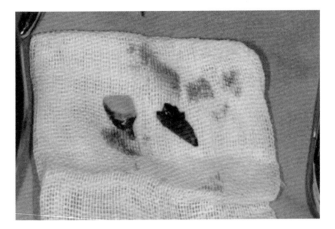

图5 术中微创拔牙

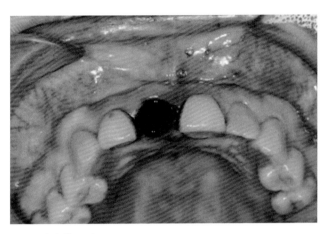

图6 术中拔牙窝

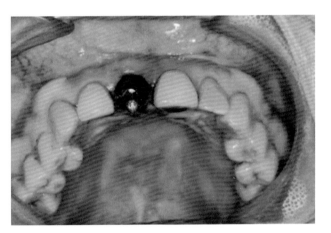

图7 植入种植体

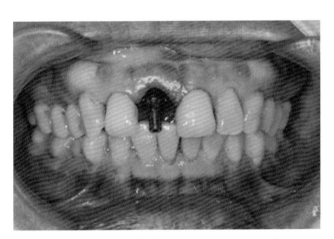

图8 植入种植体正面咬合像

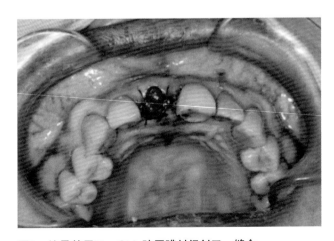

图9 植骨并用Bio-Gide胶原膜封闭创口，缝合

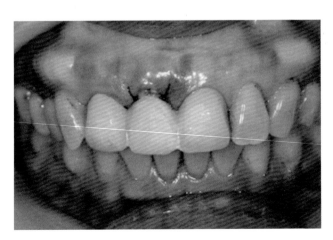

图10 临时过渡义齿

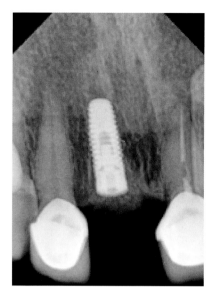

图11　术后X线片

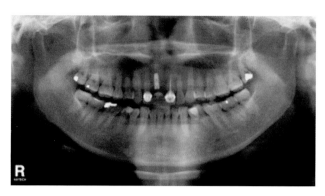

图12　修复前X线片

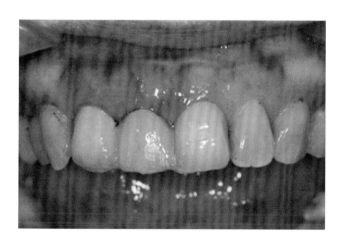

图13　临时修复体1

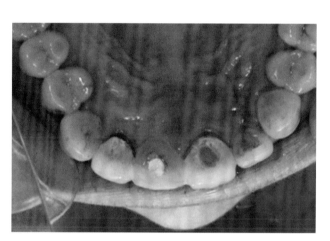

图14　临时修复体2

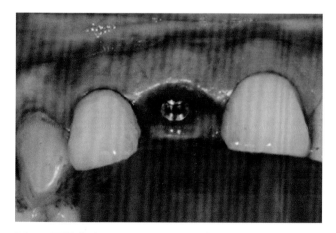

图15　牙龈成形

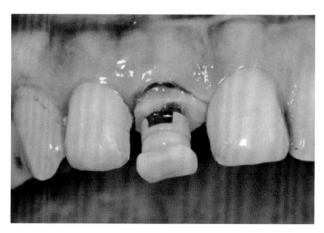

图16　个性化取模

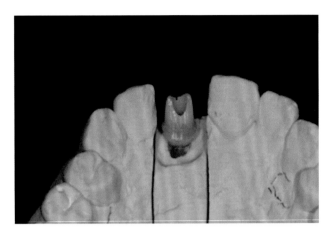

图17　制作个性氧化锆基台

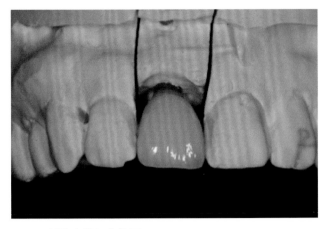

图18　制作个性氧化锆冠

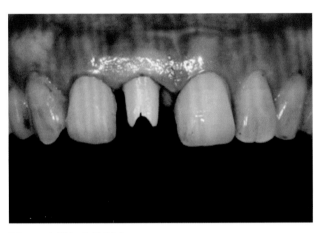

图19　个性氧化锆基台

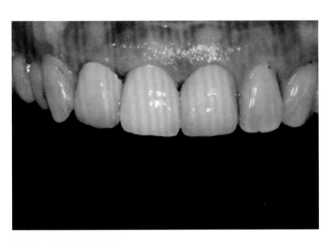

图20　个性氧化锆冠

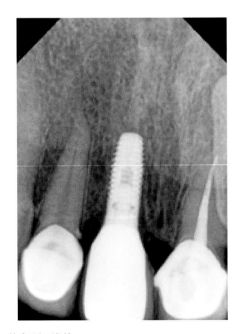

图21　修复后X线片

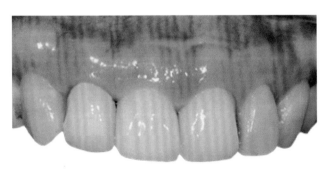

图22　种植修复1年后照片1

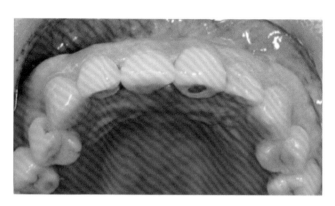

图23　种植修复1年后照片2

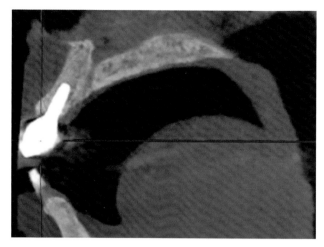

图24　种植修复1年后CBCT

三、讨论

对于外伤或者修复体失败引起的牙齿折断，在唇侧骨壁完整的情况下行即刻种植同期植骨，可以较好地维持唇侧软硬组织的丰满度，此外过渡义齿可大大缩短患者的空牙期，可以较好地恢复患者的美观，临时修复体诱导牙龈成形，可以塑造理想的牙龈形态，达到理想的修复效果。随着种植技术的日渐成熟，即刻种植修复已成为临床关注和研究的热点。传统的拔牙后种植修复空牙期长达3～6个月，对前牙缺失患者的美观、功能、发音及心理健康都会产生一定程度的影响。许多研究表明，即刻修复的种植体与常规方法修复的种植体存留率、边缘骨吸收差异无统计学意义。即刻修复可大大缩短患者的空牙期，并且可使用过渡义齿诱导牙龈成形，塑造理想的牙龈形态，达到理想的修复效果。

参考文献

[1] Kan J Y, Rungcharassaeng K, Umezu K. et al. Dimensions of peri-implant mucosa: An evaluation of maxillary anterior single implants in humans [J]. Journal of Periodontology, 2003, 74(4):557-562.

[2] 宿玉成. 口腔种植学: 第2版[M]. 北京: 人民卫生出版社, 2014: 262-267, 676-681.

[3] Jay R. BeagleForeword. Surgical Essentials of lmmediate lmplant Dentistry[M]. [S.l.]: David L.A John Wiley & Sons, Inc., Publication, 2013: 5-7.

病例2

一段式细颈种植体美学修复前牙小间隙缺损

朱桂莲　杭州口腔医院种植中心

摘要

目的： 探讨前牙区小间隙的牙列缺损，用一段式细颈种植体修复的临床效果及意义。

方法： 患者为18岁年轻女性。12、22先天缺失。已经历并完成正畸治疗。两侧切牙近远中间隙偏小，唇侧丰满度欠佳，CBCT检查11、21之间有1颗低位埋伏多生牙未拔除。因多生牙关系，11、21根尖向远中倾斜，而13、23根尖向近中倾斜，致缺牙区牙槽嵴在根尖位置近远中径严重狭窄，最窄处仅4mm左右。患者拒绝拔除埋伏牙，拒绝再次正畸治疗，要求种植美容修复，并且要求尽量简单操作，减少就诊次数，减小手术反应。针对患者情况，术前制订一段式细颈种植体种植修复方案，并经患者同意。外科手术时备洞至1.8mm，应用骨挤压技术尽量使唇侧膨隆。术后X线片显示种植体植入路径符合要求。术后当时适量调磨口内基台，即刻椅旁树脂临时冠修复。术后1周拆线，患者反馈感觉良好，无不适反应。为得到良好的牙龈曲线，最后修复前复诊1次调整临时冠形态。术后约4个月，牙龈形态基本达到要求，应患者要求完成永久修复，定期随访。

结果： X线片显示种植体植入位置良好，临时冠牙龈诱导较成功，修复过程及修复体效果患者满意。修复后随访，美学效果稳定。

结论： 在前牙区明显小于正常间隙、不能植入常规直径种植体，或者植入常规直径种植体条件非常差而咬合力又较小的情况下，可选择一段式细颈种植体美学修复，不但大大简化治疗过程，减少患者就诊时间，减少术中、术后不适，降低费用，并且治疗效果良好，美学效果稳定。

关键词： 前牙小间隙缺损；一段式细颈种植体美学修复

种植牙的成功需要足够的三维骨量，足够的种植三维空间。在小间隙种植容易损伤邻牙，造成牙槽骨吸收，也很难获得较好的美学效果。一般对于间隙过小（<5.5mm）的缺失牙间隙，临床常规正畸治疗扩大间隙后再行种植修复，或采用活动义齿和固定桥修复。但在咬合力较小的前牙区，余牙牙列整齐、咬合关系良好的情况下，采用三维空间要求相对较小的一段式细颈种植体修复缺失牙，不失为一种简单方便并且美学效果令人满意的修复方法。本病例中，患者缺牙间隙偏小，尤其牙槽嵴内邻牙间距过窄，无法用常规种植体修复，故设计使用一段式细颈种植体修复上颌缺失侧切牙，大大缩短了疗程，减小了创伤，并且获得了稳定、良好的美学效果。

一、材料与方法

1. 病例简介　患者，女性，18岁，上颌侧切牙先天缺失，已完成正畸治疗1年余。牙列整齐，余牙咬合关系正常。缺牙区近远中径略偏小，牙槽嵴唇侧有少量凹陷，薄龈型，低笑线，高风险病例。CBCT显示，上颌11、21之间有1颗低位多生牙，

11、21根尖向远中倾斜，13、23根尖向近中倾斜，造成缺牙区在牙槽嵴内根尖位置特别狭窄，在根尖最窄处近远中径仅4mm左右，牙槽嵴唇舌径最窄处约5.3mm（图1～图9）。患者已经历过拔牙、正畸治疗，加上日常课业繁重，拒绝拔除多生牙，拒绝再次正畸治疗。要求尽量简化手术过程，减少创伤，减少就诊次数，治疗不影响日常生活。查体，患者口腔卫生及牙周健康状况良好，局部牙面上有粘过正畸托槽痕迹，否认全身及局部禁忌证。

2. 诊断 上颌牙列缺损。

3. 治疗方案 一段式细颈种植体种植修复上颌缺失侧切牙。

4. 治疗过程

（1）外科过程。术前根据患者研究模型、CBCT，设计种植路径，确定种植体直径、植入长度及颈部位置。手术在盐酸阿替卡因局部浸润麻醉下进行。在12、22牙槽嵴顶横切口，松弛邻牙牙龈，不翻瓣以减少术后牙龈萎缩，避免瘢痕生成。按照术前三维设计在缺牙区常规级差备洞，预备时尽量将骨向唇侧挤压，预备至1.8mm，植入Osstem MiNis 2.5mm×10mm一段式细颈种植体1颗，两侧植入种植体一样。种植时注意方向和深度，避免损伤邻牙，种植体牙颈部缩窄部位在牙槽嵴顶以下0.5～1.0mm。种植体植入扭矩为30N·cm，近远中龈乳头对位缝合（图10、图11）。本病例中为尽量避免牙龈萎缩，缝线采用4-0一段式缝线（图12、

图13），术后1周拆线。术后X线检查确认植入路径符合预期（图14）。术后口服抗生素3天，同时使用西吡氯铵含漱液漱口1周。术后1周拆线时，患者反映几乎无不适反应。术区伤口无明显红肿，愈合良好（图18、图19）。

（2）修复过程。为保证种植体植入位置良好，保证种植体颈部缩窄处在牙槽嵴内的深度，手术后发现种植体口内基台与对颌牙间修复空隙过小。术后即刻椅旁适量调磨基台，以获得足够修复空间，同时制作树脂临时冠。为减少患者不适，临时冠唇侧不紧压牙龈。舌侧调𬌗，确保在任何咬合关系时与对颌牙无接触。Fuji I玻璃离子粘接剂粘接临时冠，硬固后去除多余粘接剂，并拍X线片验证没有残余粘接剂（图15～图17）。术后3个月左右，重新修整树脂牙，以达到更好的牙龈形态（图20～图23）。术后4个月左右，基本达到与邻牙协调的龈缘曲线，完成永久修复。修复时不但制取种植体水平印模，并且在充分排龈后，制取基台水平印模，印模要求取到完整清晰的颈部缩窄部分上缘。最终修复体红白美学基本符合要求，美学效果患者满意（图24～图27）。

（3）随访。最终修复完成后1年、2年复查，种植体周围牙槽骨无明显吸收，种植牙美学效果稳定，龈缘曲线更自然，唇侧丰满度有增加（图28～图31）。

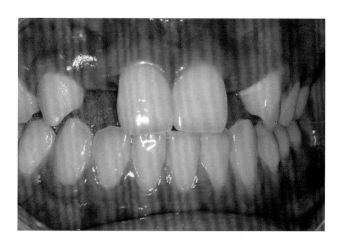

图1 术前口内正面咬合像

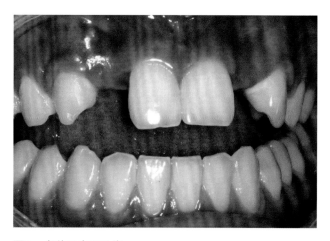

图2 术前口内开𬌗像

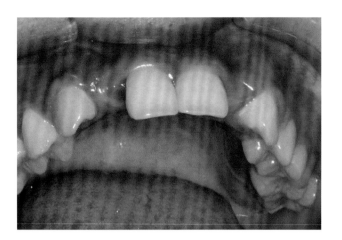

图3 术前口内殆面像

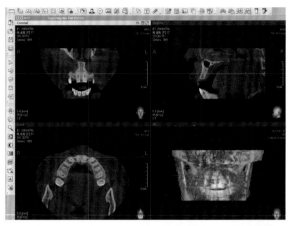

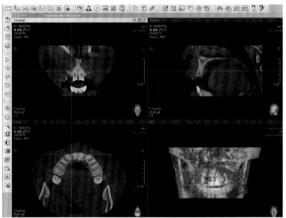

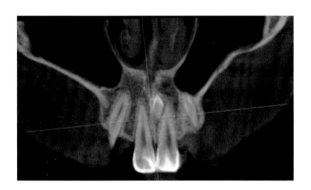

图6 术前CBCT显示11、21根尖处埋伏多生牙

图4、图5 术前CBCT显示缺牙区牙槽骨情况

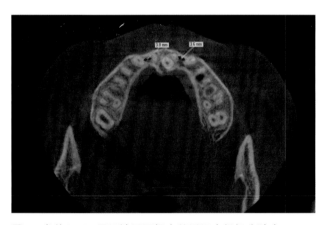

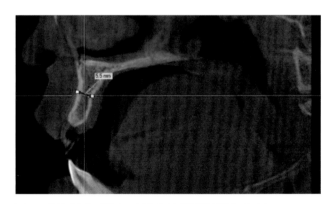

图7 术前CBCT显示缺牙区根尖处近远中径极度狭窄

图8 术前CBCT显示12缺牙区牙槽骨唇腭向宽度仅5.5mm

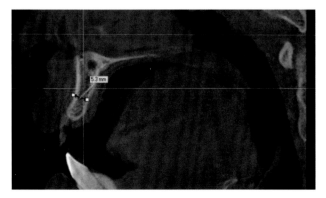

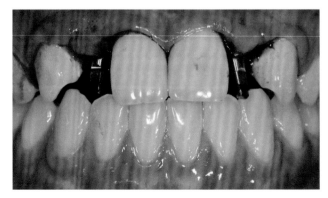

图9 术前CBCT显示22缺牙区牙槽骨唇腭向宽度仅5.3mm

图10 术中口内正面咬合像

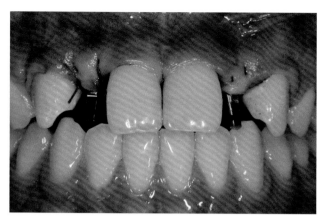

图11 术后口内正面咬合像，口内基台与对颌牙间空间较小

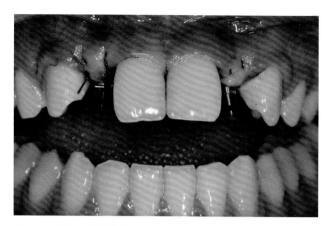

图12 术后口内开𬌗像

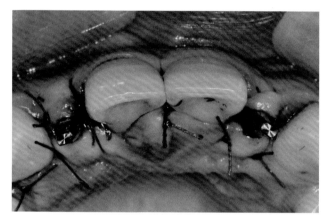

图13 术后口内𬌗面像

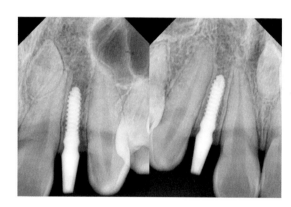

图14 术后X线片确认种植体植入路径良好

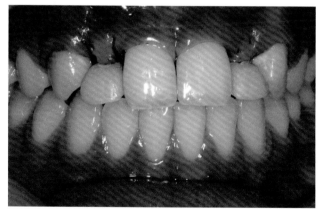

图15 术后即刻修复后口内正面咬合像

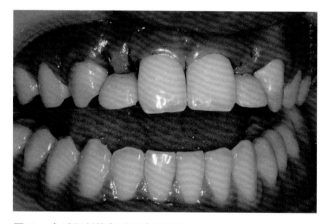

图16 术后即刻修复后口内开𬌗像

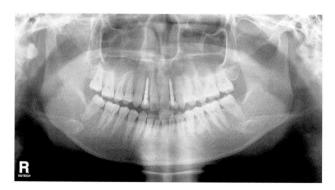

图17 临时冠粘固后，曲面断层片确认没有残余粘接剂残留

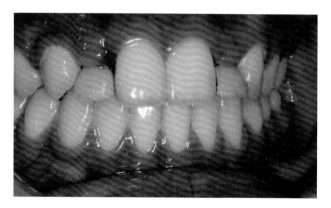

图18 1周后拆线时口内正面咬合像，伤口愈合良好

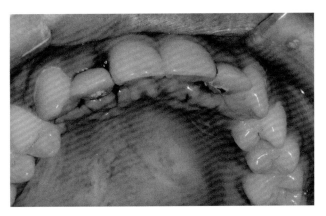

图19　拆线时口内殆面像

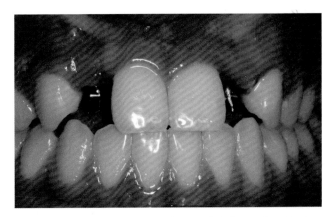

图20　术后约3个月复诊时口内正面咬合像，牙龈无红肿，但形态尚欠佳

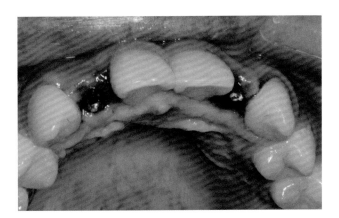

图21　术后约3个月复诊时口内殆面像

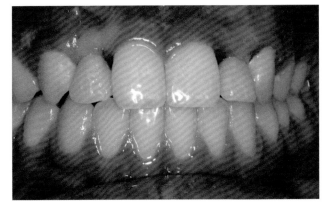

图22　术后约3个月复诊时重新修整临时冠

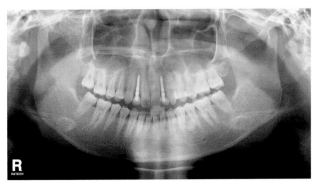

图23　术后约3个月复诊时临时冠粘固后曲面断层片，显示种植体周围无明显骨吸收，骨结合良好，粘接剂无残留

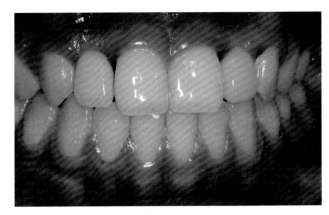

图24　术后4个月最终修复完成时口内正面咬合像

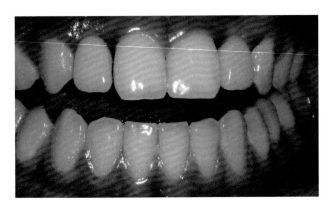

图25　最终修复完成时口内开殆像

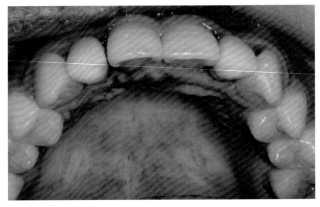

图26　最终修复完成时口内殆面像

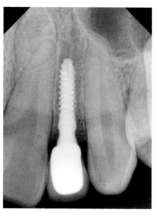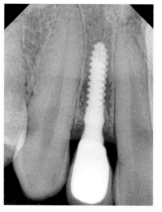

图27　最终修复完成时X线片，无粘接剂残留

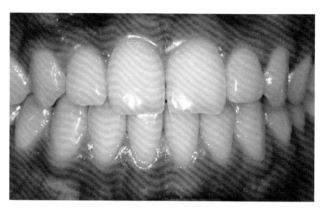

图28　术后2年复查时口内正面咬合像，美学效果稳定，牙龈更自然

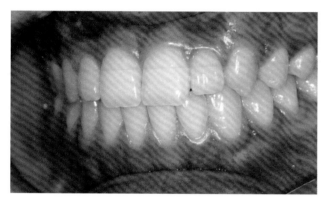

图29　术后2年复查时口内侧面咬合像

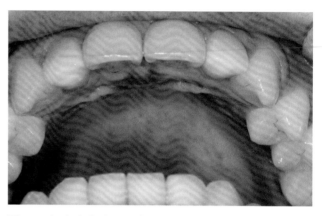

图30　术后2年复查时口内𬌗面像，显示唇侧丰满度似乎比戴牙时有好转，可能为最终修复牙冠对塑形牙龈的作用

度提升了患者满意度。

三、讨论

治疗的成功，不仅在于病痛本身的解除或减少，同时应关注在此过程中患者的舒适度、满意度。在本病例中，患者是功课紧张的学生，并且已经历痛苦的拔牙和冗长繁复的正畸过程，就诊时拒绝再次拔牙和正畸治疗，要求治疗修复过程舒适无痛，不影响日常生活。针对患者要求和缺牙区牙槽嵴窄、咬合力小的特点，制订一段式细颈种植体修复的方案。在无法植入常规种植体的前牙小间隙，植入一段式细颈种植体修复，临床运用、效果已被大量文献报道和证实。细颈种植体对种植区三维要求相对宽容，其穿龈的细颈形态设计有助于种植体颈部保留尽可能多的骨质，保存足够的软组织，从而形成良好的牙冠、牙龈美学。但也因其操作空间

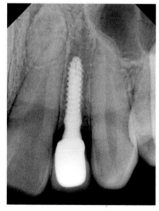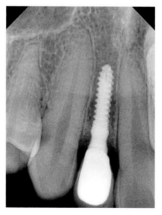

图31　术后2年复查时X线片，显示种植体稳定，周围未见明显牙槽骨吸收

二、结论

前牙区小间隙缺牙采用一段式细颈种植体修复可大大简化治疗，并取得稳定可靠的修复效果。本病例中微创式治疗减少患者不适，缩短疗程，大幅

小，故要求术者术前精密设计，术中、术后严格谨慎操作。本病例中，采用一段式细颈种植体修复上颌侧切牙，简化治疗，美学效果也令人满意。

　　本病例在修复时，为获得良好牙龈形态，修改了1次临时冠，取得较好牙龈塑形效果。

　　但唇侧丰满度仍有欠缺。考虑若实行唇侧GBR，或牙龈软组织移植术，最后修复时的美观效果或能再少些遗憾。

参考文献

[1] Hebel K S,Gajjar R. Analomic basis for implant selection and positioning[M]. Babbush CA, Dental implants, Philadelphia: W.B. Saunders Company, 2001:85–103.

[2] Renouard F, Nisand D. Impact of implant length ang diameter on survival rates[J]. Clin Oral Implants Res,2006,17(Suppl2) : 35–51.

[3] Khoury F,Happe A. Soft tissue management in oral implantology: A review of surgical techniques for shaping an esthetic and functional peri-implant soft tissue structure[J]. Quintessence Int, 2000, 31(7): 483–499.

[4] 黄建生, 赵建江, 刘琼, 等. 一段式小直径种植体在小缺牙间隙即刻修复种植的临床研究[J]. 华西口腔医学杂志, 2010, 28（4）：412–416.

病例3

多学科联合前牙美学区种植义齿修复1例

陈庆生　杭州口腔医院城西分院特需科

摘要

目的： 在口腔种植治疗中，涉及口腔领域多个学科。口腔多学科联合治疗已经成为一种发展趋势并日益受到重视。

方法： 患者为年轻女性，21先天缺失。经过正畸治疗，获得21的修复所需要的近远中间隙，但唇侧丰满度不足，有明显塌陷。CBCT显示患者21的水平骨量不足，种植手术中予以骨劈开，尽量保留唇侧皮质骨，将种植体植入正确的三维位置，同时在唇侧行GBR手术。术后CT显示种植体植入路径符合要求。术后6个月，患者21树脂冠临时修复，同期行软组织移植，软组织增量，树脂临时冠修整外形，软组织塑形。通过片段贴面和树脂修复，对11形态进行调整，最终完成21永久修复。

结果： 影像学检查显示种植体植入位置良好，软组织移植成功，牙龈形态达到要求，修复效果满意。

结论： 在该病例中，正畸、种植、修复、牙周多学科序列联合治疗，获得很好的美学效果，为种植修复的长期稳定提供保障。种植医师在实施治疗前必须要联合多学科设计完整的治疗计划，将多学科的知识、技术、经验结合在一起的综合治疗计划是非常必要的。

关键词： 前牙；骨劈开；软组织移植；美学修复

在口腔种植治疗中，许多病例涉及口腔领域中其他的多个学科，需要多学科联合治疗，才能达到良好的效果。在该病例中，正畸、种植、修复、牙周多学科序列联合治疗，获得很好的美学效果，为种植修复的长期稳定提供保障，具备协调的牙列和健康的软硬组织。尤其近几年，患者对美学关注度越来越高，口腔多学科联合治疗已经成为一种发展趋势并日益受到重视。

一、材料与方法

1. **病例简介**　患者，女性，17岁，于2013年5月1日来本院就诊。前牙不齐。检查：21缺失，22牙移位，11与22之间有约3mm间隙，前牙牙列不齐，下颌中线右侧偏移4mm，浅覆𬌗浅覆盖，11切端牙体缺损。

2. **诊断**　（1）21缺失；（2）牙列不齐；（3）11牙体缺损。

3. **治疗过程**

（1）通过1.5年正畸获得21修复空间（图1）。

（2）一期种植手术。翻瓣，发现唇侧骨量不足，有明显的凹陷。超声骨刀切开21牙槽嵴顶。骨劈开，钻孔，植入Straumann种植体3.3mm×14mm BL。唇侧骨增量（GBR）（图2～图11）。

（3）2015年3月23日二期种植手术。前牙软组织量明显不足（图12～图14）。

（4）2015年7月14日行软组织移植。腭部取不带上皮的结缔组织，结缔组织移入受体区，术后2周，移植的结缔组织已经成活（图15～图18）。

病例3　多学科联合前牙美学区种植义齿修复1例

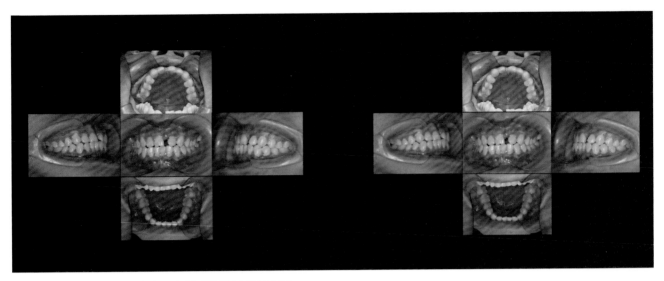

图1　2014年9月26日，通过1.5年正畸获得21修复空间

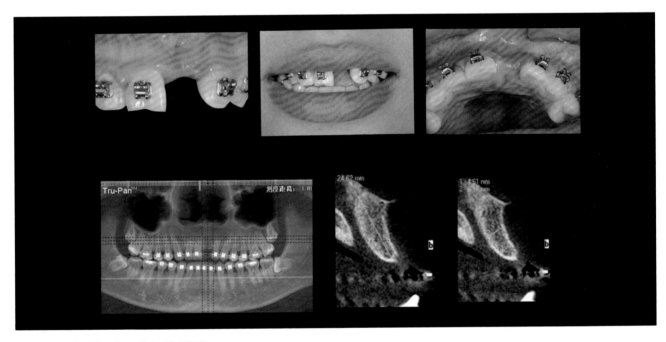

图2　2014年9月26日，准备予以种植

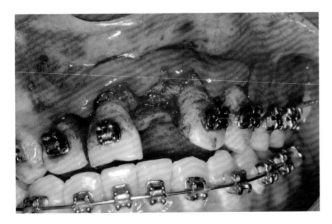

图3　翻瓣

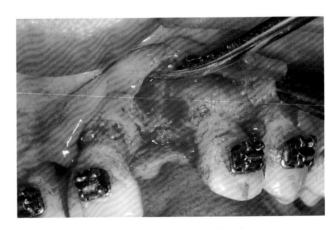

图4　翻瓣发现唇侧骨量不足，有明显的凹陷

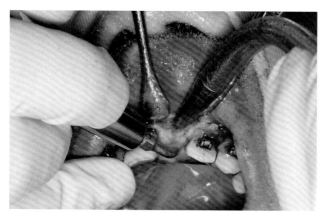

图5　用超声骨刀切开11牙槽嵴顶

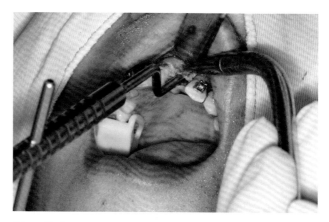

图6　骨劈开

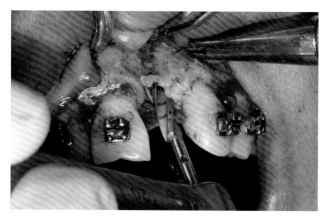

图7　转孔

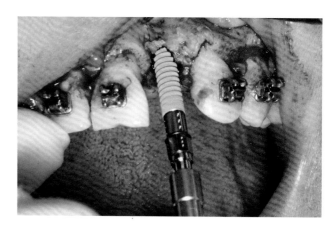

图8　放入种植体　Straumann 3.3mm×14mmBL种植体

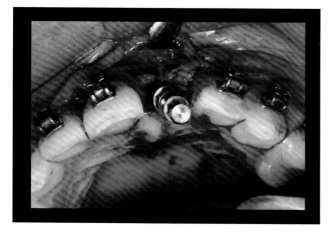

图9　良好的三维位置

（5）软组织手术后5个月修整牙龈上皮。11的近中用片段贴面修复形态，切端用树脂充填，调整11的牙龈穿龈轮廓，转移穿龈轮廓，比色，最终修复体，氧化锆基台一体冠，螺丝固位（图19～图33）。

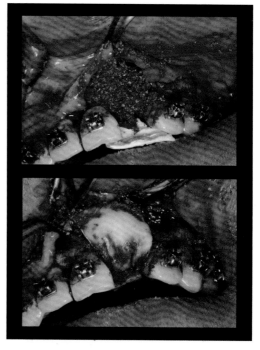

图10　唇侧骨增量（GBR）

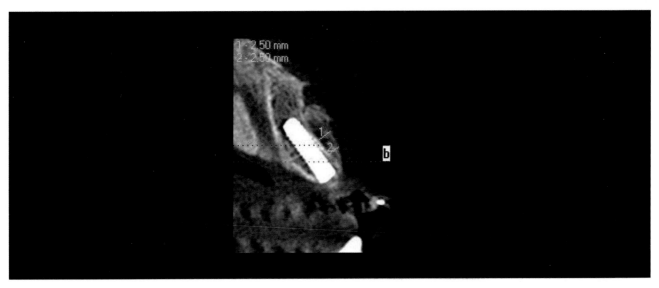

图11　术后影像

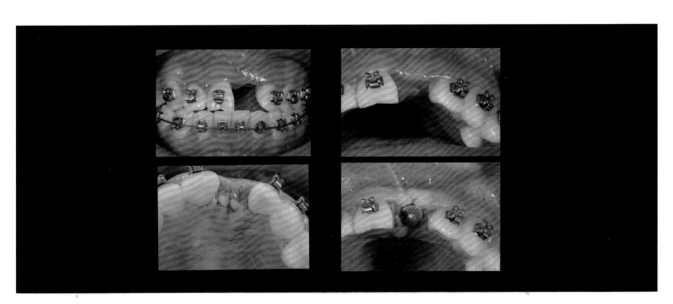

图12　2015年3月23日二期种植手术

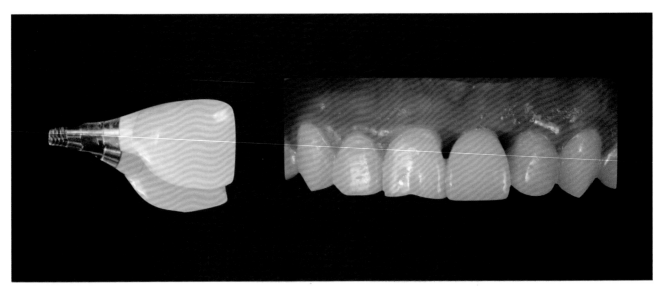

图13　二期种植手术后临时冠修复

二、结论

在该病例中，正畸、种植、修复、牙周多学科序列联合治疗，获得很好的美学效果，为种植修复的长期稳定提供保障。种植义齿修复已经成为缺失牙修复治疗的常规方法，成功的种植修复必然具有软硬组织的健康，协调的牙列。种植医师在实施治疗前必须要联合多学科设计完整的治疗计划，将多学科的知识、技术、经验结合在一起的综合治疗计划是非常必要的。

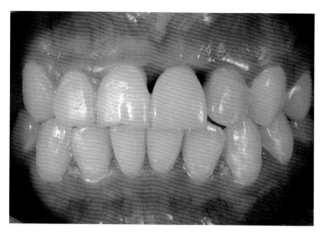

图14　前牙软组织量明显不足

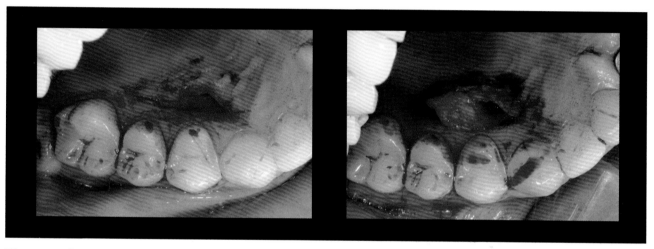

图15　2015年7月14日行软组织移植

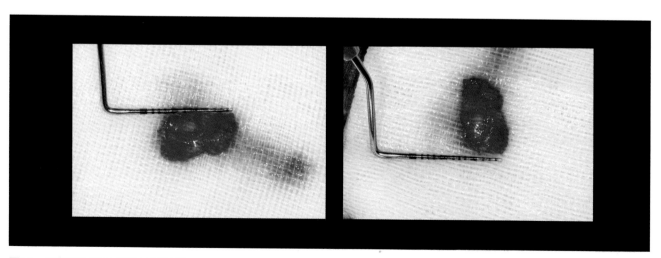

图16　腭部取不带上皮的结缔组织

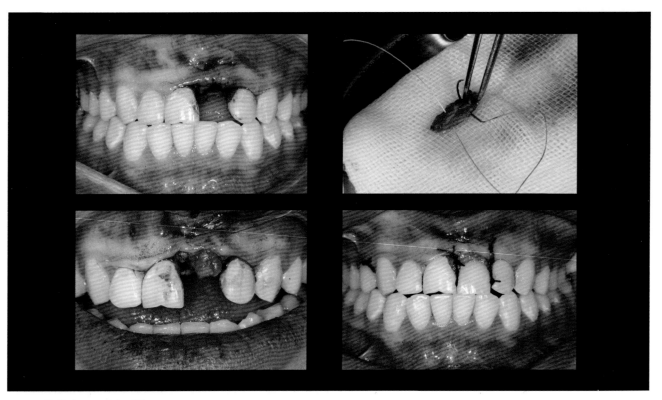

图17　将结缔组织移入受体区

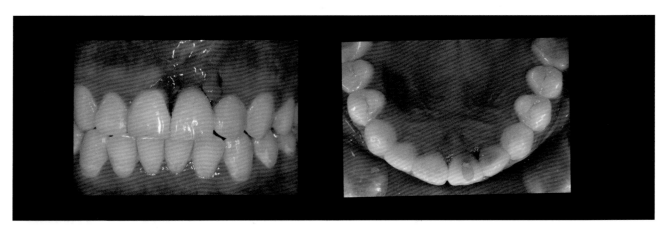

图18　2015年8月2日,软组织手术后2周,移植的结缔组织已经成活

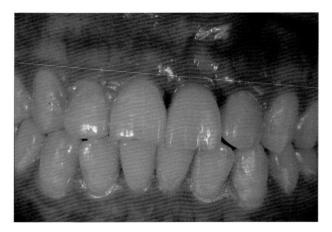

图19　2015年12月11日,软组织手术后5个月

三、讨论

该病例在临床上比较多见,多学科联合治疗是处理该类患者的最佳手段,避免了单一学科处理的局限性和不足,可以达到良好的美学和功能效果。该病例在处理骨量不足方面采用了骨劈开技术,将种植体植入理想的三维位置,在二期手术和临时修复体完成后,采用游离结缔组织瓣修复弥补了软组织不足的难题;通过片段贴面和树脂充填,改变了牙齿的外形和邻接点,解决了"黑三角"问题,有力地体现了多学科联合治疗的优势。

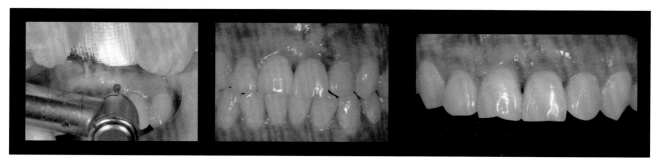

图20　修整牙龈上皮

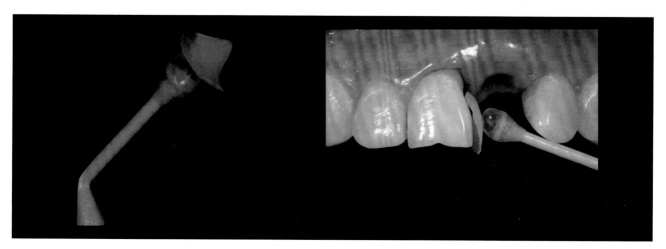

图21　11的近中用片段贴面修复形态

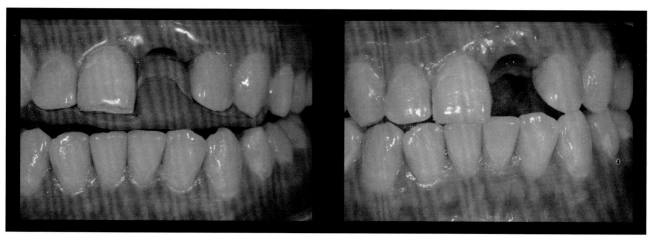

图22　11的切端用树脂充填

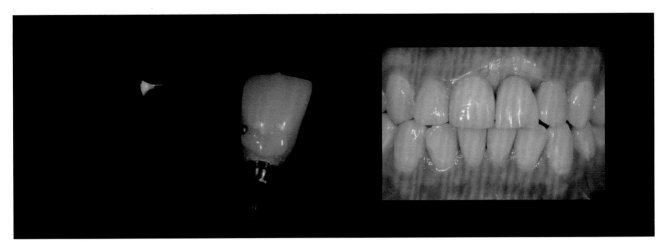

图23　修整牙龈穿龈轮廓

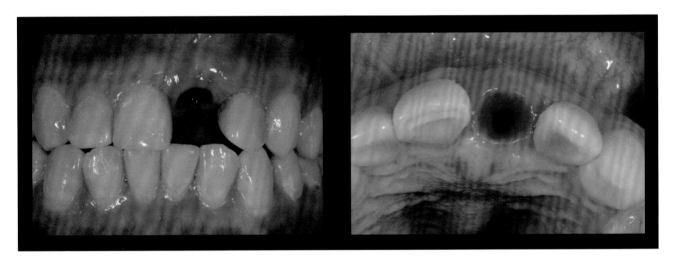

图24　获得良好的穿龈轮廓

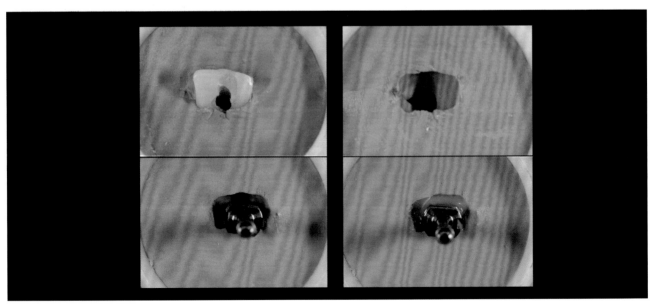

图25　转移穿龈轮廓

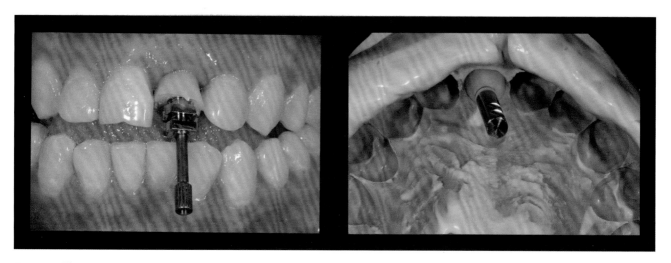

图26　取模

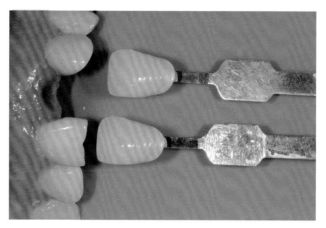

图27　比色

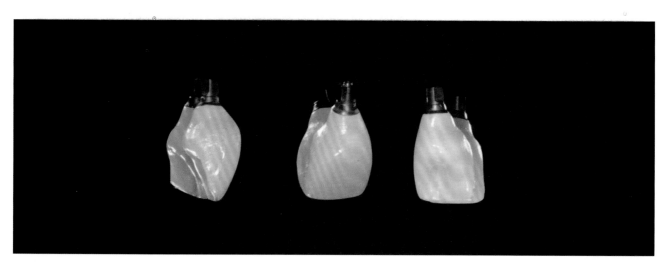

图28　最终修复体，氧化锆基台一体冠，螺丝固位

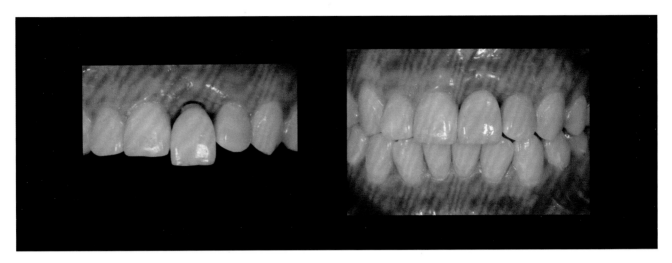

图29　2016年3月2日，戴入最终修复体

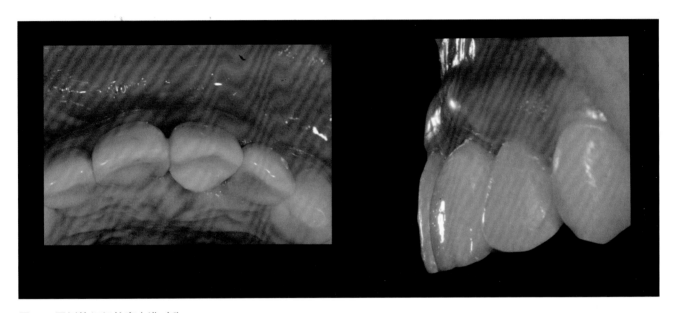

图30　唇侧软组织轮廓丰满对称

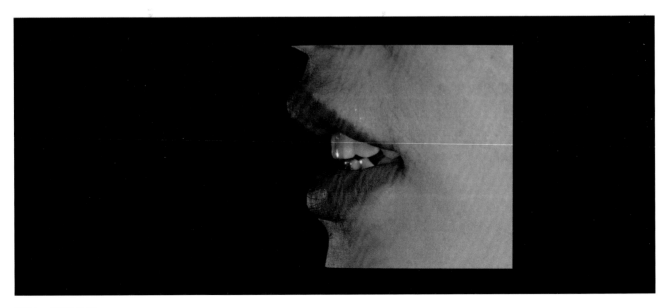

图31　唇齿关系

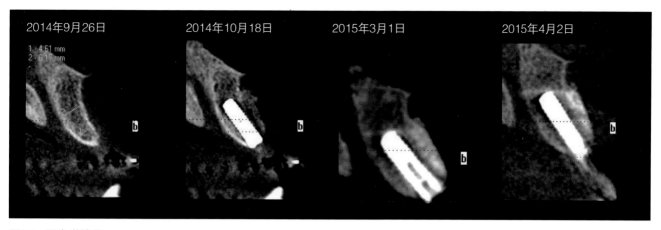

图32　影像学检查

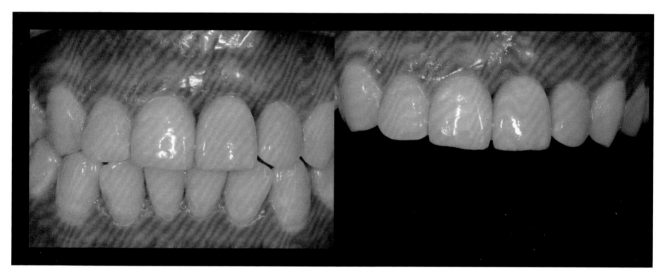

图33　6个月后复查

参考文献

[1] Sullivan H C, Atkins J H. Free autogenous gingival grafts, Principles of successful grafting[J]. Periodontics, 1986, 6(3): 121-129.

[2] Gordon H P, Sullivan H C, Atkins J H. Free autogenous gingival grafts, Supplemental findings-histology of the graft site[J]. Periodontics, 1968, 6 (3) : 130-133.

[3] Sclar A G. 口腔种植的软组织美学[M]. 北京：人民军医出版社, 2009.

病例4

带蒂结缔组织移植合并分期GBR前牙美学区种植1例

陈庆生　杭州口腔医院城西分院特需科

摘要

目的：本文报道1例前牙异位埋伏的患者，在拔除该患牙后3个月，采用腭侧带蒂结缔组织移植（VIP-CT）联合引导骨再生技术（GBR）来恢复前牙美学区软硬组织缺损。并通过延期种植和树脂临时冠软组织成形达到理想的美学效果。

方法：患者为20余岁的年轻女性，因前牙不美观困扰多年。患者拒绝正畸治疗，故计划通过种植、牙周、修复的方法来恢复前牙区的美观。首先拔除异位的21和松动的22，3个月复诊可见缺牙区大量软硬组织缺损，采用腭侧带蒂结缔组织移植（VIP-CT）联合引导骨再生技术（GBR）来恢复前牙美学区软硬组织缺损。经过6个月的愈合，植入种植体，并利用鼻底部皮质骨获得很好的初期稳定性。同期联合钛网行GBR，及腭侧带蒂软组织移植再次对软硬组织进行增量，术后3个月后行临时冠修复。为得到良好的牙龈曲线，通过临时冠修形对软组织进行塑形，4个月后牙龈形态基本达到要求，完成永久修复。

结果：X线片显示种植体植入三维位置良好，带蒂软组织移植成功，软硬组织稳定。临时冠牙龈诱导成功，修复体效果患者满意，美学效果稳定。

结论：对于前牙区软硬组织大量缺失的患者，多次引导骨再生技术（GBR）能够有效恢复骨组织的水平向和垂直向的骨量；腭侧带蒂结缔组织移植（VIP-CT）能有效恢复美学区软组织不足。VIP-CT瓣与骨移植材料的联合应用，减少了自体骨移植可能导致的手术创伤及并发症，治疗效果良好，美学效果稳定。

关键词：软硬组织缺损；VIP-CT；GBR；软组织塑形

种植牙的成功需要足够的骨量和软组织量，本文介绍在种植过程中采用腭侧带蒂结缔组织移植（VIP-CT）联合引导骨再生技术（GBR）来恢复前牙美学区软硬组织缺损。经过6个月的愈合，植入种植体，同期联合钛网行GBR，3个月后行临时冠修复，进行软组织塑形，4个月后永久修复体修复。VIP-CT技术是自腭部软组织内制取的骨膜-结缔组织转移瓣，此瓣被动向前旋转用于恢复美学区软组织不足。VIP-CT瓣含有丰富的结缔组织，可采用一次手术的方法在美学区进行大量的软组织增量。VIP-CT瓣与骨移植材料的联合应用，避免了额

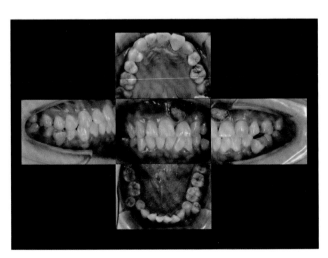

图1　初始口内照片

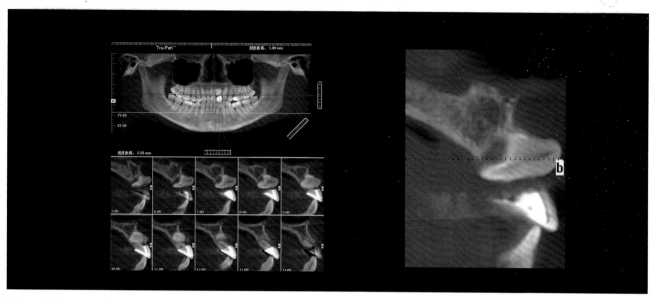

图2　X线片示21牙根贯通于上颌前牙嵴顶，22牙根周边牙槽骨明显吸收

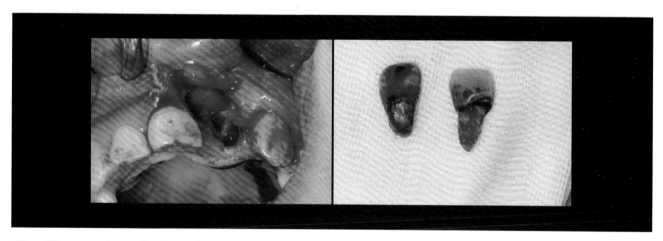

图3　拔除21、22（2015年1月31日）

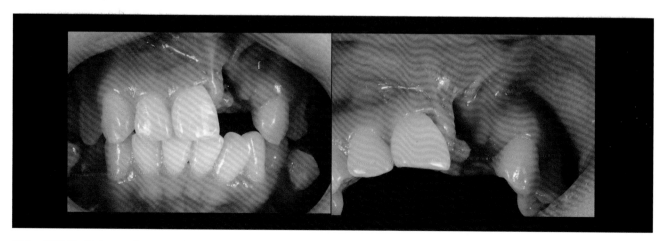

图4　拔牙后1周（2015年2月9日）

外的手术区，减少了自体骨移植可能导致的手术创伤及并发症，治疗效果良好，美学效果稳定。

一、材料与方法

1. 病例简介　患者，女性，25岁。患者诉门牙不美观，影响与他人交流，要求予以改善。检查：21异位，牙根从上颌唇侧牙龈处穿出，暴露于口内，22松动，牙列不齐。X线片示21牙根贯通于上颌前牙嵴顶，22牙根周边牙槽骨明显吸收（图1、图2）。

2. 诊断　（1）21异位；（2）牙列不齐。

3. 治疗方案　（1）拔除21、22。（2）骨增量，软组织增量。（3）植入种植体同期骨增量，软组织增量。（4）种植修复。

4. 治疗过程

拔除21、22（图3、图4），患者拔牙后3个月复诊，发现缺牙区伴有严重的骨组织和软组织不足（图5、图6）。术前对患者进行美学风险评估(图7)。第一期手术对患者进行骨组织和软组织增量（图8~图13)。手术后半年对患者进行复查，患者的骨组织和软组织缺失均得到不同程度的改善(图14、图15）。第二期手术植入种植体同期再次进行骨组织与软组织的增量（图16~图25）。用树脂马里兰桥对患者进行缺牙区临时修复（图26）。二期手术后8个月，应用临时基台制作树脂临时冠对患者进行缺牙区软组织塑形（图27~图29）。软组织塑形后4个月，获得满意的软组织轮廓，对患者进行穿龈轮廓的转移 (图30~图33）。采用氧化锆基台

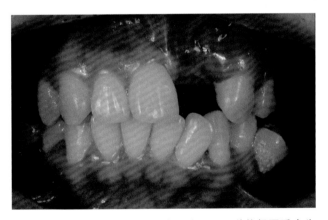

图5　拔牙后3个月，软组织量严重不足，附着龈严重丧失（2015年5月22日）

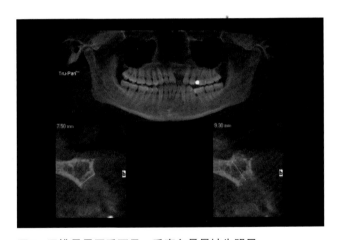

图6　牙槽骨量严重不足，垂直向骨量缺失明显

美学风险因素	低	中	高
健康状况	√		
吸烟习惯	√		
患者的美学期望值		√	
笑线		√	
牙龈生物型		√	
牙冠形态		√	
位点感染状况	√		
邻面牙槽嵴高度		√	
邻牙修复状态		√	
缺牙间隙宽度		√	
软组织解剖			√
牙槽嵴解剖			√

图7　《国际口腔种植学会（ITI）口腔种植临床指南第三卷》

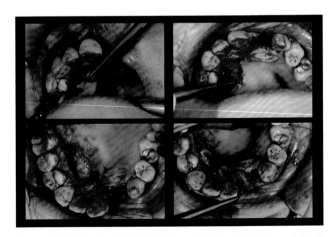

图8　骨增量和软组织增量手术，锐性分离半厚瓣，获得带蒂结缔组织（2015年5月22日）

一体冠合并螺丝固位完成最终修复，获得较好的美学效果（图34~图38）。

二、结论

对于前牙区软硬组织大量缺失的患者，多次引

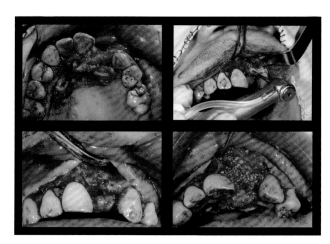 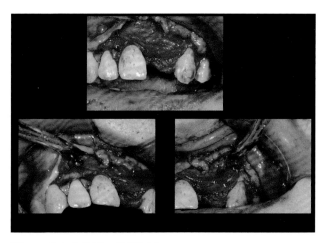

图9　牙槽嵴备孔，放入骨替代品　　　　　　图10　放入生物膜，膜钉固定

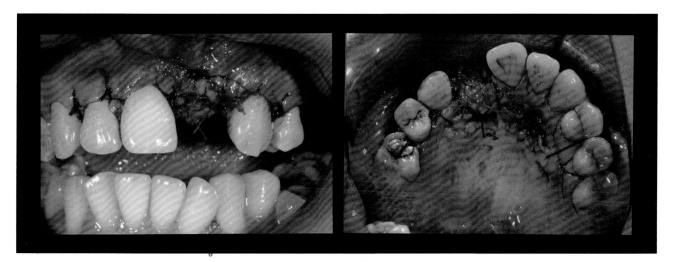

图11　创口无张力缝合

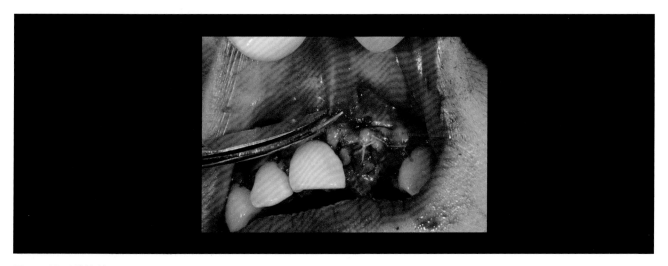

图12　唇系带修整

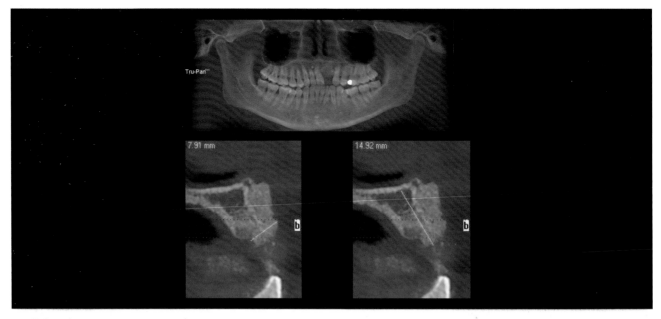

图13　术后影像学检查

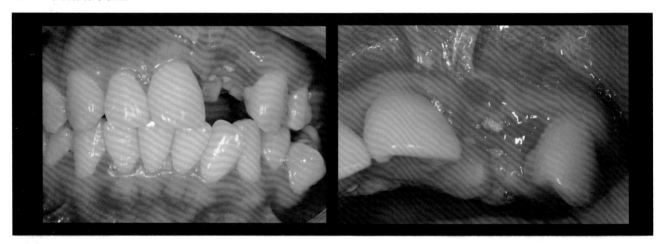

图14　一期手术后半年，软组织和骨组织的缺失得到不同程度的改善（2015年11月26日）

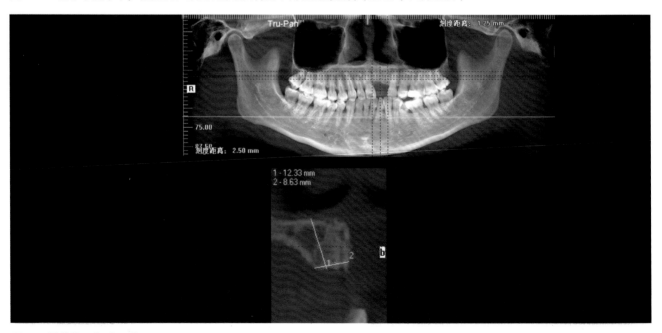

图15　骨替代品部分吸收

导骨再生技术（GBR）能够有效恢复骨组织的水平向和垂直向的骨量；腭侧带蒂结缔组织移植（VIP-CT）能有效恢复美学区软组织不足。VIP-CT瓣与

骨移植材料的联合应用，减少了自体骨移植可能导致的手术创伤及并发症，治疗效果良好，美学效果稳定。

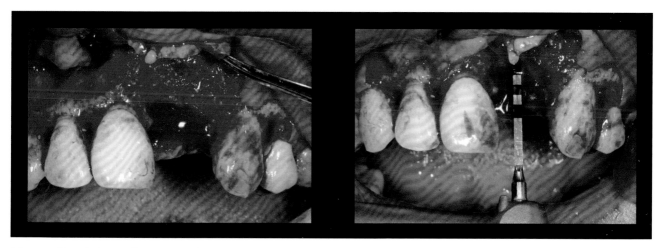

图16　二期手术（2015年11月22日）

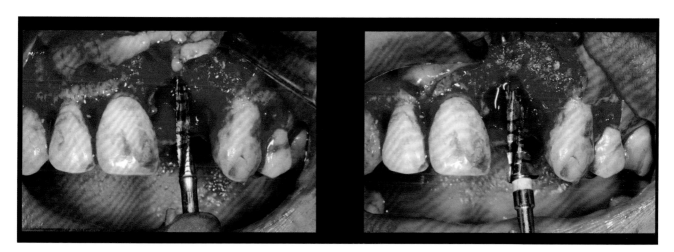

图17　逐级预备

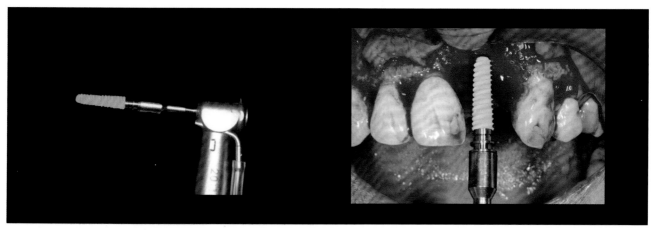

图18　植入3.5mm×13mm的种植体，扭力35N

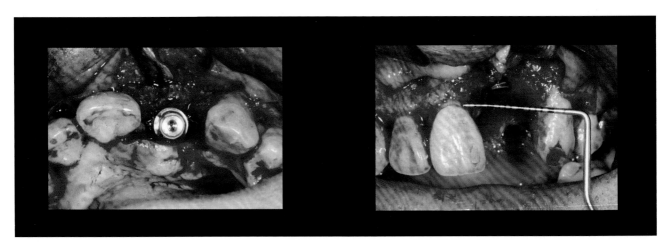

图19　正确的三维位置

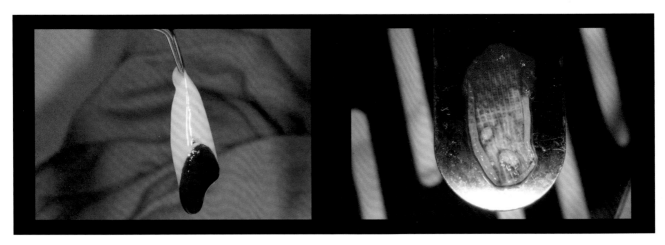

图20　提取CGF膜

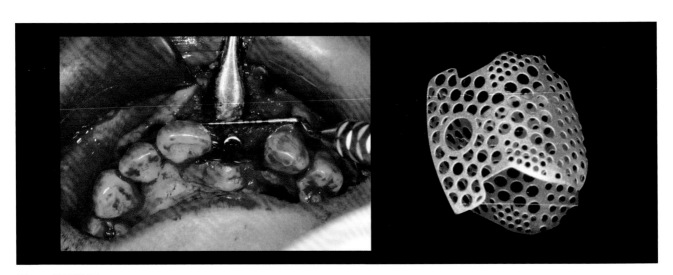

图21　放置钛网

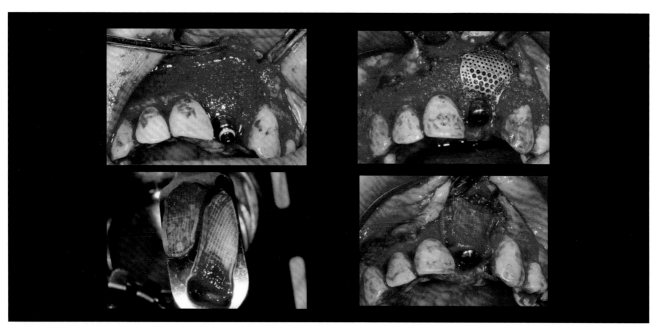

图22　放入骨替代品和钛网

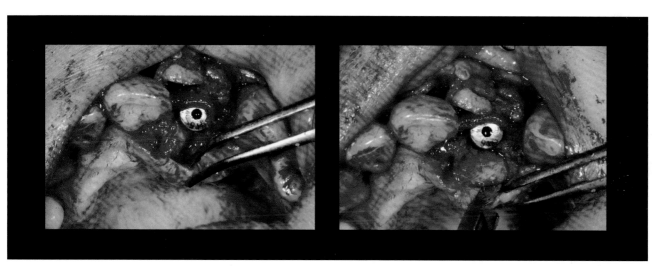

图23　腭侧黏膜转瓣

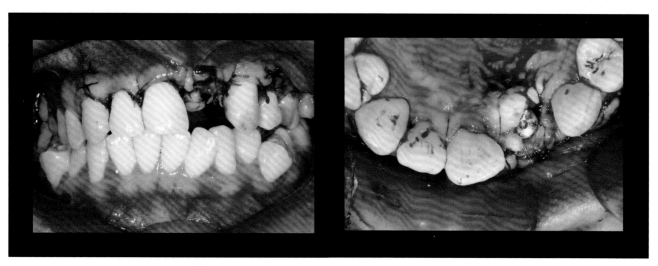

图24　创口无张力缝合

病例4 带蒂结缔组织移植合并分期GBR前牙美学区种植1例

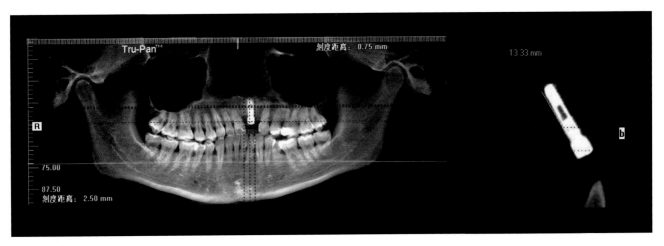

图25 影像学检查

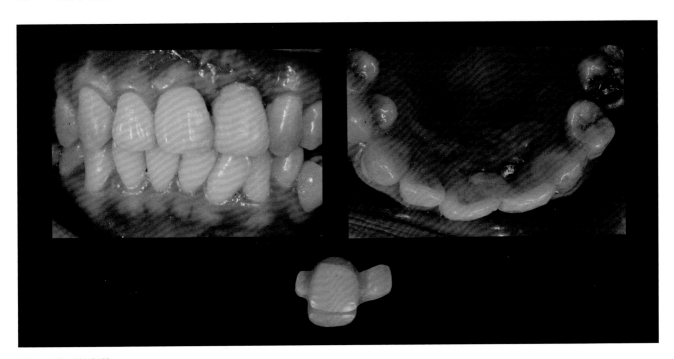

图26 临时修复体

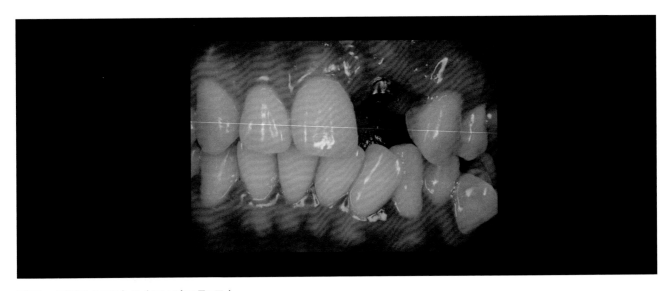

图27 二期手术后8个月（2016年7月6日）

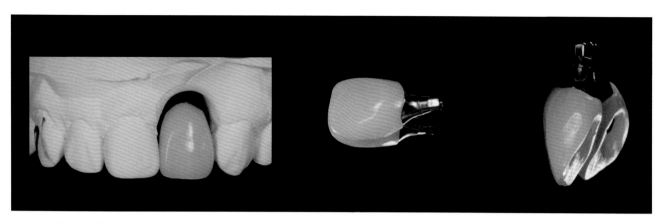

图28　树脂临时冠，临时基台修复

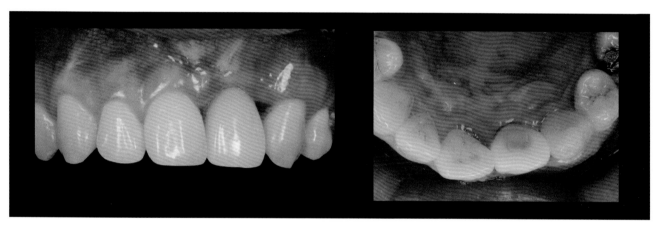

图29　软组织塑形

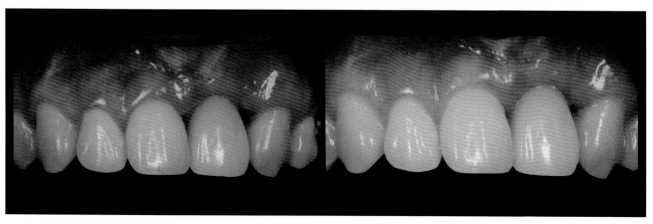

图30　软组织塑形后4个月，获得很好的软组织形态（2016年12月10日）

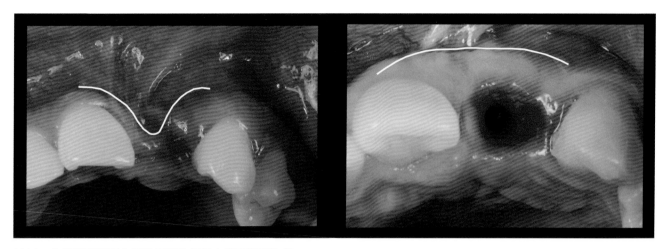

图31　良好的穿龈形态同时唇侧软组织丰满度得到恢复

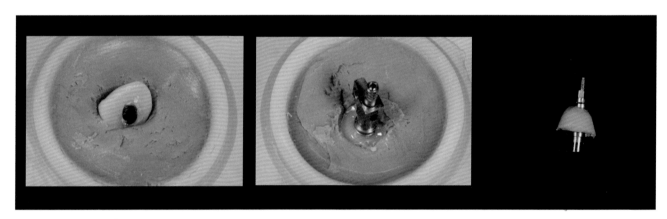

图32　转移穿龈轮廓1

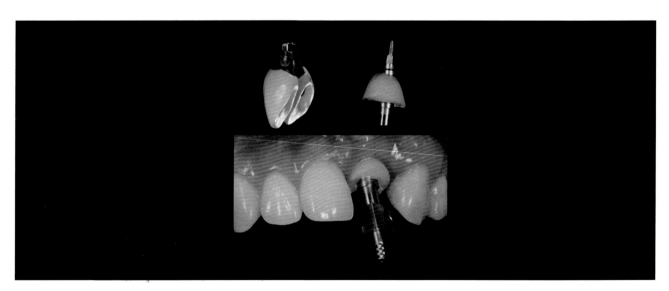

图33　转移穿龈轮廓2

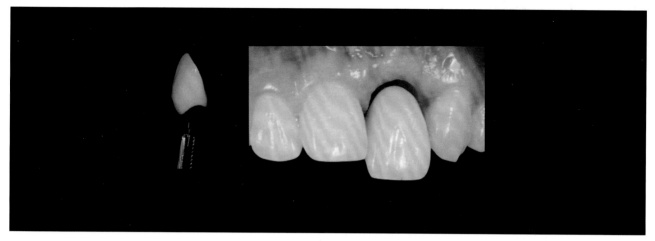

图34 戴入修复体，基台一体冠修复

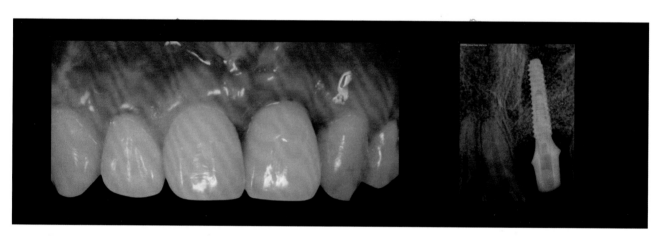

图35 最终修复体戴入后口内像及X线片

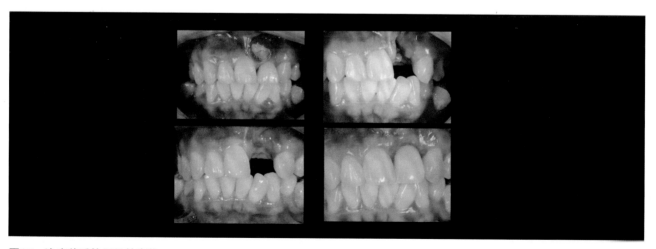

图36 治疗前后软组织的变化

三、讨论

美学区缺牙同时伴有软硬组织缺损具有较大的难度，尤其同时具有垂直向和水平向骨量不足，这将为治疗带来更大的风险。本病例采用VIP-CT瓣联合GBR技术恢复缺牙区软硬组织的缺损。VIP-CT瓣可以为术区提供足够的软组织覆盖，避免了骨充填材料的暴露，保证植骨的成功率，同时也避免了

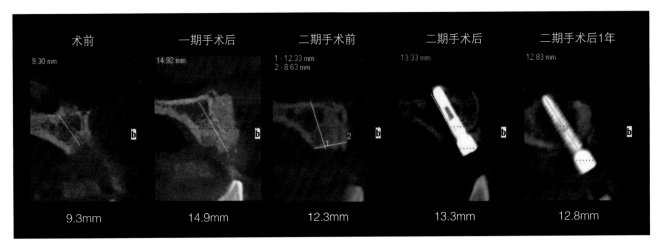

术前	一期手术后	二期手术前	二期手术后	二期手术后1年
9.30 mm	14.92 mm	1 · 12.33 mm 2 · 8.63 mm	13.33 mm	12.83 mm
9.3mm	14.9mm	12.3mm	13.3mm	12.8mm

图37 前后影像对比

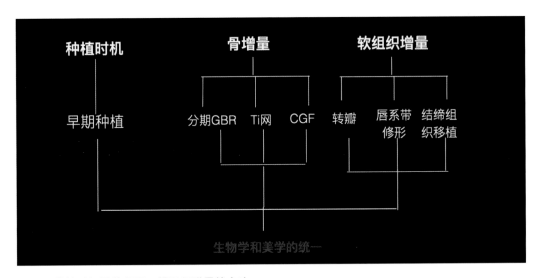

图38 种植时机及软组织、骨组织增量的方法

因拉拢缝合唇侧梯形黏骨膜瓣导致的膜龈联合区移位，导致的前牙区软组织解剖形态不美观。VIP-CT瓣血供丰富，还含有丰富的结缔组织，使缺损区获得了理想的角化组织、稳定的软组织形态、理想的牙龈色泽与质地。VIP-CT瓣与骨移植材料的联合应用，恢复了前牙区周围软硬组织的缺损，减少了自体骨移植可能导致的手术创伤及并发症，提高了患者的美观性及满意度。

本病例在二期手术时，使用了浓缩生长因子CGF膜，对促进种植创口的愈合起到了辅助作用；植入种植体时，利用鼻底的皮质骨获得很好的初期稳定性。患者拒绝正畸，导致前牙区的总体美学效果一般。自体软组织移植后会随着时间发生部分吸收，所以在进行自体软组织移植时，唇侧尽量丰满些。该病例软组织移植经过1年余的随访，效果和稳定性均良好，但是其长期美学效果还有待进一步随访观察。

参考文献

[1] Rahpeyma A, Khajehahmadi S.Modified VIP-CT flap in late maxillary alveolar cleft surgery[J]. J Craniomaxillofac Surg, 2014, 42 (5) : 432-7.

[2] Herford A S, Cooper T C,Maiorana C, et al. Vascularized connective tissue flap for bone graft coverage[J]. J Oral Implant, 2011, 37(2): 279-285.

病例5

全口种植固定义齿即刻修复病例报告

陆添　杭州口腔医院种植中心

摘要

目的： 探讨全口无牙颌患者上下颌种植固定义齿即刻修复治疗流程和效果。

方法： 患者因上下颌所有牙齿缺失就诊要求种植修复。上颌无牙颌使用了6颗种植体，下颌无牙颌植入4颗种植，并进行即刻全口修复。5个月后进行上部修复，采用CAD/CAM纯钛支架及牙龈瓷，氧化锆单冠混合支架修复。

结果： 本病例采用即刻修复方案，缩短了患者缺牙时间；上下颌多颗种植体合理分布，上部采用混合式固定修复，实现良好被动就位的同时，取得了良好的美学效果，也利于远期的种植卫生维护。

结论： 全口种植即刻负重修复临床效果确切，在严格掌握适应证的情况下值得临床推广。

关键词： 全口种植；即刻修复

上下牙列缺失会给患者的咀嚼、美观和心理健康带来负面影响。传统的总义齿修复易发生疼痛和黏膜损伤，稳定性差，导致患者使用的舒适度和咀嚼效率低下。口腔种植技术的快速发展给无牙颌修复开辟了新的途径，受到广大医师和患者的认同。尤其是青壮年无牙颌患者对固定义齿修复的诉求非常强烈，与此同时，此类患者对于尽早拥有可以恢复美观及基本功能的修复义齿有更高的要求。

一、材料与方法

1. 病例简介　患者，45岁，男性，职员。上下颌多年前因牙齿松动相继拔除，现呈全口无牙颌状态（图1）。佩戴活动义齿1年余，出现固位不佳，吃饭说话时容易脱落，遂来我院就诊要求种植修复。既往体健，否认药物过敏史，否认系统病史，有吸烟史，10支/天。无口服双膦酸盐药敏史。专科检查：全口无牙颌，牙龈色、形、质正常。牙槽嵴无明显吸收。上下颌活动义齿修复。口腔卫生尚佳。CBCT示：上颌后牙区骨量高度不足，前牙区骨量足；下颌骨量高度及宽度佳。

2. 诊断　全口无牙颌。

3. 治疗方案　（1）术前试排牙，模拟永久修复体的形态及咬合。制作临时桥体。（2）根据CBCT，进行术前手术设计。（3）按照术前设计植入种植体，临时桥于口内重衬实现即刻负重。（4）种植6个月后进行永久修复，进行取模，试支架，利用临时牙转面弓，上𬌗架，试蜡牙等步骤，最终完成CAD/CAM纯钛切割支架，氧化锆全瓷单冠的修复。

4. 治疗过程

（1）2016年4月27日：初诊，取上下颌模型用于试排蜡牙，拍照收集资料。

（2）2016年5月10日：复诊试蜡牙。

（3）2016年5月21日：复诊，试戴临时牙。CBCT扫描，根据CBCT数据，进行术前设计。

（4）2016年5月22日：种植手术。术前常规消毒，口服消炎药（地红霉素肠溶片）、消肿药（醋酸地塞米松片），并用西砒氯铵含漱液口腔含漱3～5分钟、2次。常规消毒、麻醉、切龈、翻瓣，预备种植窝后，行11、13、15、21、23、25、33、36、43、46种植体植入术，15、25行上颌窦内提升，植入骨胶原0.5g，分别植入

BEGO RI3.75mm×11.5mm，RI4.1mm×13mm，RI4.5mm×10mm，RI3.75mm×11.5mm，RI4.1mm×13mm，RI4.5mm×8.5mm，RI4.1mm×13mm，RI4.5mm×11.5mm，RI4.1mm×13mm，RI4.5mm×11.5mm种植体，扭矩35N·cm，安放多牙基台。4-0可吸收线缝合创口（图2~图5）。术后即刻X线片示：种植体植入位置可（图6），多牙基台与种植体就位良好。术后临时义齿即刻负重，调𬌗、抛光、固定（图7~图9）。术后常规护理及医嘱，予以消炎药（地红霉素肠溶片）16片，口服，1片/次，bid；消肿药（醋酸地塞米松片）9片，口服，1片/次，tid；必要时口服复方对乙酰氨基酚（洛芬待因缓释片）止痛片；西吡氯铵含漱液，200mL，含漱，10mL/次，tid。约日复诊，不适随诊。

（5）2016年5月30日：种植术后1周复查。

（6）2016年6月20日：种植术后1月复查，无异常（图10、图11）。

（7）2017年1月20日：复诊，永久修复第1次取模。取开窗式印模。由技工室灌号模型后制作分段式树脂桥。

（8）2017年1月24日：复诊，永久修复第2次精确取模，将分段式树脂桥放于口内，用树脂相连，永硅橡胶取最终模型（图12、图13）。

（9）2017年1月30日：复诊，试戴纯钛支架用于检验模型准确性。支架被动就位良好。X线片示，支架边缘密合。转面弓，利用口内临时牙的咬

合关系上𬌗架指导排牙。

（10）2017年2月7日：复诊，试蜡牙。技师根据𬌗架的𬌗位关系试排蜡牙，试戴，咬合关系良好。

（11）2017年2月16日：复诊，试CAD/CAM纯钛支架，边缘密合。

（12）2017年2月21日：复诊，戴冠，在𬌗架上调整后再于口内试戴，调𬌗（图14~图17）。

（13）2017年3月21日：复诊，永久修复后1个月，种植体周围无明显骨吸收，义齿无松动。

10颗种植体均形成良好骨结合，即刻修复树脂临时牙在愈合期无松动。永久修复体功能及外观恢复满意，修复后1个月复查，种植体周围无明显骨吸收，义齿周围无明显食物嵌塞聚集，义齿无松动（图18~图20）。

二、结论

本病例采用即刻修复方案，缩短了患者缺牙时间；上下颌多颗种植体合理分布，上部采用混合式固定修复，实现良好被动就位的同时，取得了良好的美学效果，也利于远期的种植卫生维护。

三、讨论

全口即刻种植修复技术是指种植体植入后的48小时内完成临时修复体，待种植体完成骨整合后进行永久性修复。种植体在愈合期内低于50μm的微动有助于加快种植体的愈合，在此范围内的早期负重对种植体获得骨整合没有负面影响。

作为临时修复体，最好采用螺丝固位方式，方便临时义齿取戴，特别是在做最终义齿修复时，临时义齿需多次取戴。笔者在此病例中通过术前咬合关系，即刻修复了患者缺失牙，减少患者就诊次数，缩短修复时间；上下颌采用混合支架即保证支架的强度和精度，牙龈瓷的设计同时满足了软组织恢复需要，上部氧化锆单冠在实现美观要求兼顾了后期维护需要，获得了良好的临床效果。

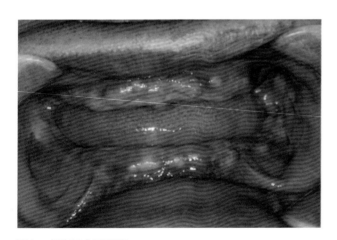

图1 术前口内正面照

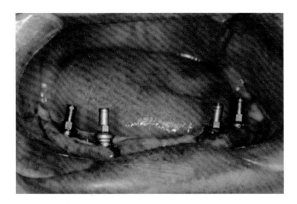

图2　下颌种植体植入

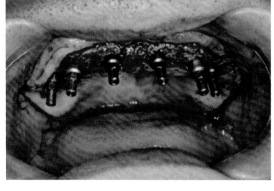

图3　上颌种植体植入

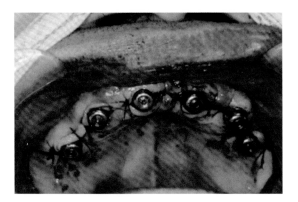

图4　上颌安放愈合帽

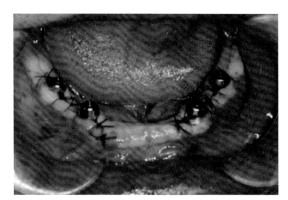

图5　下颌安放愈合帽

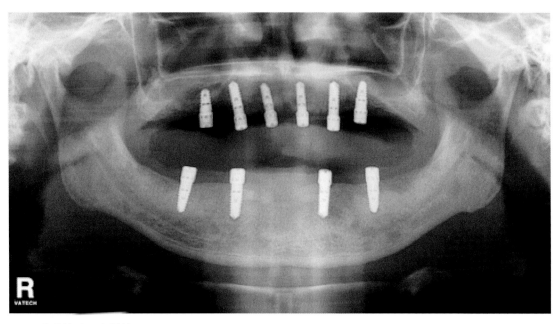

图6　种植体植入全景片

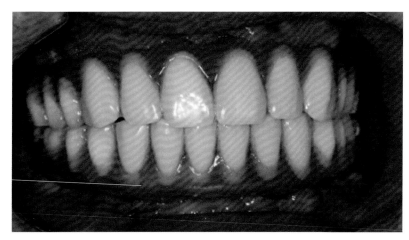

图7　即刻修复正面咬合像

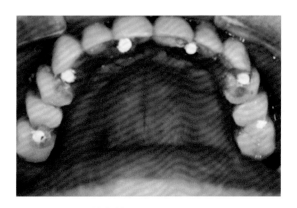

图8　上颌即刻修复体

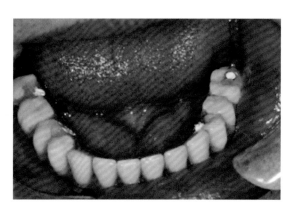

图9　下颌即刻修复体

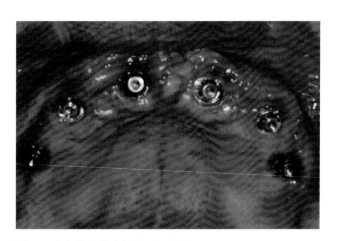

图10　永久修复前上颌软组织状态

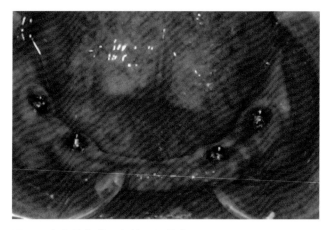

图11　永久修复前下颌软组织状态

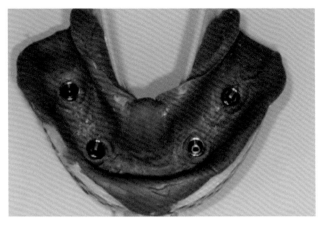

图12　制取印模（下颌）

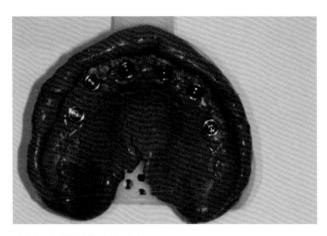

图13　制取印模（上颌）

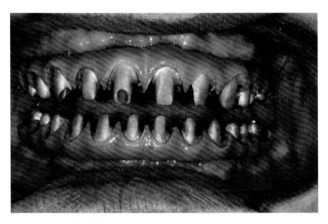

图14　支架就位情况

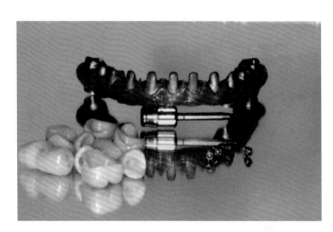

图15　支架及全瓷冠

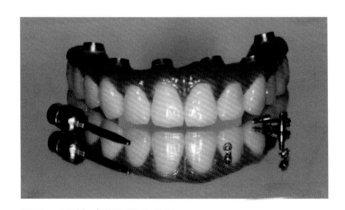

图16　支架与全瓷冠就位状况

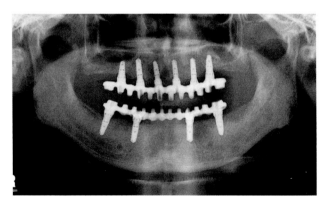

图17　支架就位后X线检查

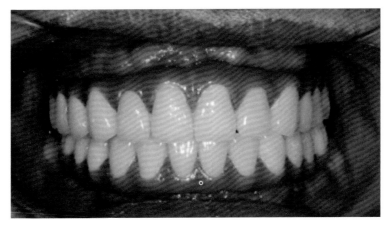

图18　永久修复咬合照

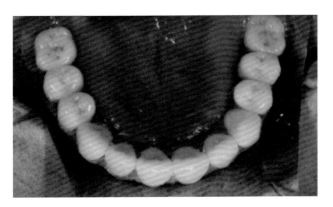

图19　永久修复上颌牙列

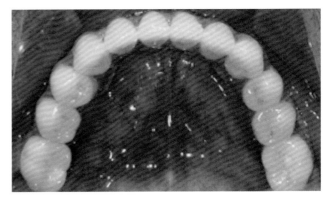

图20　永久修复下颌牙列

参考文献

[1] Tashkandi E A, Lang B R, Edge M J. Analysis of strain at selected bone sites of a cantilevered implant-supported prosthes[J]. J Prosthet Dent. 1996, 58–164.

[2] NassaniM Z, Devlin H. TarSi B, et al. E A survey of dentists' practice in the restoration of the shorten dental arch[J].

Med Oral Patol Oral Cir Bucal, 2010, 15 (1) . e85–e89.

[3] 黄建生. 上颌后牙区骨量不足种植的风险与对策[J]. 华西口腔医学杂志, 2012, 30 (1): 1–9 .

[4] 徐普, 程亚楠, 李晓敏. 改良 "All-on-4" 即刻负重种植义齿的临床观察[J]. 中华老年口腔医学杂志, 2012, 100: 155–159.

[5] 林野, 邱立新, 李健慧. 即刻种植义齿的临床研究[J]. 中华口腔医学杂志, 2003, 38 (2): 100–102.

病例6

美学区即刻种植即刻修复

陆添　杭州口腔医院种植中心

摘要

目的： 探讨发生于美学区牙列缺损的即刻种植即刻修复的临床效果。

方法： 本文就1例发生于上前牙外伤后的冠根折断导致的牙列缺损患者进行即刻种植即刻修复。采用微创拔牙后即刻植入种植体，测量初期稳定性，制作螺丝固位临时修复体，术后5个月进行上部永久修复。

结果： 术后即刻临时冠恢复患者前牙区美观问题，术后1.5个月复查见临时冠稳定无松动，软组织稳定无红肿及退缩，牙槽骨高度未见明显吸收。上部修复体恢复患者美观和功能，牙龈边缘较术前比较未见明显退缩，牙龈乳头充盈，牙槽骨稳定。

结论： 在充分的术前检查和准备的前提下，前牙外伤后采用即刻种植美学修复，具有治疗周期短、早期恢复美观及功能等优点，是一种可以采取并推广的修复方法。

关键词： 美学区种植；即刻种植

牙列缺损与缺失是牙科最常见的临床疾病之一。发生于上前牙美学区域的牙列缺损不仅明显影响患者咀嚼和语言功能，同时对患者的容貌美观造成严重影响。外伤是该区域牙列缺损的主要原因。外伤导致的美学区牙列缺损的病理损伤可呈多样性，部分并发软组织撕裂及牙槽骨部分骨折等病理改变。更为常见的是局限于牙体组织的损伤，牙根牙冠折断或脱位。对于这类突发的美学区牙列缺损的患者，迫切需求尽早进行牙齿的修复，并获得满意的牙龈软组织美学效果。

一、 材料与方法

1. 病例简介　患者，男性，34岁。主诉上前牙外伤折裂，要求行种植修复，遂来我院就诊，寻求上前牙修复治疗。术前检查患者颜面部未见明显外伤。口内检查21残冠，近中折裂至龈下2mm。口腔卫生尚可（图1、图2）。张口度3指半，双侧颞下颌关节区无扣痛，未闻及弹响及杂音。口腔卫生尚可。CBCT示：唇侧骨板完整，基骨充足（图3、图4）。

2. 诊断　21冠根折断。

3. 治疗方案　21即刻种植即刻修复。告知患者治疗计划，知情同意，当日进行手术。

4. 治疗过程

（1）术前准备。术前完善各项检查：①口腔情况检查：术前检查患者的张口度、开口型、口腔卫生、患牙周围软组织情况以及上下颌间距等，同时检查其他牙齿有无牙周病、有无咬合关系紊乱等情况；②影像学检查：拍摄种植区根尖片、口腔曲面断层片、锥形束CT（CBCT），判断缺牙间隙大小、缺牙区骨组织高度、宽度、厚度以及周围重要结构的分布情况，根据检查初步确定种植体及种植位置、方向等；③术前给予口腔卫生指导，常规行牙周洁治；④术前30分钟口服地红霉素150mg，复方氯已定含漱液漱口3次，3分/次。

（2）手术方法。碧蓝麻局部浸润麻醉，微创牙挺从牙根腭侧楔入，完整挺出患牙，注意对唇侧骨板的保护。微创拔牙术后可见患牙完整，拔牙位点骨壁完整，软组织连续（图5、图6）。用枪钻在偏腭侧牙槽窝近根尖处拟种植部位定点，然后用先锋钻由该点按所需方向与深度制备种植窝，逐步扩大种植窝，根据术前设计植入相应型号种植体，检查种植体植入三维位置，轴向理想，同时唇侧保留了2～3mm跳跃间隙，种植体位于牙槽嵴顶水平以下3mm，同期在跳跃间隙内充填Bio-Oss骨替代品材料以及Bio-Gide胶原膜。种植体植入扭力大于25N（图7～图9、图11）。

（3）即刻修复。种植体植入位置和初期稳定性理想，行即刻修复。卸下携带体更换临时基台，在无菌薄膜保护下进行树脂临时冠制作，树脂硬化后整体取下牙冠和基台，在口外进行最终塑形及抛光。戴入后调整咬合，去除正中、前伸、侧向咬合运动时的接触点，螺丝固定可卸式即刻修复体（图10、图12）。

（4）永久修复。术后1.5个月复查，临时冠稳定无松动，牙龈无红肿，未见明显退缩，11、21、22间牙龈乳头充盈（图13～图15）。X线片可见拔牙窝-种植体间隙内植骨材料稳定，牙槽骨高度未见吸收。术后5个月行永久修复，采用现有临时冠制作个性化取膜杆开窗式取膜，制作基台及上部修复体（图16）。永久修复体就位良好，患者前牙区牙列缺损得到修复，恢复了美学区域功能和美观（图17～图19）。

二、结果

术后即刻临时牙恢复了患者前牙区美观问题，术后1.5个月复查见临时冠稳定无松动，软组织稳定，无红肿及退缩，牙槽骨高度未见明显吸收。上部修复体恢复患者美观和功能，牙龈边缘较术前比较未见明显退缩，牙龈乳头充盈，牙槽骨稳定。

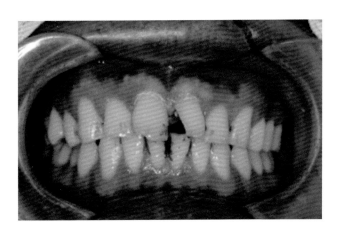

图1　术前正面咬合像

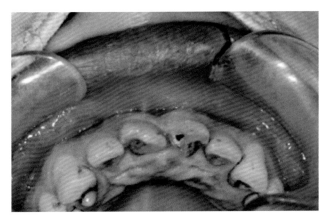

图2　术前上颌𬌗面像

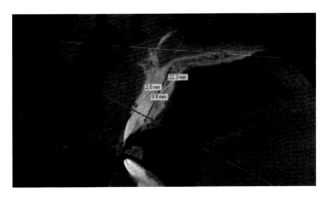

图3　术前CBCT检查（矢状面）

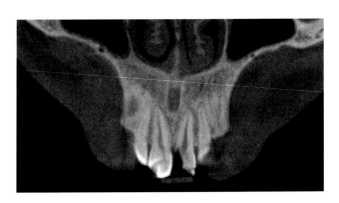

图4　术前CBCT检查（冠状面）

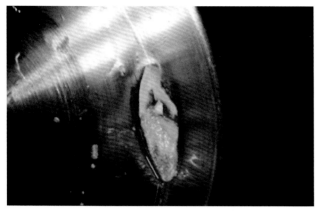

图5　拔除患牙

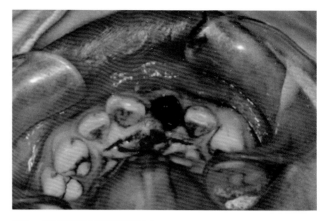

图6　患牙拔除后牙槽窝形态

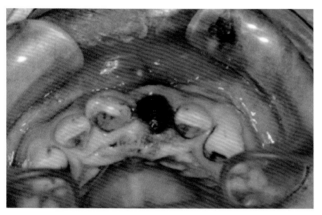

图7　种植体植入

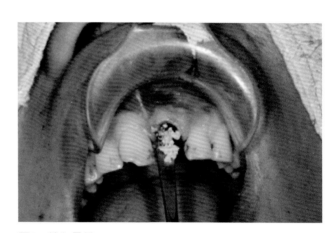

图8　植入骨粉

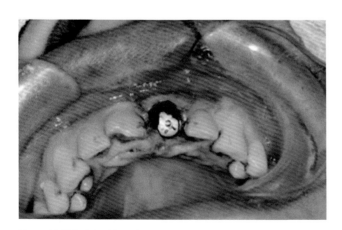

图9　植骨材料充填间隙

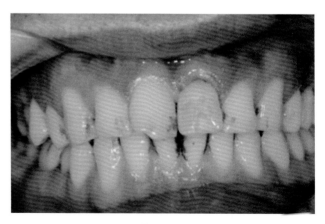

图10　即刻修复后正面咬合像

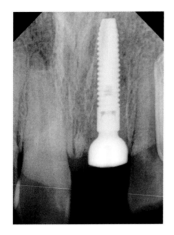

图11 种植体植入后X线片检查

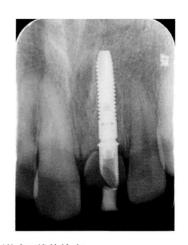

图12 即刻修复X线片检查

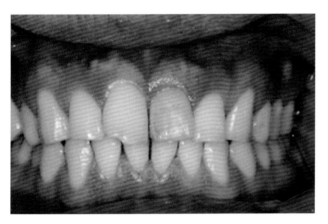

图13 术后5个月复查（正面咬合像）

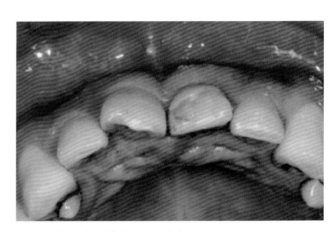

图14 术后5个月检查（𬌗面像）

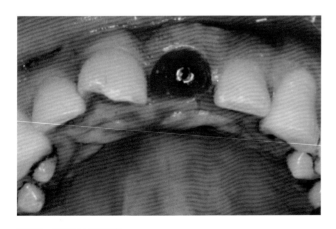

图15 牙龈袖口形态

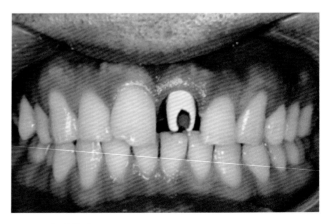

图16 安放基台

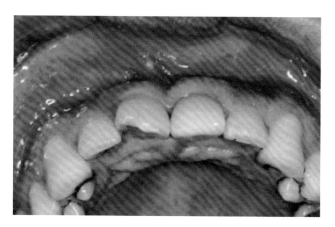

图17　永久修复殆面像

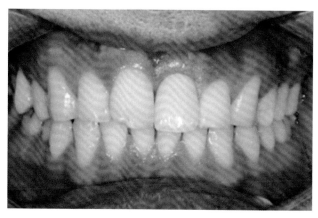

图18　永久修复正面咬合像

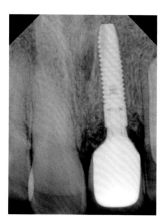

图19　永久修复后X线片检查

三、讨论

常规种植牙修复需在拔牙术后3~6个月待拔牙位点软硬组织愈合后进行种植体植入，疗程较长，2次手术造成的创伤大。近年来基础和临床的研究证实在美学区的即刻种植即刻修复治疗方案能取得良好的长期预后，同时也对临床医师的标准治疗流程提出更高要求。

四、结论

在充分的术前检查和准备的前提下，前牙外伤后采用即刻种植美学修复，具有治疗周期短、早期恢复美观及功能等优点，是一种可以采用并值得推广的修复方法。

参考文献

[1] Greenberg, Alex M. Cone Beam Computed Tomography Scanning and Diagnosis for Dental Implants[J]. Oral and Maxillofacial Surgery Clinics of North America, 2015, 2(2).

[2] Hassan B,van der Stelt P,Sanderink G. Accuracy of three-dimensional measurements obtained from cone beam computed tomography surface-rendered images for cephalometric analysis: influence of patient scanning position[J]. European journal of orthodontics, 2009, 2(2).

[3] Timock A M, Cook V, McDonald T, et al. Accuracy and reliability of buccal bone height and thickness measurements from cone-beam computed tomography imaging [J]. American Journal of Orthodontics and Dentofacial Orthopedics, 2011.

[4] Cecchinato, Denis, Lops. A prospective, randomized, controlled study using OsseoSpeed (TM) implants placed in maxillary fresh extraction socket: soft tissues response[J]. Clinical oral implants research, 2015, 1(1).

病例7

钛网联合浓缩生长因子的复合引导骨再生技术在上前牙区的应用

张维丹　林海燕　于艳春　黄晓炜　杭州口腔医院种植中心

摘要

目的： 应用钛网联合浓缩生长因子（CGF）进行复合引导骨再生（GBR）技术来修复重建上颌前牙唇侧重度骨质缺损区，观察种植术后牙槽嵴骨增量的临床效果。

方法： 选取上颌前牙唇侧重度骨质缺损病例1例，常规翻瓣，逐级备洞后，植入种植体，移植Bio-Oss骨颗粒，覆盖Bio-Gide膜，并用钛网固定，再覆以自体CGF。待种植体骨结合形成后，行临时冠牙龈塑形，后完成永久修复。

结果： 在应用钛网联合CGF的复合GBR骨增量技术后，缺牙区唇侧牙槽骨得到了有效增加并维持稳定，种植体获得了良好的稳定性，种植上部永久修复获得了理想的功能和美学效果。

结论： 钛网联合CGF的复合GBR技术能有效增加上颌前牙重度骨质缺损区的牙槽骨骨量，并维持新生骨组织的稳定。

关键词： 钛网；CGF；GBR；骨增量

上颌前牙区由于在功能和美学上的特殊性，对局部软硬组织要求较高，临床上经常见到该区域牙槽骨骨量严重不足，致使种植修复后很难取得令人满意的效果。应用钛网联合CGF的复合GBR技术，有效地增加了缺牙区牙槽骨骨量并使新生骨维持稳定，对重度牙槽骨骨质缺损有很大的临床应用指导价值。

一、材料与方法

1. 病例简介　患者，男性，48岁，半年前因瘘管反复不愈于外院拔除上颌前牙。检查：22缺失，缺牙区唇侧骨质明显凹陷（图1、图2）。CBCT示：缺牙区唇侧骨板严重缺损，呈垂直高度10mm，近远中5mm的U形状态（图3、图4）。

2. 诊断　牙列缺损。

3. 治疗方案　上颌左侧侧切牙应用钛网联合CGF的复合GBR技术进行牙槽骨骨增量，并同期行种植体植入术。

4. 治疗过程

（1）取患者自体静脉血制备CGF。缺牙区常规翻瓣，去除肉芽组织后，可见唇侧骨板大面积缺损（图5）。备洞，植入BEGO 3.25mm×13mm种植体，扭矩25N·cm（图6）。去除种植体携带体，安放覆盖螺丝。植入Bio-Oss骨颗粒0.25g，覆以Bio-Gide人工骨膜13mm×25mm，安放钛网并按照唇侧骨壁外形塑形，两侧及下缘均覆盖缺损区约3mm，用钛钉固定，植入CGF膜（图7~图13）。常规缝合（图14）。术后即刻CBCT显示种植体位置良好，植体唇侧骨厚度足够（图15）。

（2）术后10天拆线，伤口愈合良好。

（3）术后1个月复查，牙龈封闭好。

（4）术后6个月复查，牙龈健康，唇侧丰满（图16~图18），行二期手术。常规局麻翻瓣，去除钛钉钛网，见唇侧成骨良好，并且钛网表面有骨组织形成（图19~图21）。去除覆盖螺丝，安放愈合基台5mm×5mm，缝合（图22）。

（5）二期术后1周拆线，伤口愈合良好。

（6）二期术后20天开窗硅橡胶取模，2天后去愈合基台，代之以BEGO临时基台，并CAD/CAM临时树脂冠修复。龈缘位置可，唇侧骨质丰满，龈乳头处稍有黑三角（图23）。

（7）临时修复后1周、1个月及3个月复查，临时修复体完好，牙龈未见明显红肿，龈缘位置可，形态逐渐圆润（图24）。1个月时用流动树脂调整修复体颈部外形，并充分抛光。3个月时制作个性化取模杆，X线片示完全就位后，以开窗硅橡胶取模（图25、图26）。21重新树脂充填，调𬌗抛光。

（8）10天后，去临时树脂冠及基台，代之以个性化纯钛基台，上部氧化锆全瓷冠，就位邻接可，调𬌗抛光，X线片示基台及冠完全就位后，粘接固位。永久修复体形态及色泽佳，患者满意（图27~图29）。

（9）永久修复后6个月复查，患者诉种植义齿使用良好，检查见牙龈健康，龈缘位置及形态可，修复体形态色泽佳（图30）。

二、结果

在观察期内，缺牙区牙槽骨骨量得到了有效增加并维持稳定，种植体稳定性佳，骨结合良好，上部永久修复获得了良好的软硬组织稳定性和美学效果。患者对治疗效果满意。

三、讨论

该患者因22反复瘘管不愈，于外院拔除后半年来我院就诊，唇侧骨板缺损，可用骨量严重不足，这在临床并不少见。常规的骨增量手术如单纯的颗粒骨移植GBR由于成形困难，同时对于颗粒骨移植后的成骨状况和转归尚不明了，并不能有效保证种植修复的美学效果。

本研究采用的钛网联合CGF复合GBR技术的方法，实际是在引导骨再生术的基础上联合了自体浓缩生长因子CGF的应用，并且借助钛网的有力支撑达到理想塑形效果。钛网作为放置于牙龈软组织与骨缺损之间的生物屏障，可阻止迁移速度较快的结缔组织细胞和上皮细胞等长入骨缺损区域，尤其最重要的是形成帐篷效应。同时由于钛网具有抗弹性形变的能力，其可为骨组织的再生提供更大的空间。此外，CGF可以加速移植的生物材料的融合与重整，几乎不会引起任何感染，使骨增量实现完美

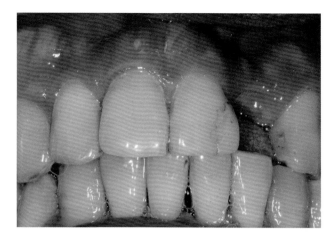

图1　术前口内正面咬合像

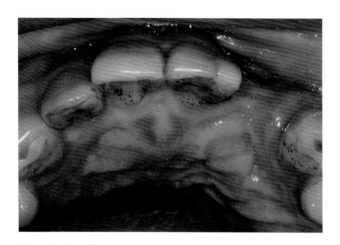

图2　术前口内𬌗面像

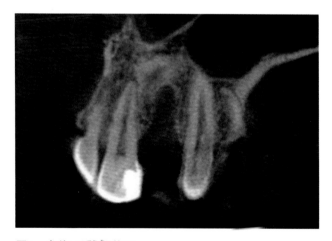

图3　术前CBCT冠状面

的预期，并为种植上部永久修复体获得良好的功能和美学效果打下坚实基础。

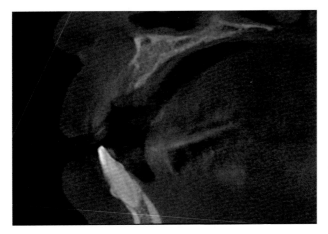

图4　术前CBCT矢状面

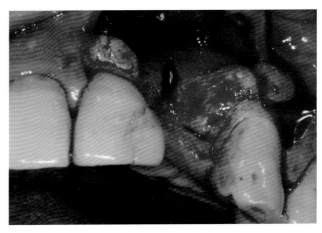

图5　翻瓣后口内像

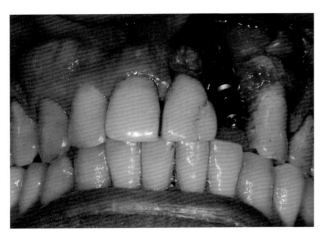

图6　种植体植入后正面咬合像

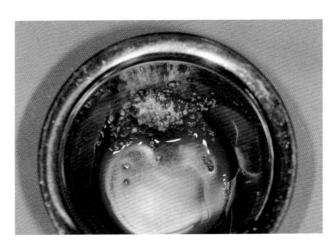

图7　人工骨粉与CGF

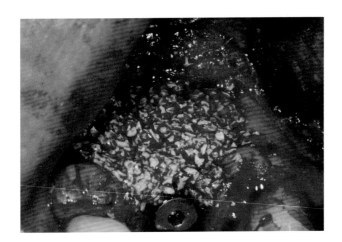

图8　植入骨粉后口内像

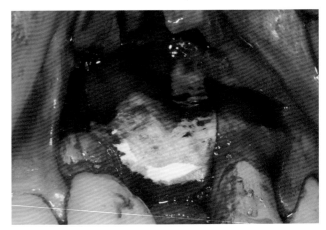

图9　安放人工骨膜后口内像

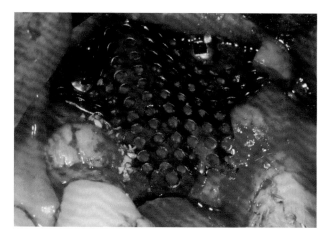

图10　安放钛网后口内像

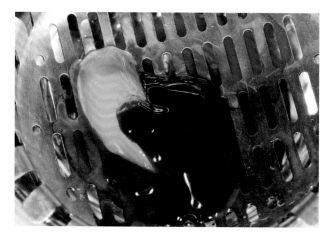

图11　CGF

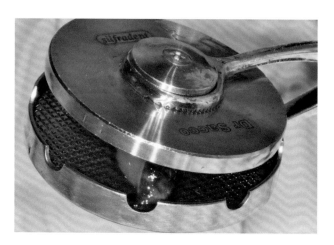

图12　制备CGF膜

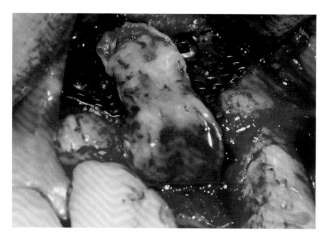

图13　安放CGF膜后口内像

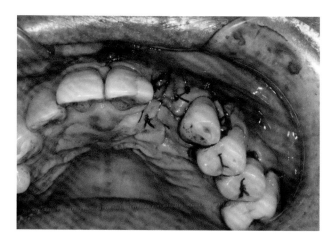

图14　缝合后𬌗面像

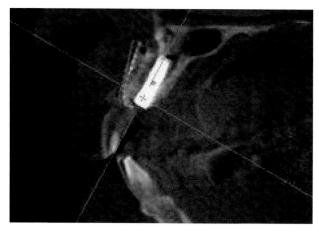

图15　术后即刻CBCT

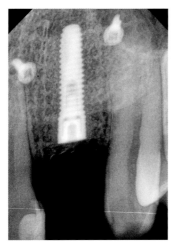

图16　6个月复查时X线片

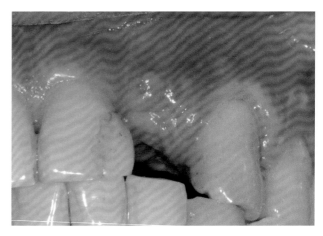

图17　6个月复查口内咬合像

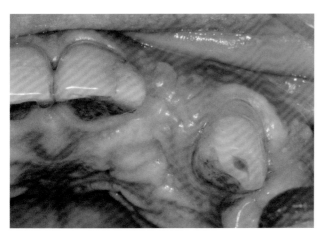

图18　6个月复查口内殆面像

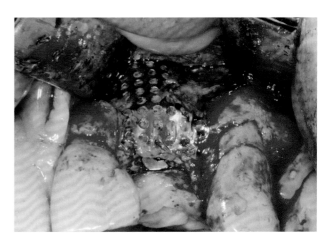

图19　拆除钛网前翻瓣后口内像

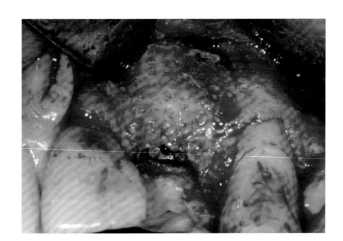

图20　拆除钛网后口内像

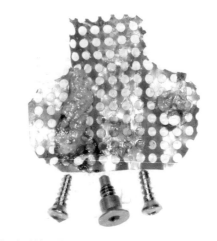

图21　拆除后钛网图

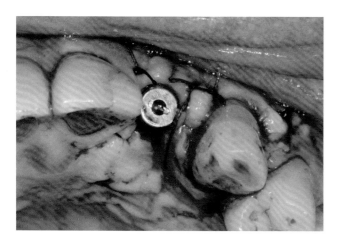

图22　二期手术后口内像

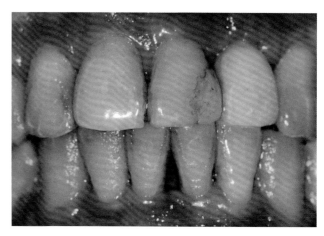

图23　二期术后22天临时修复后口内像

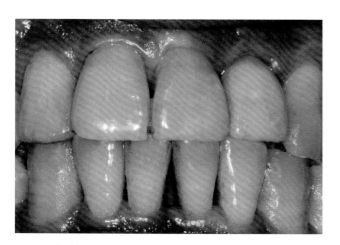

图24　临时修复后3个月取模前口内像

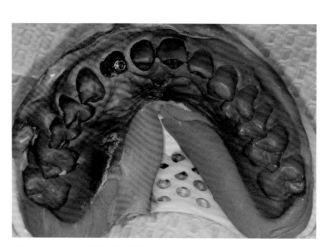

图25　个性化硅橡胶取模

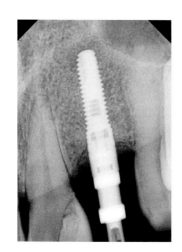

图26　X线片示取模杆已就位

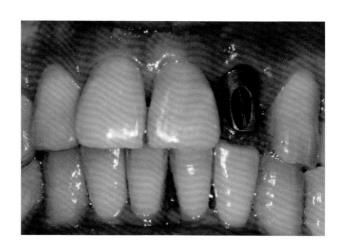

图27　个性化纯钛基台就位后口内像

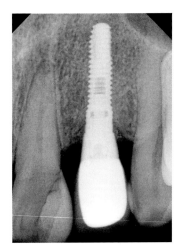

图28　X线片示永久修复体已就位

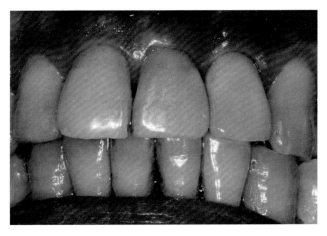

图29　永久修复后口内像

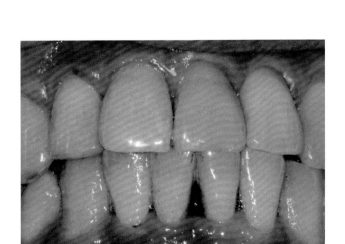

图30　永久修复后6个月复查口内像

四、结论

应用钛网联合CGF的复合GBR技术，可有效修复重建上颌前牙唇侧重度骨缺损，并维持新生骨的稳定，可有效保障种植修复软硬组织的功能与美学效果。

参考文献

[1] Topolnitskiy E B, Dambaev G T, Hodorenko V N, et al. Tissue Reaction to a Titanium-Nickelide Mesh Implant after Plasty of Postresection Defects of Anatomic Structures of the Chest[J]. Bulletin of Experimental Biology & Medicine, 2012, 153(3): 385-388.

[2] Jian S, Yi S, Jun L, et al. Reconstruction of High Maxillectomy Defects with the Fibula Osteomyocutaneous Flap in Combination with Titanium Mesh or a Zygomatic Implant[J]. Plastic & Reconstructive Surgery, 2011, 127(1): 150-160.

[3] Yamaguchi A. Application of BMP to bone repair [J].Clin Calcium, 2007, 17(2): 263-369.

[4] Urban I A, Jovanovic S A, Lozada J L. Vertical ridge augmentation using guided bone regeneration(GBR)in three clinical scenarios prior to implant placement: a retrospective study of 35 patients 12 to 72 months after loading[J]. Int J Oral maxillofac implants, 2009, 24(3): 502-510.

病例8

上前牙即刻种植延期软组织塑形1例

李靖敏　顾亚军　杭州口腔医院修复科

摘要

目的： 本文将报道1例前牙外伤牙齿折断的患者，采用即刻种植技术，并通过延期树脂临时冠软组织成形达到理想的美学效果。

方法： CBCT确定种植区域骨量，评估美学风险，微创拔除残根，种植体（3.75mm×15mm，BEGO）即刻植入理想的三维位置，唇侧跳跃间隙植入Bio-Oss骨粉，覆盖Bio-Gide胶原膜，愈合帽封闭创口。5个月后，取模，间接法制作树脂临时冠，软组织成形。再过3个月后，数字化全瓷基台，氧化锆全瓷冠修复。应用红色美学分值（PES）评分系统及白色美学分值（WES）评分系统评价修复效果。

结果： 修复后6个月复查，种植体唇侧龈缘无明显退缩，与邻牙软组织协调，红白美学达到理想效果，在观察期内，种植修复获得了良好的美学效果。

结论： 上前牙即刻种植后，选择合适的时机延期进行软组织诱导成形，同样可以获得理想的美学效果。

关键词： 前牙即刻种植；软组织塑形

口腔种植技术已经成为修复牙列缺损的一项常规且成熟的技术，如何获得最佳的种植修复美学效果是近年来研究的热点。上前牙区种植美学效果至关重要，由于延期种植修复具有过程时间长，缺牙区牙槽骨吸收和软组织萎缩等美学缺点，即刻种植被越来越多地应用于临床，即刻种植是指拔除患牙的同时植入种植体，相对减缓了缺牙区牙槽骨和软组织的吸收，缩短了患者的修复时间，选择合适的时机进行软组织塑形，可以取得更为理想的修复效果。

一、材料与方法

1. 病例简介　患者，女性，22岁。主诉：右上前牙外伤1周，要求修复。现病史：右上前牙1周前因外伤折断，来我院要求修复，曾于外院正畸治疗2年。既往史：否认系统病史，否认传染病史，否认药物过敏史，无口服双膦酸盐药物史。专科检查：11牙冠折断，残留牙根唇侧龈上2~3mm，舌侧龈下5mm，21近中1/4切角缺损，见暂封，叩诊（±），12、13切1/4少量釉质缺损，叩诊（±），上颌见正畸托槽黏附，弓丝已去除，颜面部基本对称，开口型、开口度正常，双侧关节区无压痛及弹响。口腔卫生情况良好。CBCT检查见：11根尖无明显阴影，唇侧骨板0.7mm，腭侧骨板2.4mm，唇腭向骨宽度8.1mm，可用骨高度16.7mm，咬合关系正常。

2. 诊断　11冠根折，12、13、21牙体缺损。

3. 治疗方案　（1）11即刻拔除，即刻种植。（2）11种植体植入扭矩若大于35N·cm，选择即刻修复；植入扭矩若小于35N·cm，选择延期树脂冠软组织诱导成形。（3）5个月后数字化全瓷基台、氧化锆全瓷冠修复。（4）21全瓷冠修复。（5）12、13全瓷贴面修复。

4. 治疗过程

（1）2015年1月：初诊，设计、制订治疗方案；CBCT确定种植区域骨量，评估美学风险（图

1~图4）。

（2）2015年1月：微创拔除11，选择BEGO 3.75mm×15mm种植体，植入理想的三维位置，扭矩30N·cm，唇保留2mm以上跳跃间隙，拔牙窝与种植体间隙植入Bio-Oss骨粉，覆盖Bio-Gide生物膜，5mm×5mm愈合帽封闭创口，术后X线片示：植入位置理想，未伤邻牙牙根及重要解剖结构（图

5~图11）。

（3）2015年6月：种植术后5个月，去除愈合帽，种植体稳定性测量仪检测ISQ值为55，11取模制作树脂临时冠，诱导牙龈成形，21树脂临时恢复牙体外形，螺丝固位，该阶段旨在尽快恢复美观、渐进负重及牙龈塑形（图12~图14）。

（4）2015年9月：复诊，见种植体唇侧龈缘无

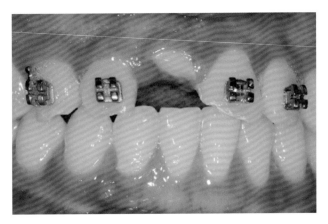

图1　术前口内照正面像

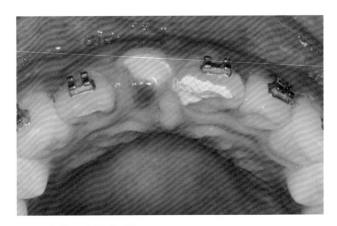

图2　术前口内照粭面像

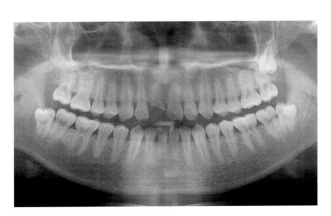

图3　术前曲面断层片

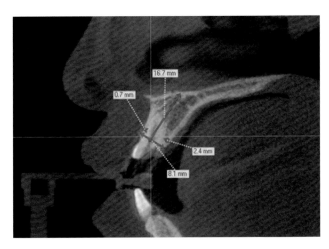

图4　术前CBCT矢状面

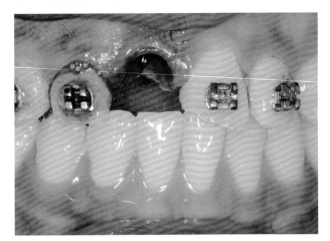

图5　微创拔牙后正面像

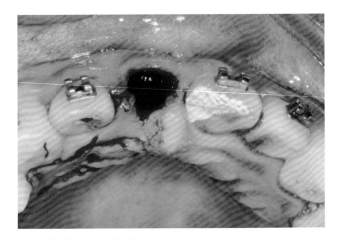

图6　微创拔牙后粭面像

明显退缩，与邻牙软组织协调，取出11临时冠，见牙龈袖口轮廓理想，测量ISQ值为70，制作个性化转移杆，制取个性化印模，采用数字化全瓷个性化基台，氧化锆全瓷冠修复。修复后曲面断层显示，基台与冠就位良好（图15~图25）。

（5）2015年9月：11修复完成后，同期氧化锆全瓷冠保护。

（6）1周后随访，牙龈形态恢复良好（图26~

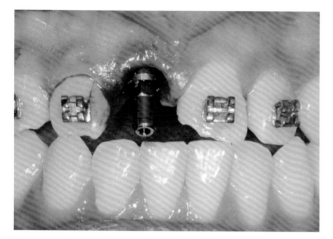

图7　种植体植入正面像

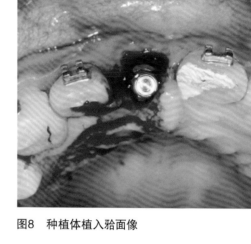

图8　种植体植入𬌗面像

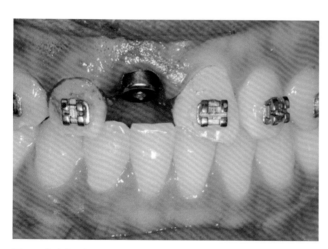

图9　愈合帽就位正面像

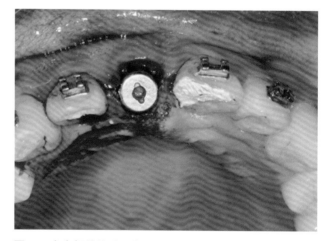

图10　愈合帽就位𬌗面像

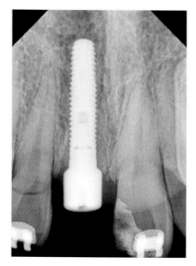

图11　术后X线片

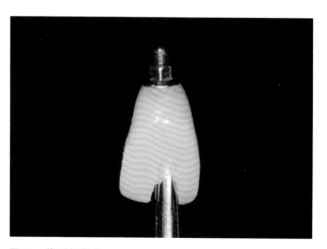

图12　临时修复体

病例8　上前牙即刻种植延期软组织塑形1例

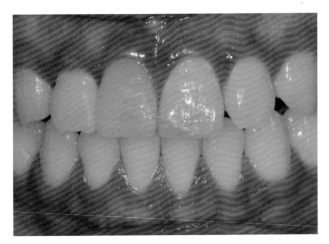

图13　戴入临时修复体正面像

（图29）。

（7）因12、13缺损较小，患者暂时不愿修复。

（8）2016年3月：随访，修复后6个月，11唇侧龈缘未见明显退缩，美学效果理想，患者对外形满意。CBCT见：唇舌侧骨高度稳定，无明显吸收（图30~图34）。

（9）评价指标。

PES评分　采用Furhauser等提出的红色美学指数（Pink Esthetic Score, PES），见表1，对上颌单前牙种植修复体周围软组织进行评分。认为总评分

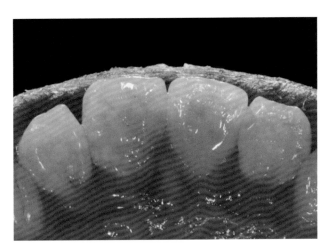

图14　戴入临时修复体𬌗面像

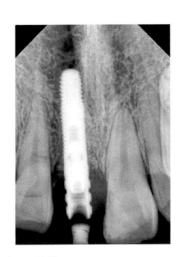

图15　术后8个月X线片

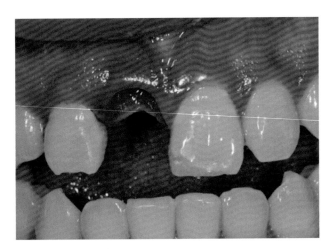

图16　临时修复体塑形后的牙龈袖口正面像

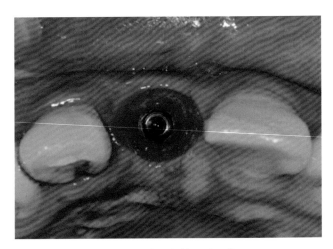

图17　临时修复体塑形后的牙龈袖口𬌗面像

8/14分为临床可以接受的美学效果，总评分12/14分为近乎完美的美学效果。

WES评分　采用Belser等提出的白色美学指数（White Esthetic Score, WES），见表2，对上颌单前牙种植修复体进行评分。认为总评分6/10分为临床可以接受的美学效果，总评分9/10分为近乎完美的美学效果。

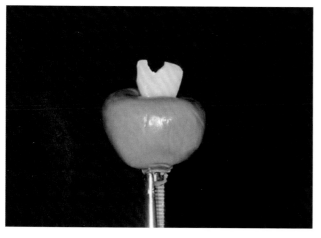

图18　硅橡胶复制临时修复体颈部形态

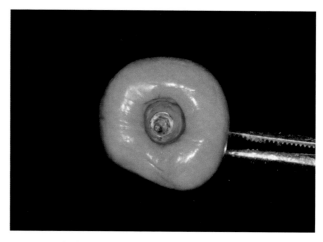

图19　硅橡胶复制的牙龈袖口

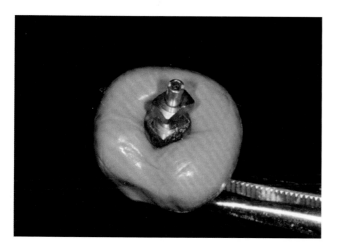

图20　放置转移杆袖口间隙内注射临时冠树脂

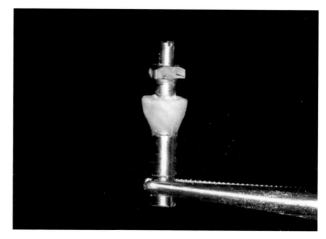

图21　制作完成的个性化转移杆

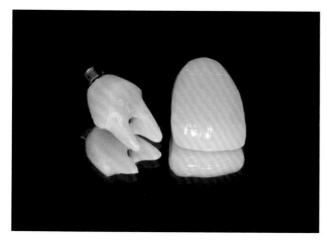

图22　数字化全瓷基台与全瓷冠

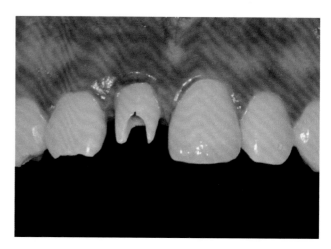

图23　全瓷基台就位

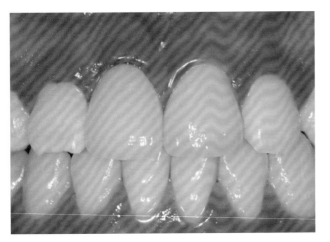

图24 全瓷冠就位

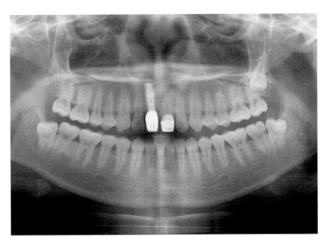

图25 修复后曲面断层片

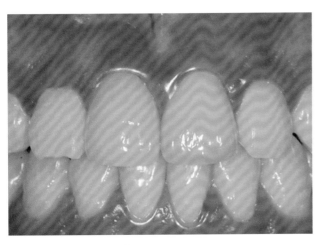

图26 修复后1周正面像

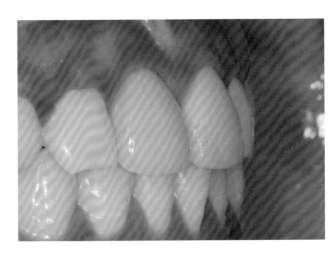

图27 修复后1周右侧像

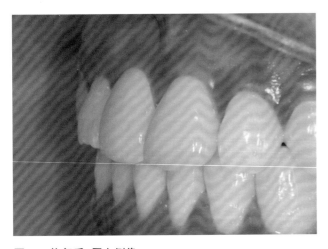

图28 修复后1周左侧像

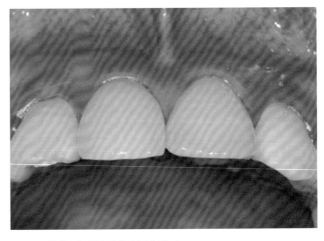

图29 修复后1周唇侧牙龈丰满度

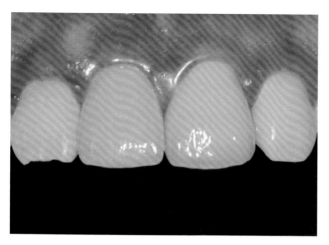

图30　修复完成后6个月正面像

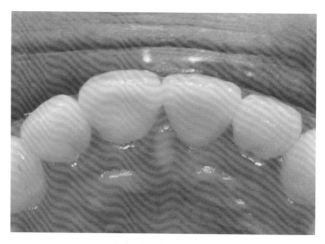

图31　修复完成后6个月殆面像

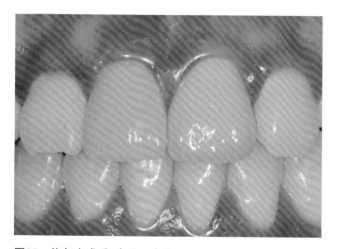

图32　修复完成后6个月正中关系位

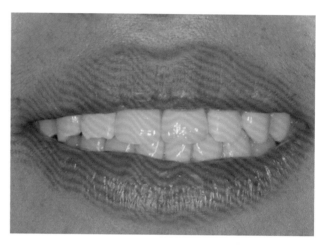

图33　修复完成后6个月微笑像

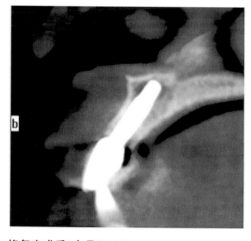

图34　修复完成后6个月CBCT

二、结果

种植修复后6个月复查，CBCT确认种植体植入方向良好，骨结合良好。11唇侧龈缘未见明显退缩，PES评分总分大于12分，WES评分总分大于9分，美学效果理想，患者对外形满意。

三、讨论

已有大量文献证实在上颌前牙区即刻种植即刻修复可以获得良好的种植修复结果。即刻种植具有诸多优势：拔牙同期植入种植体，减少了一次外科手术，并缩短了治疗周期；保存了骨组织，减少甚至避免牙槽嵴的水平向和垂直向骨吸收。

表1　红色美学分值（PES）各变量及评分标准

PES变量	缺失	不完整	完整
1. 近中龈乳头	0	1	2
2. 远中龈乳头	0	1	2
3. 唇侧龈缘曲线	0	1	2
4. 唇侧龈缘最高点位置	0	1	2
5. 根部凸度	0	1	2
6. 软组织的颜色	0	1	2
7. 软组织的质地	0	1	2
PES总分		14	

注：1）切牙通过与对侧同名牙比较得出评分；2）唇侧龈缘最高点位置：偏差大于1mm，0分；偏差小于等于1mm，1分；相同，2分

表2　白色美学分值（WES）各变量及评分标准

WES变量	较大差异	较小差异	无差异
1. 牙冠形态	0	1	2
2. 牙冠外形轮廓	0	1	2
3. 牙冠颜色	0	1	2
4. 牙冠表面质地	0	1	2
5. 透明度、个性化	0	1	2
6. 软组织的颜色	0	1	2
WES总分		10	

注：切牙通过与对侧同名牙比较得出评分

即刻种植的种植体唇侧龈缘退缩范围为0.5～0.9mm，不翻瓣的即刻种植仍然可以发生龈缘退缩，退缩范围为0.5～0.75mm。但可以获得满意的种植体存留率和软组织美学效果。本病例为中切牙单颗外伤折断，选择即刻种植可以获得更为理想的美学效果。

即刻种植即刻修复，单颗种植体独立支持修复体要求：种植体植入的行程扭矩为15N·cm，最终扭矩>35N·cm，本病例种植体最终扭矩仅为30N·cm，故选择延期修复。5个月后种植体稳定性测量值为55，未达到永久修复所需的稳定性，选择种植体支持式树脂临时冠软组织塑形，以获得理想的牙龈形态和更佳的美学效果。

Kan等将牙龈生物型（gingival biotype）分为薄龈生物型（thin gingival biotype）和厚龈生物型（thick gingival biotype），一般认为牙龈厚度≥1mm为厚龈生物型，而<1mm为薄龈生物型。牙周生物型是影响单颗种植体美学的关键因素之一，厚型较易获得令人满意的美学效果，而薄型则相反，很难达到理想的美学效果。本病例缺牙区唇侧牙龈厚度≥1mm，为中厚型牙龈生物型，为延期软组织塑形提供良好的生物学基础。

有文献报道，如果缺牙区的邻牙健康、无修复体，对预期的美学效果不会有额外的风险。但是，如果邻牙存在进入龈沟内的修复体，则会发生种植体植入后的龈缘退缩，便会危及美学效果。美学并

发症通常是龈缘退缩导致的修复体边缘暴露或牙龈结构的改变。本病例为保持修复后21龈缘的稳定，选择11植入并完成软组织成形后同期进行21修复。

缺牙间隙的近远中向宽度是影响种植美学效果的重要因素。单颗牙缺失，邻牙和支持组织处于良好的健康状态时，龈乳头可以获得邻面牙槽嵴的支持，牙槽嵴到修复体邻面接触点距离较小，获得美学治疗效果的可能性较高，美学风险低，本病例邻牙和支持组织状况良好，21的修复选择与种植修复同期进行，从而获得比较理想的美学效果。

过渡带是种植体平台至黏膜边缘所创造出的种植体周围软组织轮廓，对最终修复体的外形轮廓起主要决定作用，并影响种植体周围的软组织支持效果。强调过渡带概念具有多种含义：①在美学区应当通过临时修复体等临床技术诱导和成形种植体周围软组织，形成健康和美学种植体周围过渡带；②与过渡带相接触的修复材料应当具备良好的牙周软组织生物相容性和亲和力，对过渡带的长期稳定发挥重要作用；③过渡带的形态是选择修复体固位类型和基台种类的重要依据；④制取印模时，应当将过渡带的轮廓形态准确地转移至石膏模型上。

为了最大限度地获得美学治疗效果，获得良好的穿龈轮廓和过渡带形态，本病例在戴入最终修复体之前使用牙支持式过渡义齿引导和形成种植体周围软组织。通过设计临时修复体穿龈轮廓，建立理想的修复体形态，建立所期望的穿龈轮廓和黏膜质量。

临时修复体对未来种植体周围软组织的美学效果和最终理想的修复体外形具有诊断价值。本病例采用临时修复体辅助制作个性化印模帽，通过临床印模程序，准确地将最终确定的修复体穿龈轮廓和获得的软组织过渡带形态转移至石膏模型上。这样，就把已获得的临床效果准确地转移到技师手中，制作最终修复体。

Jan等对于即刻种植即刻修复的研究表明，PES得分随着时间推移会发生改变，但是最明显的改变发生在前3个月，之后PES得分得到稳定的改善，戴入临时修复体后3~12个月内，种植体周围黏膜将趋于成熟和稳定。因此，建议临时修复体至少戴3个月。本病例在戴用临时修复体3个月后取模行永久修复，选取永久修复6个月时的临床照片进行PES评分，可认为种植体周围软组织已达到稳定状态。

在白色美学方面，得分差异最大的在于牙冠外形轮廓。本病例因同时存在21部分缺损，11、21选择同期修复，最大程度避免了牙冠外形轮廓的差异。

本病例中，我们采用即刻种植延期软组织塑形的方法，并结合数字化修复技术完成后期永久修复，获得了较好的美学效果，但远期效果还有待进一步观察。

四、结论

上前牙即刻种植后，选择合适的时机延期进行软组织诱导成形，同样可以获得理想的美学效果。

参考文献

[1] Furhauser R, Florescu D, Benesch T, et al. Evaluation of soft tissue around single-tooth implant crowns: the pink esthetic score[J]. Clin Oral Implants Res, 2005, 16(6): 639-644.

[2] Cosyn J, Eghbali A, De Bruyn H, et al. Immediate single-tooth implants in the anterior maxilla: 3-year results of a case series on hard and soft tissue response and aesthetics[J]. J Clin Periodontol, 2011, 38(8): 746-753.

[3] Belser U C, Grutter L, Vailati F, et al. Outcome evaluation of early placed maxillary anterior single-tooth implants using objective esthetic criteria: acrosssectional, retrospective study in 45 patients with a 2-to 4-year follow-up using pink and white esthetic scores[J]. J Periodontol, 2009, 80(1): 140-151.

[4] Kan J Y, Rungeharassaeng K, Umezu K, et al. Dimensions of per-implant mucosa: an evaluation of maxillary anterior single implants in humans [J]. J Periodontol, 2003, 74(4): 557-562.

[5] 宿玉成. 口腔种植学[M]. 2版. 北京: 人民卫生出版社, 2014.

[6] Cosyn J, De Bruyn H, Cleymaet R. Soft tissue preservation and pink aesthetics around single immediate implant restorations: a 1-year prospective study [J]. Clin Implant Dent Relat Res, 2013, 15(6):847-857.

病例9

上颌无牙列种植固定修复

林孟杰　宁波口腔医院种植中心

摘要

目的： 文章主要介绍上颌牙列缺失种植固定修复的外科手术，计算机导板的应用，即刻修复即刻负重技术。

方法： 上颌牙列缺失患者，因活动义齿固位不佳，要求种植修复，要求即刻有牙。身体状况无系统性疾病。在CBCT指导下，设计种植方案，确定上颌植入6颗BEGO种植体，椅旁即刻临时固定修复，4个月后，发现26骨结合不良，取植体，于27位点植入1颗。术后3个月行CAD/CAM纯钛支架烤塑修复。

结果： 经历了半年的时间，种植体完全达到了骨结合，愈合基台使牙龈形成理想的轮廓外形，CAD/CAM纯钛支架烤塑牙重建了咬合，不仅拥有美观，还达到了咬合重建。

结论： 即刻种植即刻修复使无牙列患者手术当天即拥有一副固定的临时义齿，避免成为"无齿之徒"。由于牙周病和龋病导致的牙列缺失的患者越来越多，牙列缺失不仅给患者带来功能性的障碍，还造成不美观等一系列社交问题。拥有一副新的牙齿，被越来越多的患者所期望。即刻种植即刻修复最大限度地缩短了就诊时间，即刻恢复功能和美观。

关键词： 无牙殆；即刻种植；即刻修复；不翻瓣；微创

一、材料与方法

1. **病例简介**　患者，男性，78岁。于2015年就诊。主诉上颌无牙颌活动义齿固位不良，无法达到咬合要求（图1），要求种植固定修复。否认各系统性疾病，否认过敏史，无磨牙症。专科检查患者面型正常，低笑线，上颌无牙颌牙槽嵴萎缩（图2），活动义齿固位不良，咬合关系可。

2. **诊断**　上颌牙列缺失。

3. **材料**　德国BEGO种植系统；Multi plus多牙基台。

4. **治疗方案**　（1）上颌植入6颗种植体，手术当天多牙基台制作临时固定修复。（2）4个月后永久修复。

5. **治疗过程**

（1）术前准备：术前口内检查，CBCT检查（图3），骨密度分析，模拟于12、22、14、24、16、26分别植入共6颗种植体，制作计算机导板（图4）。

（2）外科手术：参考计算机导板设计，按照BEGO种植系统的规范操作，分别位于12、22植入4.1mm×10mm，24位点植入4.1mm×10mm，14位点植入4.5mm×10mm（图5），16、26位点植入4.5mm×10mm，应用种植体共振频率测定仪测得ISQ值均大于75（图11~图16），安装多牙基台（图6、图7），创口缝合。

（3）即刻修复：手术结束门诊椅旁利用旧义齿，确定基台位置（图8），打孔，基托树脂重衬，作为临时固定义齿（图9），行使即刻修复（图10）。

（4）插曲：4个月后患者来取模，卸下临时义齿，26位点牙龈红肿，拍片见种植体周围明显暗影，提示骨结合不良（图17），局麻下切开翻瓣（图18）顺利旋出种植体，刮除肉芽组织（图19），可见范围6.0mm×12mm的窝洞，无法原位点重新植入，选择27位点植入4.5mm×10mm种植体（图20），采用埋入式愈合。磨除25、26临时牙，继续进行固定临时修复。

（5）永久修复：3个月后，二期拆线后2周，种植体均获得良好的骨结合，牙龈无红肿（图21），多牙基台水平取第一次闭口印模（图22），口外制作个性化开窗取模杆（图23～图28）、个性化托盘。确定咬合关系（图29），CAD/CAM制作钛切削支架，试支架试排牙，制作烤塑冠桥（图30、图31），永久修复（图32～图34）。

二、结果

上颌无牙颌植入6颗种植体，固定义齿即刻修复，种植体全部形成骨结合，获得良好的稳定性和理性的牙龈轮廓外形，重建了咬合，利用牙龈瓷对义齿的修饰达到理想牙列的效果，满足了患者对美观和功能的要求。

三、讨论

（1）旧义齿的应用　①全口种植义齿修复需要在手术前设计好植入位点，在CBCT下测量牙槽骨的高度和宽度，模拟植入种植体，对种植位点进行精确的定位。②术后利用旧义齿制作临时固定修复，就位方便，节约时间，减少患者术后软组织肿胀。

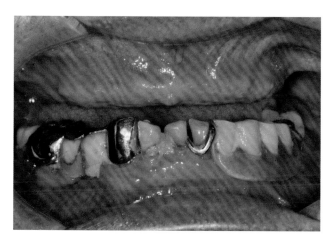

图1　口内术前正面咬合像

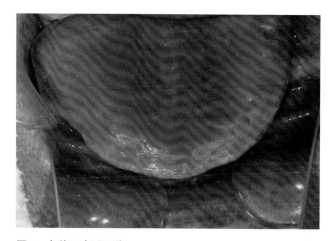

图2　术前口内𬌗面像

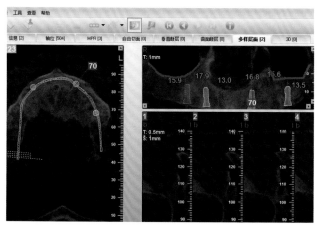

图3　术前CBCT

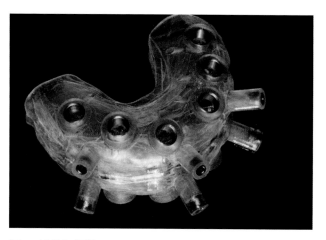

图4　计算机导板

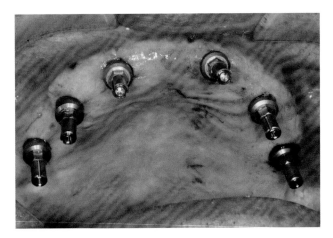

图5　植入德国BEGO种植体6颗

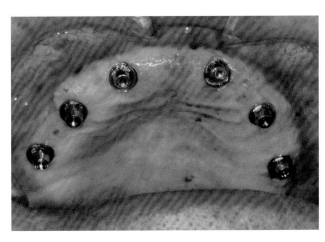

图6　安装分牙基台

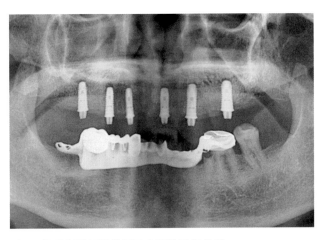

图7　术后曲面断层片显示良好的平行关系

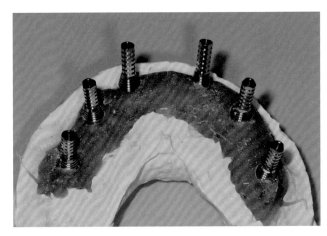

图8　安装多牙钛基台

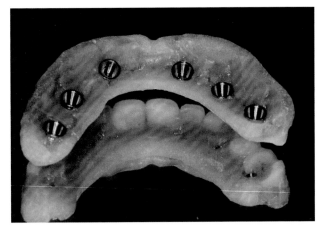

图9　义齿完成

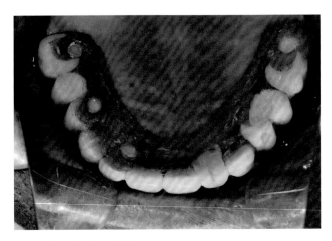

图10　临时义齿口内就位

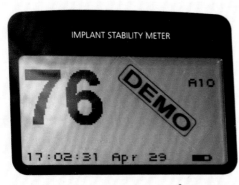

图11　12 ISQ值

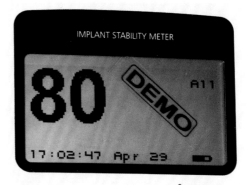

图12　14 ISQ值

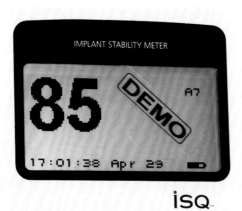

图13　16 ISQ值

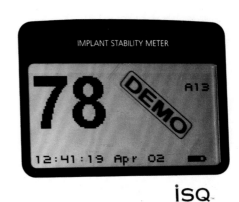

图14　22 ISQ值

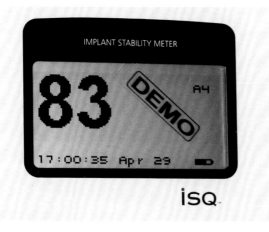

图15　24 ISQ值

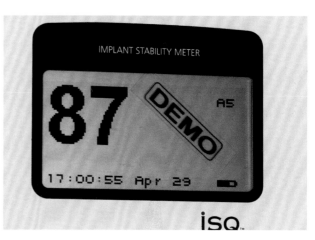

图16　26 ISQ值

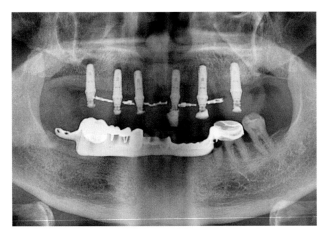

图17　复查X线片

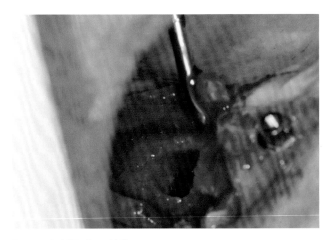

图18　翻瓣取出26植体

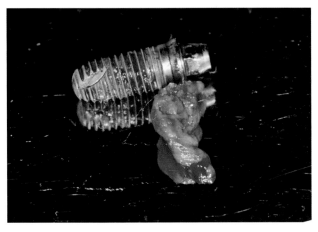

图19　取出的种植体和刮除的肉芽

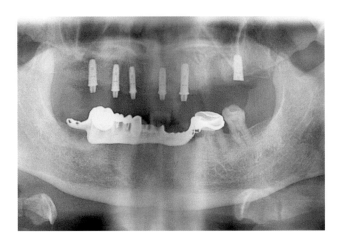

图20　补种27

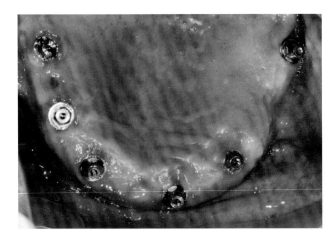

图21　理想的牙龈愈合

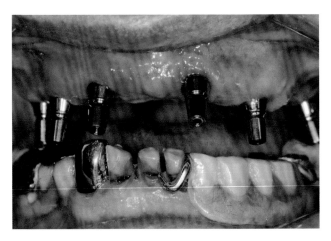

图22　安装闭口取模杆

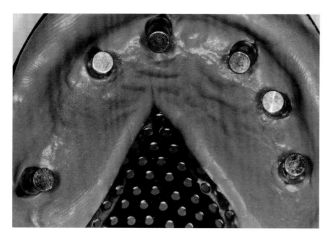

图23　初次印模

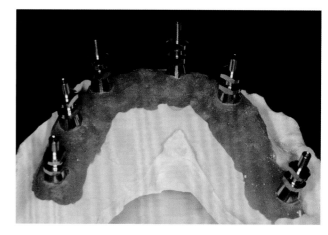

图24　个性化取模1

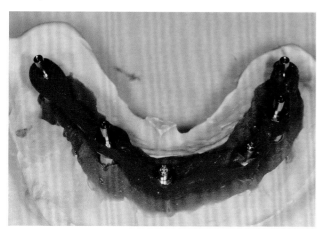

图25　个性化取模2

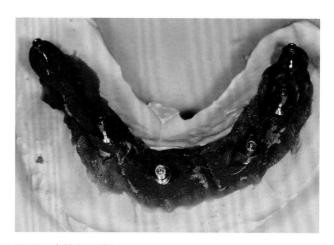

图26　个性化取模3

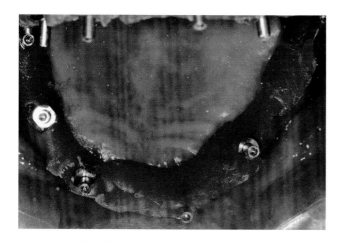

图27　个性化取模4

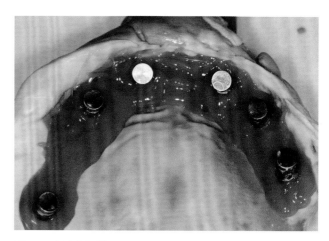

图28　个性化取模5

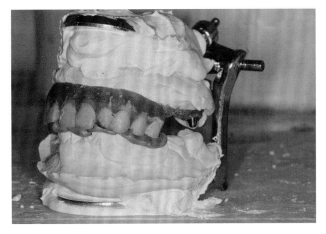

图29　确定咬合关系

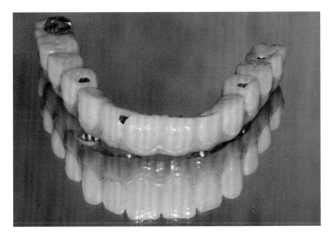

图30　钛支架烤塑冠完成1

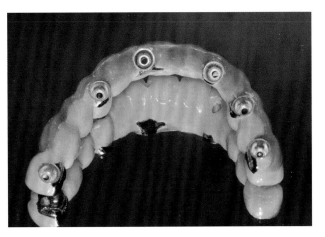

图31　钛支架烤塑冠完成2

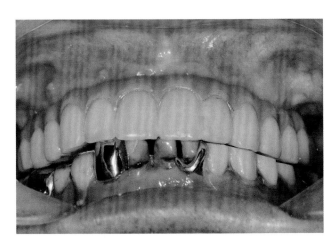

图32　口内就位正面观

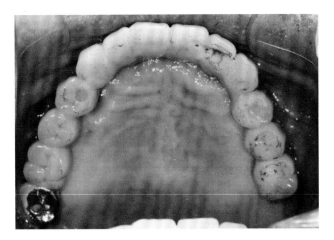

图33　口内就位殆面观

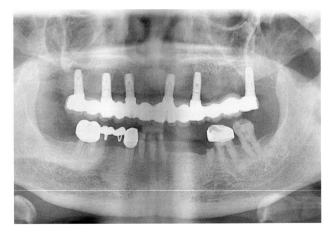

图34　口内就位X线片

（2）计算机导板在种植外科的应用，使手术更加安全可控。

（3）固定义齿即刻修复　即刻修复是指种植体植入后48小时内完成临时上部修复，待种植体获得骨结合后更换上部结构，完成永久修复。行使即刻负重主要取决于种植体植入后的初期稳定性。病例中植入ISQ值均大于75，说明达到了良好的初期稳定性，能承受一定的咬合力，大小适宜的力对种植体周围的牙槽骨是一种生理性刺激。固定义齿即刻修复能明显缩短患者诊疗时间，最大限度减轻患者的不适，即刻恢复功能和美观，保证患者的正常生活和社交。

（4）CAD/CAM技术　应用CAD/CAM技术制作种植体螺丝固位一体化切割纯钛支架烤塑冠桥，作为永久修复，具有精确就位、重塑功能和美观的作用。聚合瓷具有较高的抗曲强度，能与钛基底良好结合。螺丝固位维护方便。

（5）个性化取模杆和个性化托盘　有利于印模的准确度。

四、结论

无牙颌患者行即刻种植即刻修复，最大限度缩短患者治疗时程，使无牙颌患者即刻拥有第三副牙齿，减轻不适，达到功能和美观的要求。

参考文献

[1] Papaspyridakos P,Chen C J,Chuang S K,et al.Implant loading protocols for edentulous patients with fixed prostheses: a systematic review and meta-analysis[J]. Int J Oral Maxillofac Implants, 2014, 29: 256–270.

[2] Atieh M A, Alsabeeha N H. Hefrequency of peri-implant diseases: a systematic review and meta-analysis[J]. j periodontal, 2013, 11: 1586–1598.

[3] 宿玉成译. 牙种植学的负荷方案——牙列缺失的负荷方案[M]. 北京. 人民军医出版社. 2011:11–63.

[4] S Kourtis,K Kokkinos,V Roussou.Predicting the final result in implant-supported fixed restorations for completely edentulous patients[J]. J Esthet Restor Dent, 2014, 26: 40–47.

[5] Jepsen S, Berglundh T. Primary prevention of peri-implantitis: managing peri-implant mucositis. Systems[J], J Clin Periodontol, 2015, 42(Suppl 16): S152–157.

病例10

应用数字化技术行全口种植后即刻修复1例

林海燕　刘玉洁　于艳春　陈鹤良　杭州口腔医院种植中心

摘要

目的： 应用数字化技术对无牙颌患者行全口种植后即刻修复，为此类患者提供一种种植修复的临床诊疗新流程。

方法： 对1例全口多数牙缺失、残留少量重度牙周炎患牙的患者拔除全口余牙，在数字化外科导板引导下上下颌分别植入6颗Straumann SLActive种植体，11颗种植体初期扭矩大于35 N·cm，这11颗种植体即刻接入多牙基台，行CAD/CAM复合树脂临时固定桥修复，3个月左右种植体形成骨结合后完成永久性修复。

结果： 无1颗种植体失败，患者对临时义齿及终义齿的咀嚼效能及美学效果均非常满意。

结论： 应用数字化技术对无牙颌患者行全口种植后即刻修复，能取得良好的咀嚼效能及美学效果，患者满意，值得临床进一步推广使用。

关键词： 全口无牙颌；即刻修复；数字化技术

我国已进入老龄社会，老年人口已超过 10%。由于龋病、牙周病、老年退行性改变导致的牙龈萎缩以及因外伤、后天畸形和肿瘤等引起的牙槽骨缺失，我国老年人的牙列缺失的比例也较高。因此，全口无牙颌是口腔治疗中最常遇到的情形之一。如何保证老年人口腔健康，提高老年人生活质量，是现代口腔医学关心的焦点。

修复此类病例的方法除传统全口义齿外，种植修复治疗可以说是当前治疗手段更先进、远期效果更乐观的方法。种植支持固定义齿按上部结构类型可分为传统固定桥修复方式及固定可摘修复方式。全口牙齿缺失采用种植修复时，治疗期间提供合适的临时义齿修复以保持患者正常的工作和社交活动并稳定咬合关系，这也是种植医师在制订种植治疗计划时必须考虑的一个重要问题。即刻负重（immediate loading）种植是指植入种植体后即刻以临时义齿修复上部结构，愈合期间患者可使用义齿渐进性负重，待种植体获得骨性愈合后，更换永久性上部结构完成种植义齿修复。

一、材料与方法

1. **病例简介**　患者，男性，56岁。因口内牙齿松动半年，要求治疗。同时要求治疗期短，治疗期间尽量不影响饮食。现病史：患者曾戴用全口义齿，感明显不适，且固定义齿固位不良。临床检查：下颌牙槽骨低平，11、12、14、15、17、21～27、31、32、36、37、41、42、35～37缺失（图1～图3），34～44固定桥修复体，松动Ⅰ度，边缘不密合。X线片示13、16、34、35、44根周牙槽骨吸收 1/2～2/3（图3）。

2. **诊断**　上下颌牙列缺损。

3. **材料**　本研究采用种植体：SLActive骨组织水平种植体（Straumann公司，瑞士）。

4. **治疗方案**　13、16、34、35、44拔除后种植；固定义齿修复。

5. **治疗过程**

首先对患者的健康状况进行评估，内容包括：主诉、现病史、既往史以及牙骀状况。并做辅助的实验室检查，包括血细胞分析以及生化系列分析。健康状况评估结果认为患者可以承受种植手术。由此制订综合治疗计划。

（1）术前硅橡胶取模以制作放射导板。拔除患者余留牙（图4），戴入放射导板拍摄CBCT，根据牙槽骨质量、高度及厚度制作手术导板（图5）。预计在各区2、4、6牙位处植入种植体（图6），即上下颌各植入6颗种植体。

（2）手术当天提前2小时将手术导板浸入聚维酮碘液内消毒备用。

（3）术前1小时给予口服抗生素、消肿药及止痛药。

（4）种植体植入：常规口内外消毒。术区骨膜下碧兰麻局部浸润麻醉。戴入手术导板并固定（图7、图8），按照设计方案逐级备洞（图9、图10），备洞过程由手术医师、助手及导板设计者三方确认，以免发生错误。取下放射导板后，切开种植体植入处黏膜，探查备洞位置、角度及是否有穿

孔，完成最后一钻备洞，植入种植体（图11、图12），在骨量不足处植入少量骨粉以促进成骨。手术时先下颌后上颌。术中戴入多牙基台，软组织水平褥式缝合。

（5）取模：口内连接开窗式取模杆（图13、图14），拍摄数字化全景片确认取模杆完全就位（图15），硅橡胶取模。

（6）临时修复体：灌制石膏模型，送至制作室，口外数字化扫描，CAD/CAM技术制作临时修复体。术后当天完成临时修复体制作并戴入患者口内（图16、图17），拍摄全景片确认义齿完全就位（图18）。嘱患者术后1周进流食，注意口腔清洁，术后口服消炎、消肿药物，必要时服用止痛药，1周后复诊。

（7）拆线：患者伤口恢复良好，口腔卫生良好，患者无疼痛、出血等情况。拆线。嘱患者术后1个月内进软食，后正常饮食，不可咬过硬食物，注意口腔清洁，不适随诊。

（8）取模：术后3个月复诊，拍摄全景片（图19），可见种植体骨结合良好。取下临时修复体，可见黏膜质地、轮廓、牙龈袖口均恢复良好（图20～图22）。二次取模法（图23、图24），并拍摄全景片确认取模杆完全就位（图25），硅橡胶取模。

（9）最终修复体：上下颌各制作12颗纯钛烤塑义齿，恢复至第一磨牙。患者缺牙时间较长，牙槽骨及牙龈萎缩较严重，制作牙龈瓷以恢复美观（图26～图29）。戴入患者口内，被动就位，美观度及面下1/3丰满度均较好（图30～图33）。

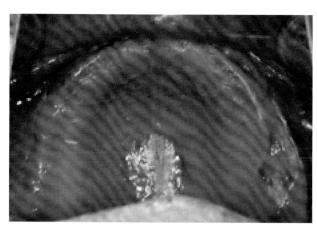

图1　患者术前情况1

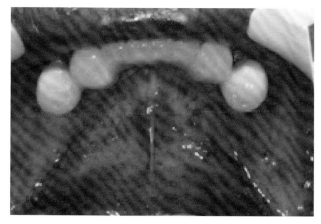

图2　患者术前情况2

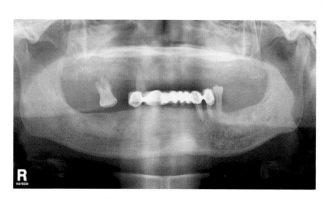

图3　患者术前全景片

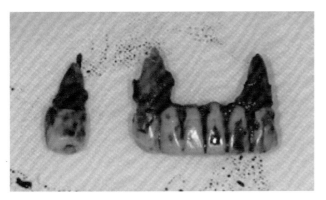

图4 拔除下颌余留牙

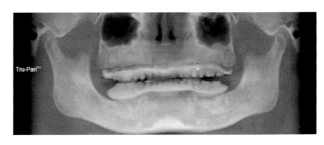

图5 患者戴放射导板拍摄CBCT

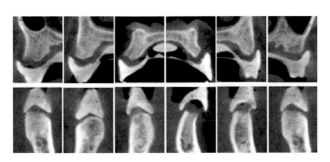

图6 患者颌骨情况

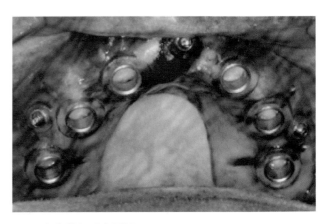

图7 患者戴入手术导板1

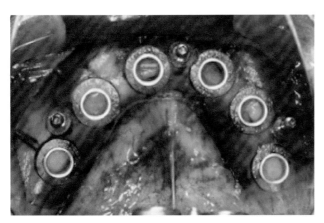

图8 患者戴入手术导板2

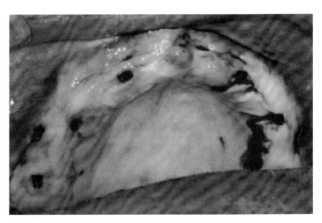

图9 逐级备洞后情况1

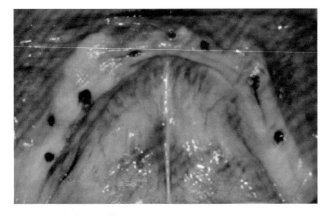

图10 逐级备洞后情况2

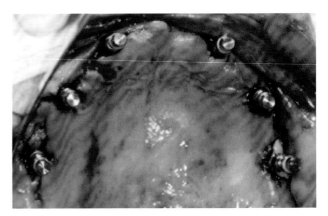

图11 植入种植体1

（10）戴牙1个月后复查：患者口腔卫生良好，咬合无不适。义齿无松动、崩瓷等（图34）。

二、结果

本病例共植入12颗种植体，12、22、32、42牙位植入3.3mm×12mm种植体，14、24、34、44牙位植入4.1mm×10mm种植体，16、36、

46牙位植入4.8mm×10mm种植体，26牙位植入4.8mm×8mm种植体。除26牙位外，初期稳定性均良好，种植体植入时扭矩大于35 N·cm。即刻负重3个月后，取出临时修复体，所有种植体临床骨结合良好。上下颌各以12颗纯钛支架烤塑桥完成修复，采用螺栓固位。患者对临时义齿及终义齿的咀嚼效能及美学效果均非常满意。

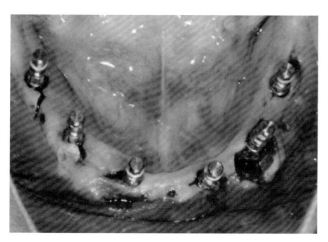

图12　植入种植体2

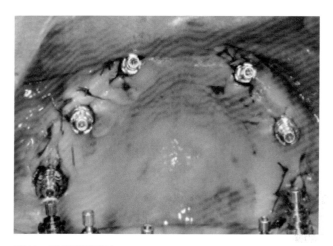

图13　连接取模杆1

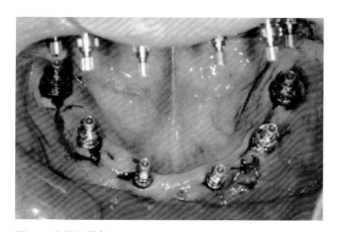

图14　连接取模杆2

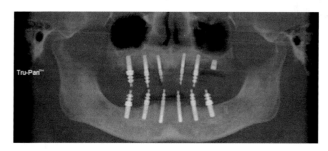

图15　术后全景片

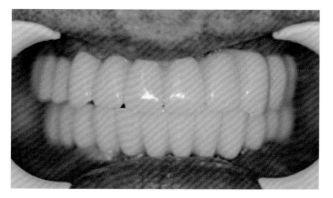

图16　患者戴入临时修复体

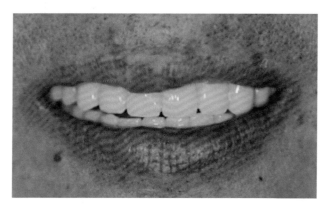

图17　患者戴入临时修复体

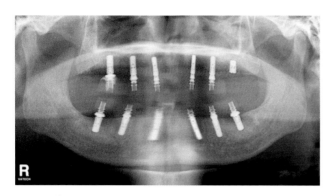

图18　戴入临时修复体后拍摄全景片

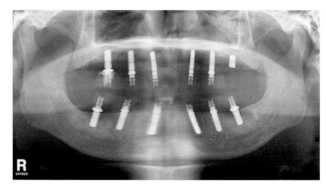

图19　术后3个月复查时拍摄全景片

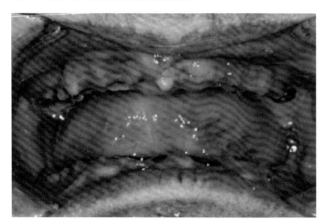

图20　取模时牙龈轮廓

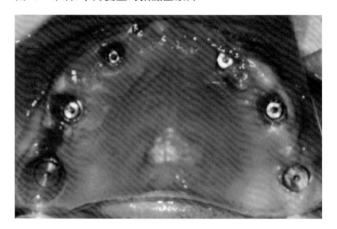

图21　取模时牙龈袖口情况1

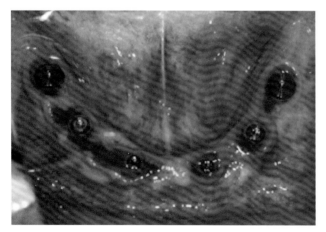

图22　取模时牙龈袖口情况2

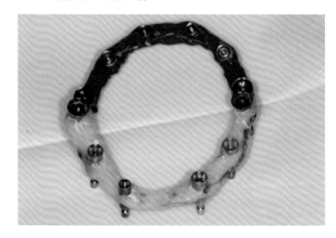

图23　二次取模法1

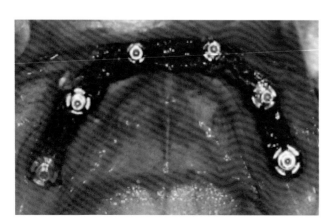

图24　二次取模法2

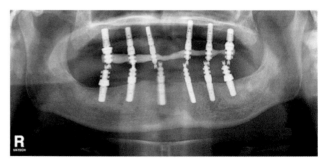

图25　全景片示取模杆完全就位

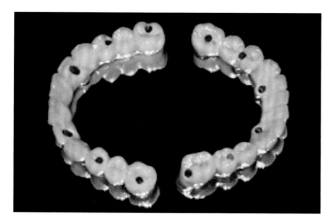

图26　最终修复体1

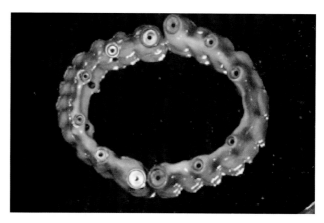

图27　最终修复体2

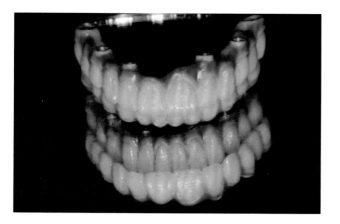

图28　最终修复体3

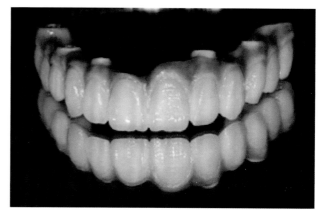

图29　最终修复体4

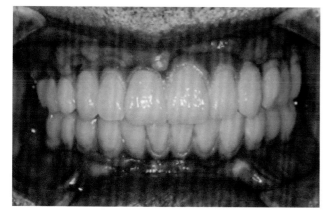

图30　患者戴入最终修复体1

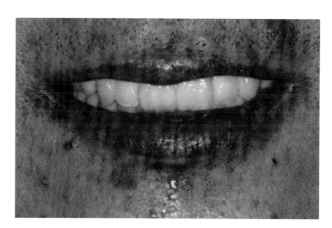

图31　患者戴入最终修复体2

三、讨论

无牙颌患者采取种植修复时，既应考虑局部软组织和骨组织条件、上下颌骨骀位关系等因素，又应结合患者的年龄、全身状况、要求等系统性条件。本病例患者为56岁男性，要求种植固定修复且尽量缩短缺牙时间。很多研究认为下颌无牙颌即刻

修复4~6颗种植体即可取得良好的临床效果；上颌所需种植体数量比下颌多，一般认为需要6~8颗种植体。患者Ⅱ类骨质，不同牙位骨量情况不一。从分散应力及骨量等方面综合考虑，最终决定在各区2、4、6牙位植入种植体，并采用计算机辅助设计和计算机辅助制作技术进行手术设计，可辅助避开相关重要解剖结构、预测植入位置及倾斜角度、缩

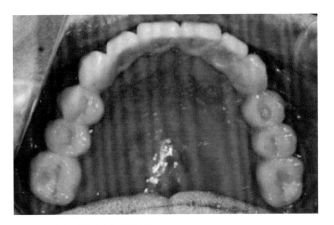

图32 患者戴入最终修复体3

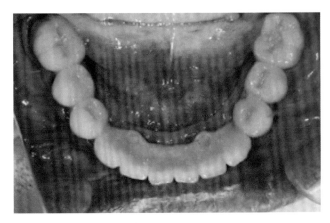

图33 患者戴入最终修复体4

短手术时间。本病例选择骨结合效果佳的SLActive种植系统，种植体表面亲水处理提高了种植体表面活性，增强了黏附细胞的能力，促进成骨，可在一定程度上降低种植体失败风险。

为缩短患者缺牙时间，此病例选取即刻负重方式。即刻负重在临床运用时，需满足一定适应证，否则会增大种植体失败风险。研究表明，种植体愈合期一定范围的微动（50μm左右）不会影响种植体与骨发生整合，甚至有助于加快种植体的愈合，早期负重对种植体获得骨结合没有负面影响，甚至可能获得更高的骨接触率（bone-implam contact，BIC）。但是种植体植入初期并没有骨结合，所以在生物力学上即刻负重种植体必须具有足够的初期稳定性。种植体即刻负重修复前，评估种植体动度非常重要。目前普遍认为即刻负重种植体植入时，扭矩至少应大于35N·cm或采用共振频率分析仪器测量出的初期稳定性>70，对于机械稳定性差的种植体应该采用非负重愈合方式。种植体的初期稳定性取决于牙槽骨的密度、数量和质量，术者的手术技巧，种植窝的预备及种植体的形状及其宏观、微观结构等。Aimeida等认为Lekholm和Zarb分类中提出的Ⅰ、Ⅱ、Ⅲ级骨质者才适宜进行即刻负重。全口无牙颌的即刻负重不仅取决于每颗种植体的初期稳定性，还与种植体数量及分布、悬臂长度等因素有关。Elian等研究种植体位置与种植成功率的关系后认为：用于即刻负重的种植体在牙弓上应呈弧形分布。Hasan等运用三维有限元分析法

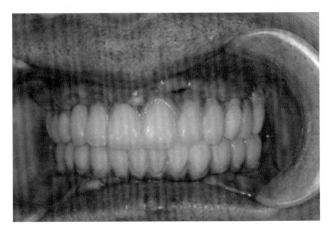

图34 患者戴入最终修复体后1个月复诊

证明至少植入4颗种植体覆盖义齿才能进行即刻负重。术前设计外科导板，对上下颌骨骨质、骨量均已进行评估，在前牙、前磨牙及磨牙区选取骨量较好的位置。术中，除26种植体外，所有种植体初期稳定性均达到35N·cm，因此，上颌参与负重的种植体有5颗，下颌参与负重的种植体为6颗。上下颌种植体均呈弧形分布，有利于应力分散。基于以上条件，选择为患者进行即刻修复，并且只修复到第一磨牙，以缩短悬臂长度。嘱患者注意口腔清洁及逐步加强咬合负重。经过术后恢复期，无种植体失败，可见在适应证恰当时，全口无牙颌即刻负重可获得良好效果。

参考文献

[1] Hee-Kyun O H, Gwang J. Selection of bone augmentation for implantplacement[J]. Symposm, 2007, 3(6): 19.

[2] Piattelli A, Paolantonio M,Corigliano M, et al. Immediate loading oftitanium plasma—sprayed screw—shaped implants in man:A clinical and histological report of two cases[J]. J Periodontol, 1997, 6(86): 591–597.

[3] Roccuzzo M, Bonino F, Gaudioso L, et al. What is theoptimal number of implants for removable reconstructions?A systematic review on implant—supported overdentures[J]. Clin Oral Implants Res, 2012, 23(Suppl 6): 229–237.

[4] Heydecke G, Zwahlen M, Nicol A, et al. What is theoptimal number of implants for fixed reconstructions: asystematic review[J].Clin Oral Implants Res, 2012, 23 (Suppl 6): 217–22.

[5] Payne A G, Tawse—Smith A, Thompson W M, et al. Early functional loading of unsplinted roughened surface implants with mandibular overdentures 2 weeks after surgery[J]. Clin Implant Dent Relat Res, 2003, 5(3): 143–153.

[6] Branemark P I, Engstrand P, Ohrnell L O, et al. A new treatment concept for rehabilitation of the edentulous mandible. Preliminary results from a prospective clinical follow—up study[J]. Clin Implant Dent Relat Res, 1999,1(1):2–16.

[7] Turkyilmaz I, Tumer C, Ozbek E N, et al. Relationsbetween the bone density values from computerizedtomography, and implant stability parameters: a clinicalstudy of 230 regular platform implants[J]. J ClinPeriodontol, 2007, 34(8): 716–722.

[8] de Almeida E O, Rocha E P, Freitas A C Jr. Finite elementstress analysis of edentulous mandibles with different bonetypes supporting multiple—implant superstructures[J]. Int J Oral Maxillofac Implants, 2010, 25(6): 1108–1114.

[9] Elian N, Ehrlich B, Jalbout Z, et al. A restoratively drivenridge categorization, as determined by incorporating idealrestorative positions on radiographic templates utilizingcomputed tomography scan analysis[J]. Clin Implant DentRelat Res, 2009, 11(4): 272–278.

[10] Hasan I, Bourauel C, Keilig L, et al. The influence of implant number and abutment design on thebiomechanical behaviour of bone for an implant—supported fixed prosthesis: a finite element study in the upperanterior region[J]. Comput Methods Biomech Biomed Engin, 2011, 14(12): 1113–1116.

病例11

上颌窦侧壁开窗外提升、假性囊肿摘除、种植体同期植入1例

林海燕　张维丹　于艳春　陈鹤良　杭州口腔医院种植中心

摘要

目的： 于上颌窦侧壁开窗外提升同期摘除假性囊肿并植入种植体，观察其临床应用效果。

方法： 选取上颌后牙缺失伴上颌窦假性囊肿1例，常规局麻、翻瓣后，经上颌窦侧壁开窗，抽吸假性囊肿内囊液，并摘除囊壁，植入Bio-Gide胶原膜及Bio-Oss骨颗粒，同期植入种植体，开窗处覆以CGF及Bio-Gide膜，缝合，待种植体骨结合形成后，完成永久修复。

结果： 应用上颌窦侧壁开窗外提升合并假性囊肿摘除及种植体同期植入术后，种植体获得了良好的骨结合，上部修复获得了理想的临床效果。

关键词： 上颌窦假性囊肿；CGF；外提升；同期

上颌窦囊肿是最常见的上颌窦良性疾病，多数患者没有明显的临床症状，少数患者或有面部、牙齿麻木胀痛等症状，一直以来它的存在被认为是上颌窦底提升植骨的风险因素。上颌窦假性囊肿通常位于上颌窦底部，无侵袭性。当假性囊肿较大，影响上颌窦底提升时，需手术摘除。目前，上颌窦底提升是否可以与囊肿摘除同期进行，并无定论，笔者试将两个手术合并进行，并同期植入种植体，探讨其临床效果及其稳定性。

一、材料与方法

1. 病例简介　患者，女性，35岁，2016年4月14日初诊。主诉半年前右上后牙因大面积龋坏拔除，现因影响咀嚼，要求治疗。检查：16缺失，口内软组织可（图1、图2）。CBCT示：右侧上颌窦内高密度影，边缘清晰，无窦壁破坏及膨隆征象，16底嵴距约3mm（图3）。

2. 诊断　牙列缺损；右侧上颌窦囊肿。

3. 治疗方案　上颌窦侧壁开窗、假性囊肿摘除，同期植入种植体。

4. 治疗过程

术前抽取患者静脉血，拟制备CGF。常规局麻、翻瓣后，在右侧上颌窦侧壁开窗，可见窦底囊肿（图4~图6）。完成上颌窦黏膜剥离和种植窝预备之后，上颌窦黏膜穿刺，抽出约2.5mL淡黄色清亮囊液。抽吸囊液之后，用11#尖刀片扩大上颌窦黏膜的抽吸针孔，并用吸引器（40kPa）负压吸出假性囊壁。用有齿镊夹住翻转吸出的假性囊壁，尽量多地暴露出囊壁的蒂部。用手术刀沿囊肿蒂部去除假性囊壁（图7~图11）。在上颌窦底黏膜下方置入Bio-Gide胶原膜，覆盖黏膜穿孔区，植入部分Bio-Oss骨颗粒之后，植入Straumann软组织水平美学种植体（直径4.8mm，宽颈6.5mm，长度10mm），安装覆盖螺丝，再次植入足量Bio-Oss骨颗粒，表面覆以CGF，再覆以Bio-Gide胶原膜。黏膜瓣对位间断缝合，关闭创口，种植体潜入式愈合，完成手术（图12~图18）。

术后3天CBCT示：右侧上颌窦内高密度影，窦底提升之后重新形成的上颌窦底呈穹隆状，骨高度

理想，种植体被骨代用品所包绕（图19）。

术后1周，拆线，伤口愈合良好。

术后1个月CBCT示：上颌窦内积液消失，上颌窦底呈穹隆状，骨高度理想，种植体周骨代用品稳定（图20）。

术后9个月复诊，见16植牙区牙龈袖口可，覆盖螺丝存。全景片示：右侧上颌窦内未见囊肿影像，窦底骨高度理想，种植体周骨组织稳定（图21）。

更换愈合基台后半小时，予以开窗硅橡胶取模。

2周后去愈合基台，代之以氧化锆全瓷冠修复，就位邻接可（图22、图23），调𬌗抛光。X线片显示冠就位（图24）。

二、结果

在观察期内，上颌窦内未见明显炎症，种植体周围牙槽骨骨量得到了有效增加并维持稳定，种植体稳定性佳，骨结合良好，上部永久修复获得了良好的软硬组织稳定性和功能。患者对治疗效果满意。

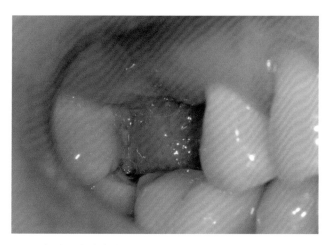

图1　术前口内咬合像

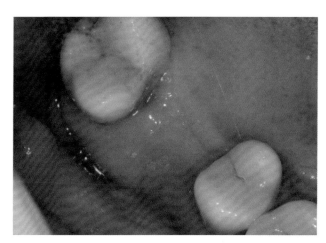

图2　术前口内𬌗面像

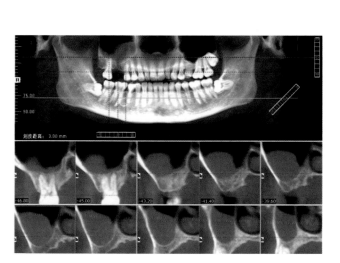

图3　术前CBCT

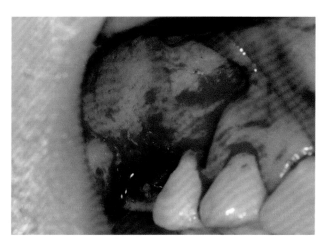

图4　切开翻瓣后口内像

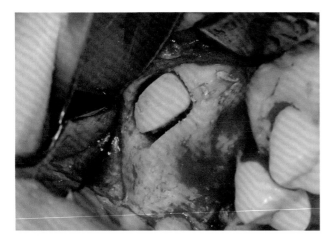

图5 去除颊侧骨片

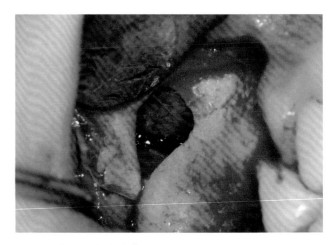

图6 剥离上颌窦底黏膜

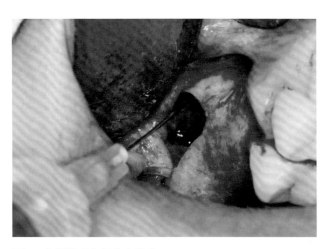

图7 穿刺抽吸上颌窦内囊液

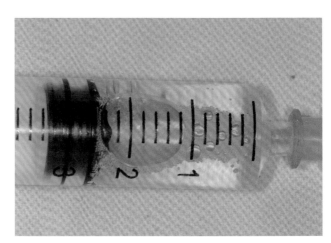

图8 囊液

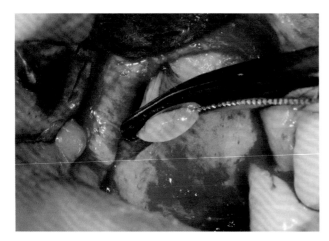

图9 取出囊壁

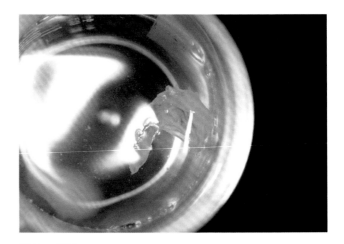

图10 囊壁

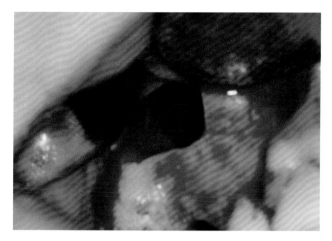

图11　取出囊壁后的上颌窦

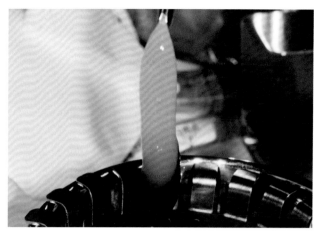

图12　CGF

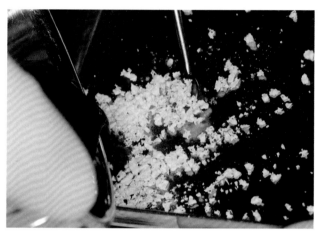

图13　将CGF下层血液与Bio-Oss骨颗粒混合

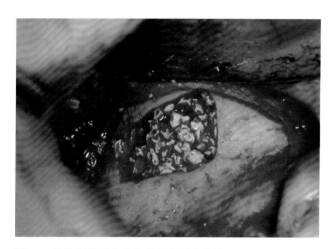

图14　将骨颗粒混合物充填入上颌窦窦腔

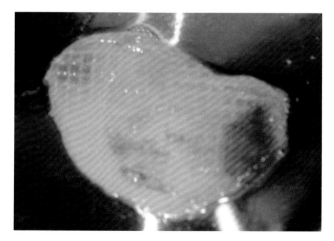

图15　制备CGF膜

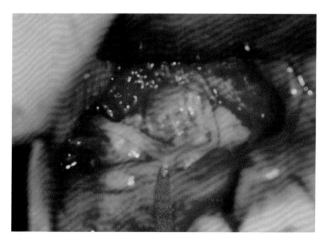

图16　覆盖CGF膜

病例11 上颌窦侧壁开窗外提升、假性囊肿摘除、种植体同期植入1例

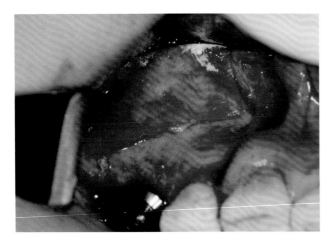

图17 覆盖Bio-Gide胶原膜

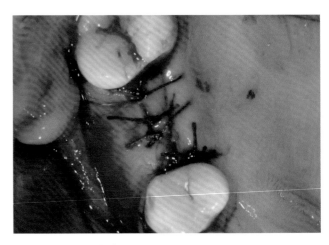

图18 缝合后口内像

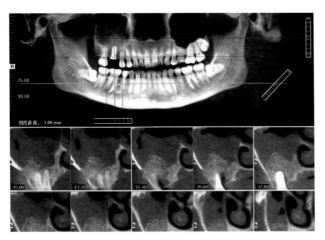

图19 术后第3天CBCT

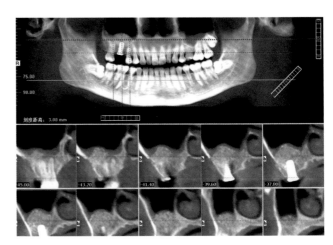

图20 术后1个月CBCT

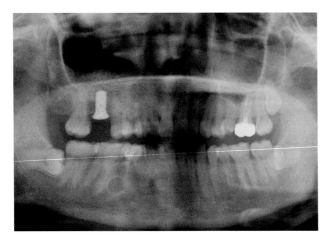

图21 术后9个月全景片

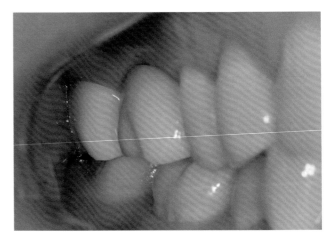

图22 永久修复后咬合像

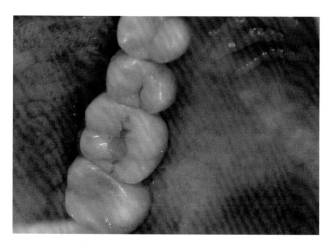

图23　永久修复后殆面像

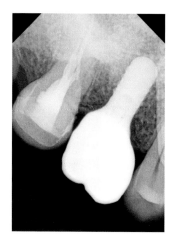

图24　永久修复后X线片

三、讨论

上颌窦囊肿是最常见的上颌窦良性疾病，多数患者没有明显的临床症状，少数患者或有面部、牙齿麻木胀痛等症状。

根据它的临床特征和生物学行为，可将上颌窦囊肿分为4类：

（1）上颌窦黏液囊肿，为真性囊肿，呈球形，衬以大量杯状细胞化生的呼吸上皮细胞层，具有上皮衬里，有破坏骨组织和膨胀性生长损伤邻近组织的潜能，需在上颌窦底提升术前进行摘除。

（2）潴留性囊肿，上颌窦黏膜中的黏膜腺口阻塞，此类囊肿体积小，有上皮衬里，通常X线片显示其边界不清。

（3）假性上颌窦囊肿，牙周感染或牙源性感染所致，局部黏膜的充血外渗膨胀，无上皮衬里，由疏松结缔组织包绕，在X线片影像显示为圆形的囊状损害，囊肿所在部位距牙槽突骨壁极薄，能明显看到因牙周病根尖周病导致牙槽突破坏吸收。

（4）术后囊肿，在日本的文献报道中有很高的发生率，其他国家鲜有描述。

关于囊肿对上颌窦提升术的影响，多数学者持保守态度。上颌窦囊肿虽然是最常见的上颌窦良性疾病，但一直以来它的存在被认为是上颌窦底提升植骨的高风险因素，因为上颌窦底提升术的关键在于完整地剥离并抬高上颌窦底黏膜。囊肿的存在改变了正常上颌窦的解剖形态，牙槽嵴顶入路的上颌窦提升要在盲视下对上颌窦冲顶敲击，会对上颌窦造成创伤性的冲击，对病理性的窦腔尤其囊肿囊腔造成不可预知的后果。而囊肿的存在因其黏液滞留，致黏膜膨胀而菲薄，极易在外侧壁开窗式上颌窦提升过程中破裂，黏液外溢，造成上颌窦炎。另外，上颌窦囊肿的存在改变了上颌窦健康状态下的生理性自然引流状态，即使没有手术黏膜穿孔，在囊肿下方抬起上颌窦底黏膜就更加重了对上颌窦腔自然形态的干扰，易导致术后引流障碍，发生感染，造成上颌窦炎症。

本研究采用上颌窦侧壁开窗外提升、摘除窦内假性囊肿，并同期植入种植体，有效避免了因黏液外溢造成的上颌窦炎的风险，同时，由于上颌窦健康状态下的生理性自然引流状态仍然存在，虽然上颌窦囊肿取出时不可避免会有窦底黏膜的裂痕，但是上颌窦内的炎症仍能得到有效控制。同时，CGF的使用可以加速窦腔内移植的生物材料的融合与重整，有效降低了感染的风险，使上颌窦底骨增量实现良好的预期，并为种植上部永久修复体获得良好的功能打下坚实基础，最终获得了良好的咀嚼功能。

参考文献

[1] Lie N, Merten H A, Meyns J, et al. Elevation of the maxillary sinus membrane for de-novo bone formation: First results of a prospective study in humans.[J]. Journal of cranio-maxillo-facial surgery : official publication of the European Association for Cranio-Maxillo-Facial Surgery, 2015, 43(8):1670-1677.

[2] Lo G G, Iannello G, Terranova A, et al. Transcrestal Sinus Lift Procedure Approaching Atrophic Maxillary Ridge: A 60-Month Clinical and Radiological Follow-Up Evaluation[J]. International Journal of Dentistry, 2014, 2015(8).

[3] Lin Y, Hu X, Metzmacher A R, et al. Maxillary sinus augmentation following removal of a maxillary sinus pseudocyst after a shortened healing period[J]. Journal of Oral & Maxillofacial Surgery Official Journal of the American Association of Oral & Maxillofacial Surgeons, 2010, 68(11): 2856-2860.

[4] Tang Z H, Wu M J, Xu W H. Implants placed simultaneously with maxillary sinus floor augmentations in the presence of antral pseudocysts: a case report[J]. International Journal of Oral & Maxillofacial Surgery, 2011, 40(9):998-1001.

病例12

上颌美学区位点保存术后延期种植修复1例

林海燕　张维丹　于艳春　陈鹤良　杭州口腔医院种植中心

摘要

目的： 应用Bio-Oss Collagen骨胶原联合Mucograft胶原复合物行上前牙区位点保存术，并进行延期种植修复，观察其临床效果。

方法： 选取上颌前牙美学区待拔牙患者1例，微创拔牙后，置入Bio-Oss Collagen骨胶原，并以Mucograft胶原复合物覆盖拔牙创，缝合。待骨形成稳定后完成种植修复。

结果： 应用Bio-Oss Collagen骨胶原联合Mucograft胶原复合物进行上前牙区拔牙后即刻位点保存术后，缺牙区牙槽骨骨量及软组织量维持稳定，种植体获得了良好的稳定性，种植上部永久修复获得了较好的功能和美学效果。

结论： Bio-Oss Collagen骨胶原联合Mucograft胶原复合物的位点保存术能有效维持上颌前牙区的牙槽骨骨量和软组织量，使种植修复实现良好预期。

关键词： Bio-Oss Collagen；Mucograft；位点保存；种植

种植体周围骨水平及软组织外形的稳定，是其能够长期行使功能和维持美学形态的重要保证。尤其在前牙美学修复中，种植体周围的软组织厚度及一定宽度的附着牙龈，是保证种植修复长期成功的关键。而上颌前牙区牙槽骨骨量和软组织量在拔牙后一段时间，均会有不同程度的吸收。在种植修复诊疗过程中骨组织和软组织如何处理、处理后的疗效评估值得思考。本研究应用Bio-Oss Collagen骨胶原联合Mucograft胶原复合物进行位点保存术后，延期进行种植体植入和修复，取得了良好的功能与美学效果。

一、材料与方法

1. **病例简介**　患者，女性，47岁，2015年12月23日初诊。主诉上前牙修复体脱落2天，因影响美观，要求治疗。检查：11金属桩核冠脱落，口内预留残根，牙根折裂；21、22龈缘变黑（图1、图2）。X线片示：11根尖阴影，根尖1/3可见根管充填影像；21根尖阴影，根管内可见粗大高密度影像；22根尖可见大面积阴影，根管内可见粗大高密度影像（图3、图4）。

2. **诊断**　11残根并根折；21、22根尖周炎。

3. **治疗方案**　拔除11、21、22后行位点保存术，并延期种植修复。

4. **治疗过程**

拔除11、21、22，清创并搔刮拔牙窝。检查见11唇舌软组织缺损约6mm，唇侧无骨；21唇舌软组织缺损约5mm，颈部3mm软组织缺损，唇侧骨质缺损；22唇舌软组织缺损约5mm，唇侧无骨（图5～图7）。同期行位点保存，分别在拔牙窝内植入Bio-Oss Collagen骨胶原，并以Mucograft胶原复合物覆盖，增加角化龈组织，缝合（图8～图13）。

术后1周，拆线，叮见拔牙窝表面覆盖假膜（图14、图15）。

4个月后，口内见上颌缺牙区软组织位置稳定，唇侧丰满（图16、图17）。CBCT投照示：11、21位点拔牙窝内已被骨质充盈，骨板厚度及高度尚可；22区牙槽骨中分有骨质缺损（图18～图20）。局麻下进行缺牙区常规翻瓣，去除肉芽组织后，备洞，分别于11、21位点植入Straumann BL 3.3mm×12mm种植体，扭矩25N·cm。去除种植体携带体，安放覆盖螺丝（图21~图24）。

术后4个月，缺牙区软组织未见明显红肿，X线片示11、21种植体周骨质未见明显阴影，牙槽嵴顶未见明显骨质吸收（图25）。行二期手术。常规局麻翻瓣，见种植体唇侧成骨良好。去除覆盖螺丝，安放愈合基台，缝合。

二期术后1周拆线，伤口愈合良好。

二期术后2周，开窗硅橡胶取模，2周后去除愈合基台，代之以CAD/CAM临时树脂冠修复。龈缘位置可，唇侧骨质丰满，龈乳头处稍有黑三角。

临时修复后4个月，复查，临时修复体完好，牙龈未见明显红肿，龈缘位置稳定，形态圆润（图

26、图27）。开窗硅橡胶取模，拟行个性化纯钛基台及全瓷冠修复（图28、图29）。

10天后，去除临时树脂冠及基台，代之以个性化纯钛基台，上部全瓷冠就位邻接可，调𬌗抛光，X线片示基台及冠完全就位后，粘接固位。永久修复体形态及色泽佳，种植体唇侧骨质丰满，龈缘形态圆润（图30~图35），患者满意。

二、结果

在观察期内，缺牙区牙槽骨骨量及软组织量得到了有效维持，种植体稳定性佳，骨结合良好，上部修复获得了良好的软硬组织稳定性和美学效果。患者对治疗效果满意。

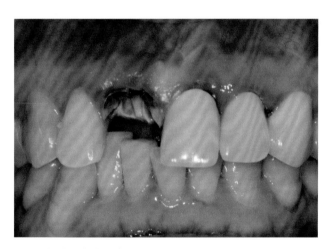

图1 术前口内咬合像

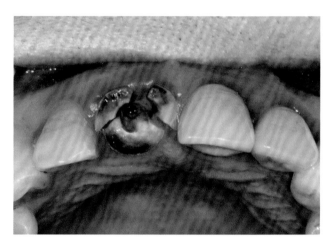

图2 术前口内𬌗面像

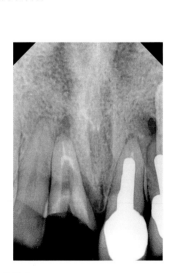

图3 术前根尖片1

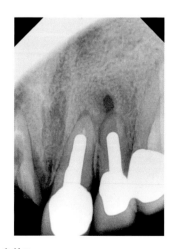

图4 术前根尖片2

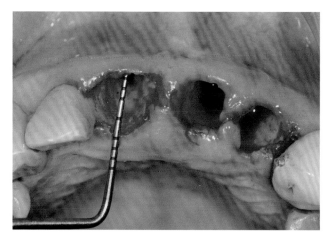

图5 拔牙后𬌗面像1

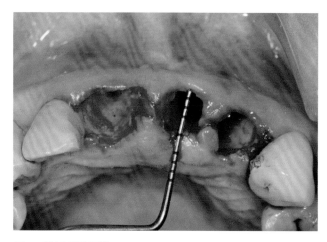

图6 拔牙后𬌗面像2

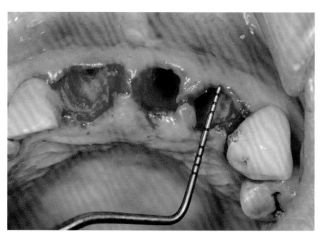

图7 拔牙后𬌗面像3

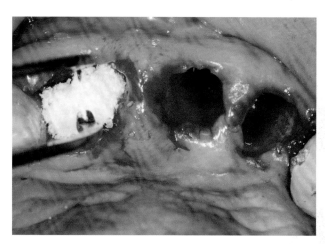

图8 植入Bio-Oss Collagen骨胶原

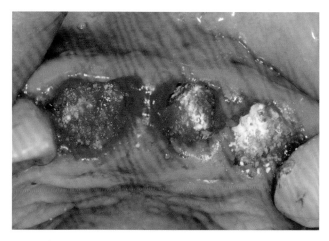

图9 植入Bio-Oss Collagen骨胶原后

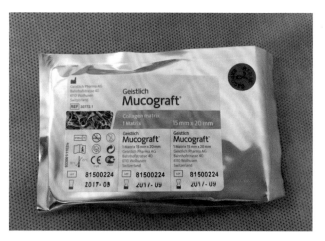

图10 Mucograft胶原复合物

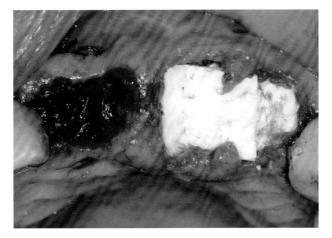

图11 植入Mucograft胶原复合物

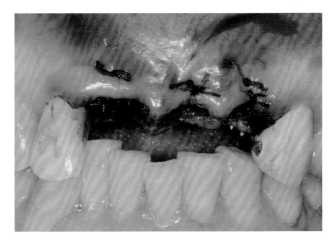

图12 位点保存术后口内咬合像

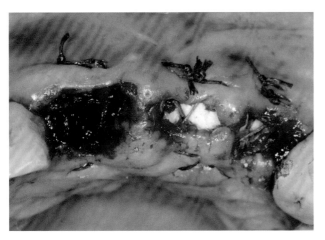

图13 位点保存术后口内𬌗面像

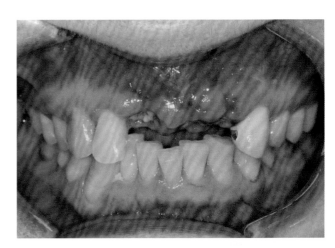

图14 位点保存术后1周拆线后口内咬合像

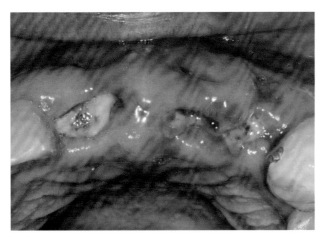

图15 位点保存术后1周拆线后口内𬌗面像

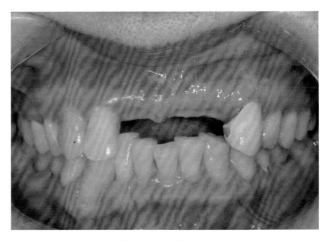

图16 种植体植入术前口内咬合像

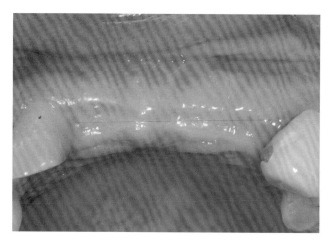

图17　种植体植入术前口内殆面像

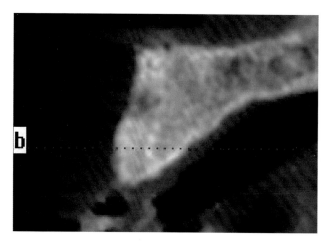

图18　术前11位点CBCT矢状面图

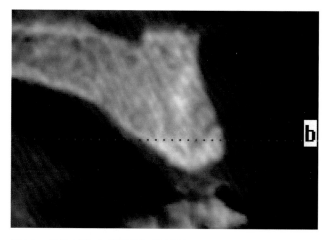

图19　术前21位点CBCT矢状面图

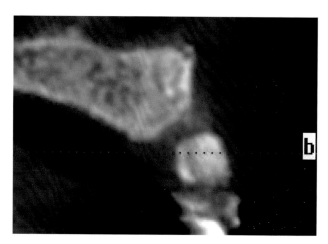

图20　术前22位点CBCT矢状面图

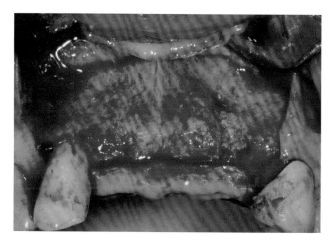

图21　切开翻瓣后口内像

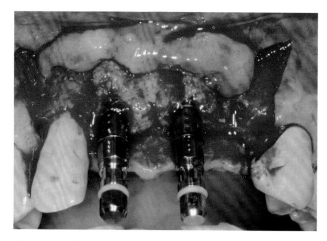

图22　种植体植入术后口内咬合像

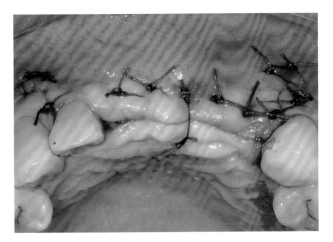

图23　缝合后口内像

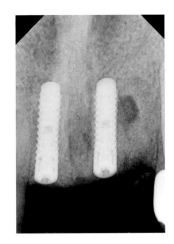

图24　术后即刻X线片

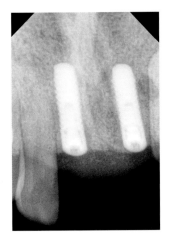

图25　术后4个月X线片

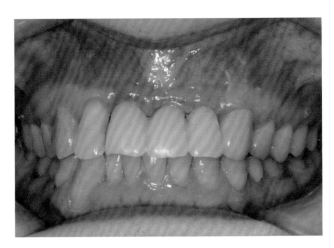

图26　临时修复4个月后口内咬合像

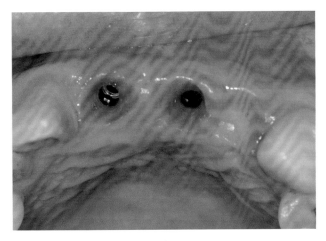

图27　临时修复4个月后𬌗面像

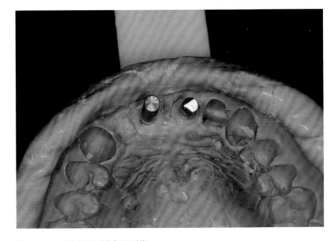

图28　个性化取模杆取模

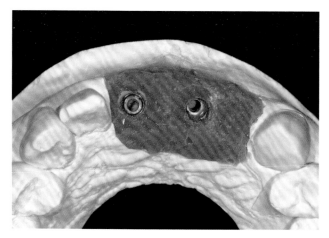

图29　工作模型

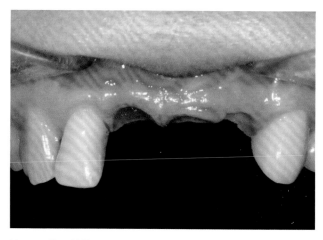

图30　戴牙前软组织形态

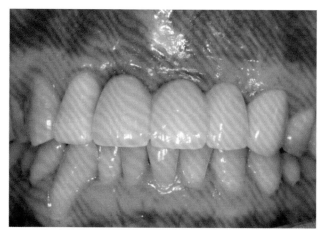

图31　永久修复后咬合像

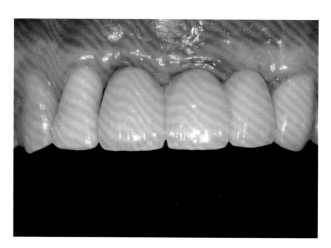

图32　永久修复后上颌像

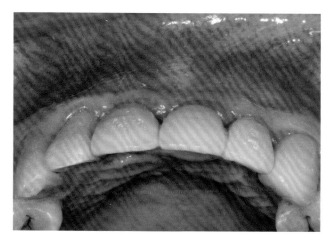

图33　永久修复后牙合面像

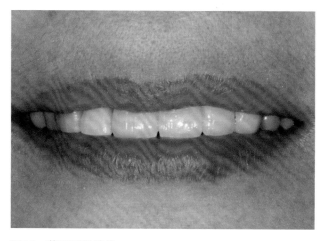

图34　戴牙后微笑像

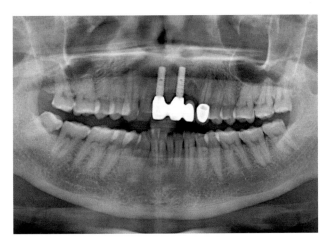

图35　戴牙后全景片

三、讨论

该患者因多年前的金属桩核修复体脱落前来我院就诊，牙根折裂，根尖阴影明显。近年来，由于能有效地防止牙槽嵴吸收，同时保持牙龈软组织的自然形态，不翻瓣即刻种植在临床上广泛开展。但是该患者由于有明显的根尖阴影，并不是即刻种植的适应证。而且，我们采用微创的方法拔除患牙后，11、21、22三个位点的唇侧均有大量骨质缺损，甚至唇侧无骨，种植体即刻植入后进行GBR，将会产生较大的风险。若单纯拔牙后不做特殊处理，待1个月后进行种植体植入术，势必会造成唇侧骨板的大量吸收，给种植修复带来麻烦。有研究表明，拔牙窝位点保存术是减少拔牙后牙槽骨发生水平和垂直性骨吸收的有效手段。

因此，本研究采用拔牙位点使用Bio-Oss Collagen骨胶原进行骨移植，有效地阻止了颊侧骨板的吸收，保留并改善了牙槽嵴的外形和体积，为后期种植体的植入提供了有利条件。而软组织状况同样是影响美学效果的重要因素之一。其中，软组织厚度是种植体周围骨组织稳定的关键。常规我们采用软组织移植的方法。但是该患者软组织缺损量非常大，若采用转瓣技术，缺牙区并没有足够的软组织供给量；而游离龈移植需开辟第二术区，增加

患者痛苦，并且美学效果并不能保证。Mucograft是一种厚的异种胶原复合物，本研究我们应用此种胶原复合物覆盖于缺牙区，一方面固定了骨胶原，避免软组织过快长入骨缺损区；另一方面，直接补充了缺牙区牙槽嵴顶的角化龈量，为后期修复提供了充足的保障。

综上所述，本研究采用Bio-Oss Collagen骨胶原联合Mucograft胶原复合物进行上颌美学区拔牙后即刻位点保存，并进行延期种植修复，最终取得了良好的功能和美学效果。

四、结论

应用Bio-Oss Collagen骨胶原联合Mucograft胶原复合物进行拔牙后即刻位点保存，可有效维持上颌前牙缺牙区的牙槽骨骨量及软组织量，保障种植修复的功能与美学效果。

参考文献

[1] Esposito M, Maghaireh H, Grusovin M G, et al. Soft tissue management for dental implants: what are the most effective techniques. A Cochrane systematic review [J]. Eur J Oral Implantol, 2012, 5(3):221–238.

[2] Ioannou A L, Kotsakis G A, McHale M G, et al. Soft Tissue Surgical Procedures for Optimizing Anterior Implant Esthetics[J]. Int J Dent, 2015, 2015:740–764.

[3] Belser U C, Grutter L, Vailati F, et al. Outcome evaluation of early placed maxillary anterior single-tooth implants using objective esthetic criteria: A cross-sectional, retrospective study in 45 patients with a 2-to 4-year follow-up using pink and white esthetic scores[J]. J Periodontol, 2009, 80(1): 140–151.

[4] Januário A L, Duarte W R, Barriviera M, et al. Dimension of the facial bone wall in the anterior maxilla: a conebeam computed tomography study [J]. Clin Oral Implants Res, 2011, 22（10）:1168–1171.

[5] Avila-Ortiz G , Elangovan S, Kramer K W, et al. Effect of alveolar ridge preservation after tooth extraction: a systematic review and meta-analysis [J]. J Dent Res, 2014, 93(10): 950–958.

[6] Chappuis V, Engel O, Reyes M, et al. Ridge alterations post-extraction in the esthetic zone: a 3D analysis with CBCT[J]. J Dent Res, 2013, 92 (12 Suppl): 195S–201S.

病例13

数字化外科联合数字化修复在无牙颌即刻负荷中的应用

林海燕　贾洪宇　于艳春　陈鹤良　杭州口腔医院种植中心

摘要

目的：研究和探讨数字化外科模板联合CAD/CAM修复技术在无牙颌种植即刻负荷中的临床效果。

方法：拍摄CBCT，制作外科模板，手术后制作CAD/CAMI临时树脂义齿行即刻修复负荷。3个月后，应用CAD/CAM技术制作氧化锆义齿，完成永久修复。

结果：种植体稳定，修复体咀嚼功能良好，患者满意。

结论：应用计算机导航进行无牙颌的种植并联合CAD/CAM树脂冠即刻修复以及CAD/CAM技术永久义齿修复，缩短了治疗周期，减少患者缺牙时间，提高了治疗的舒适性和满意度，临床修复效果满意。

关键词：数字化；无牙颌；即刻负荷

多牙种植是种植修复的难点，而进行单颌或全口的种植即刻修复对种植外科和种植修复技术都提出了更高的要求。计算机导航种植技术引领着口腔种植医学进入数字化时代，使种植手术更精确、更安全、更迅速，它以口腔CBCT数据为基础，通过计算机设计并制作出指导手术的外科模板，引导手术医师操作，真正实现以修复为指导的口腔种植。随着CAD/CAM技术在口腔领域的广泛应用，越来越多的种植修复也采用了该技术进行精密修复，特别是无牙颌患者进行全口种植修复时，使用CAD/CAM技术提高了修复精度，实现修复体与种植体的被动就位。本病例使用计算机导航行下颌的外科

植入，CAD/CAM树脂冠即刻负荷，最终使用CAD/CAM技术氧化锆冠修复，取得了满意的临床效果。

一、材料与方法

1. **病例简介**　患者，男性，65岁，上下颌烤瓷冠修复10余年。检查：全口烤瓷冠松动Ⅱ～Ⅲ度，牙龈红肿，探诊出血（＋），牙结石（＋）（图1）。X线显示，上下颌骨高度宽度均可，密度中等；部分基牙位点根尖阴影，范围不一；部分基牙根折（图2）。

2. **诊断**　牙列缺损。

3. **治疗方案**　拔除全口牙，佩戴即刻过渡全口义齿1.5个月后，避开不良位点后制作外科导板（图3～图7），上下颌各植入8颗植体，CAD/CAM树脂冠即刻修复负荷。3个月后永久固定修复。

4. **治疗过程**

（1）局麻下微创拔除全口余留牙，清理拔牙窝。

（2）制作计算机导航外科模板：患者拍摄CBCT，获取数字化原始数据。口内取模，取𬌗位关系，上𬌗架。利用CT数据，在种植模拟系统软件中进行手术计划的制订和模拟，根据下颌牙槽骨的宽度、高度、密度、角度等，以及未来修复体的位置、与对颌牙的咬合关系等，制订种植体的植入位置、角度、方向等，并将其转化为STL格式文件，使用快速成型技术，进行外科导板的制作（图8～图10）。

（3）种植手术：局麻下安装外科导板，并进行螺丝固定。使用外科压板固定钻头，分级进行种植窝的预备，手术过程注意冷却钻头，避免过热损伤牙槽

骨。植入16颗Straumann BL SLActive植体（其中14、12、21、24为钛锆），扭矩均超过35N·cm，安装多牙基台（35N·cm锁紧）和取模杆，缝合创口（图11~图23）。

（4）即刻修复：行基台水平取模，确定𬌗位关系，送技工室制作CAD/CAM树脂修复体，螺丝固位于多牙基台上（图24~图27）。

（5）永久修复：3个月后复查，X线显示植体周围无明显阴影，患者无不适（图28、图29）。制作个别托盘，取上下颌终印模（图30~图32），利用临时修复义齿取𬌗位关系。制作CAD/CAM氧化锆冠（图33~图35），口内试戴，X线检查确定氧化锆冠密合度。检查无误后，采用螺丝固位（15N·cm），戴入患者口内，患者对义齿满意（图36、图37）。

二、结果

无牙颌患者行计算机导航的种植即刻修复，节省手术时间，提高手术精度；CAD/CAM树脂义齿即刻修复负荷使患者手术后即刻戴牙，即刻行使功能，不必容受无牙的痛苦；CAD/CAM氧化锆冠修复体，提高了修复精度，改善了修复体的美观度，避免修复并发症，易于修理，提高了患者的满意度。

三、讨论

常规种植修复一般要种植后2~3个月进行最终修复，这就给无牙颌的种植患者带来极大不便。而即刻修复极大地缩短了治疗时间，减轻了患者痛苦。无牙颌即刻修复的成功与否与多因素相关，包

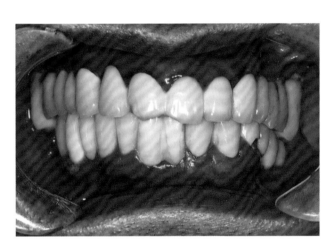

图1　拔牙前口内像

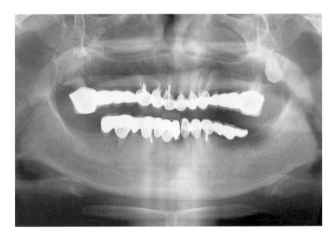

图2　拔牙前曲面断层像

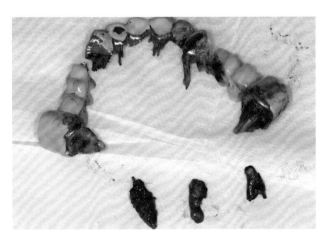

图3　拔除牙齿像

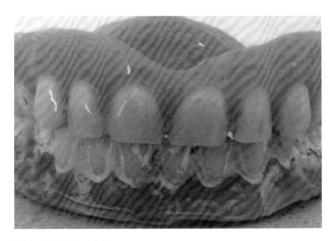

图4　即刻全口义齿

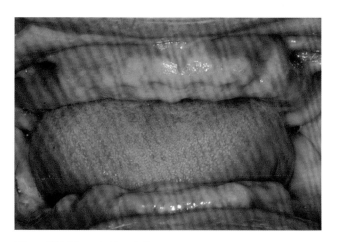

图5　拔牙后1.5个月口内像

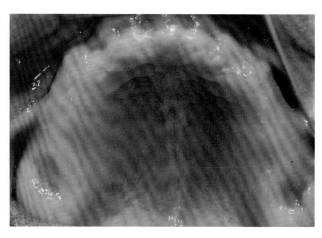

图6　拔牙后1.5个月口内上颌像

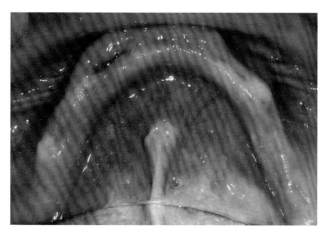

图7　拔牙后1.5个月口内下颌像

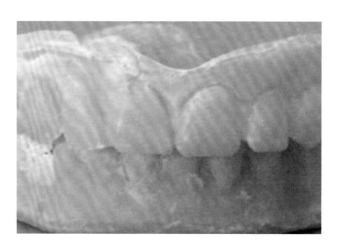

图8　放射义齿像

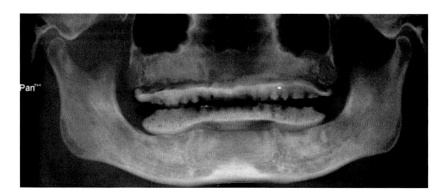

图9　放射义齿CBCT像

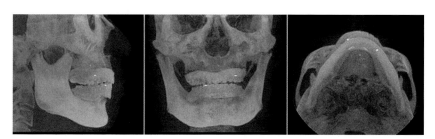

图10　放射义齿CT像

病例13　数字化外科联合数字化修复在无牙颌即刻负荷中的应用

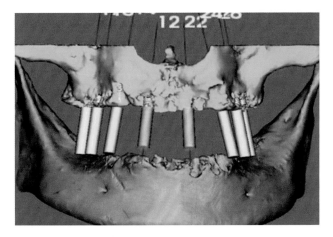

图11　数字设计方案像1

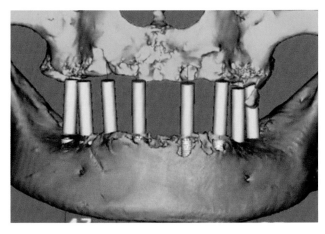

图12　数字设计方案像2

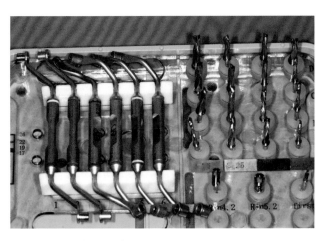

图13　外科导板工具像1

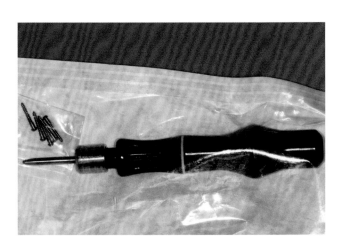

图14　外科导板工具像2

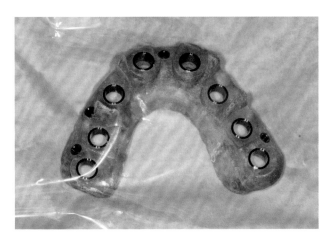

图15　外科导板像1

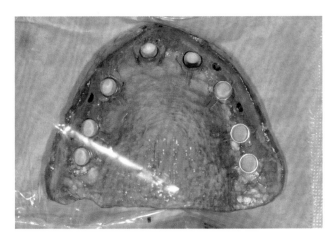

图16　外科导板像2

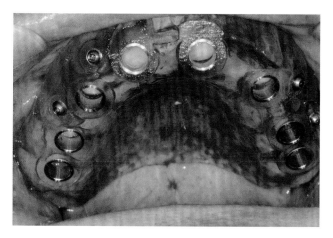

图17 外科导板口内就位像

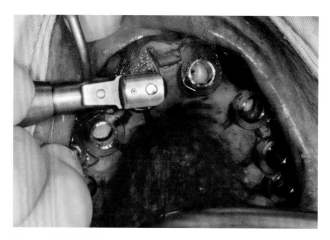

图18 制备种植窝

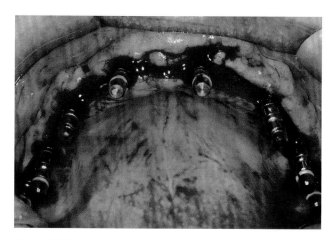

图19 植体植入后口内像1

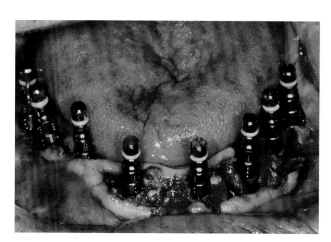

图20 植体植入后口内像2

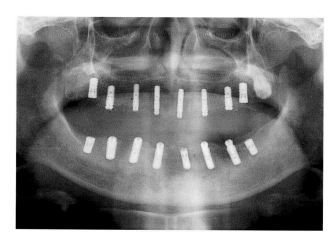

图21 术后戴入多牙基台曲面断层像

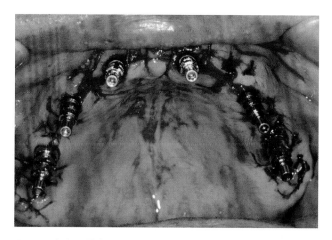

图22 术中印模杆就位口内像1

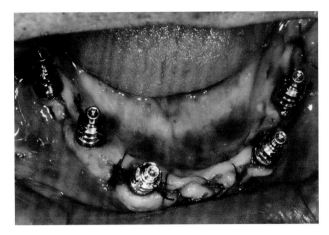

图23　术中印模杆就位口内像2

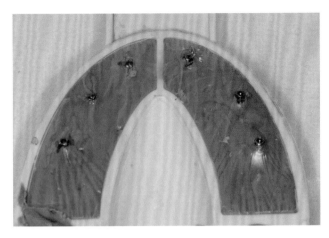

图24　术后即刻印模像

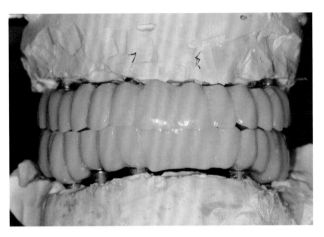

图25　CAD/CAM树脂临时义齿模型像

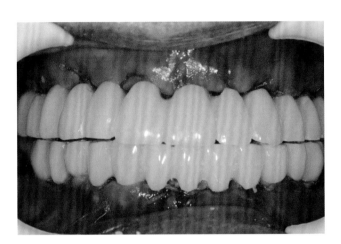

图26　CAD/CAM树脂临时义齿口内就位像

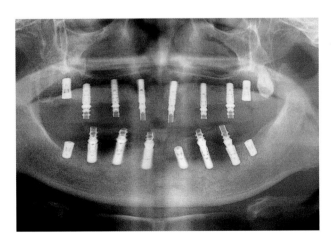

图27　戴临时义齿曲面断层像

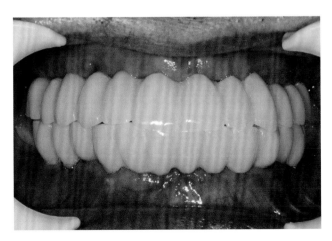

图28　CAD/CAM树脂临时义齿3个月复查像

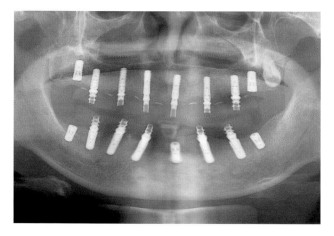

图29　临时义齿3个月复查曲面断层像

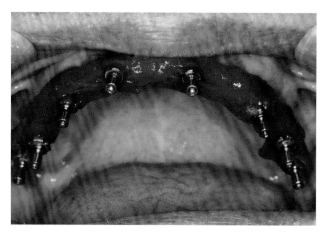

图30　永久修复印模杆就位像

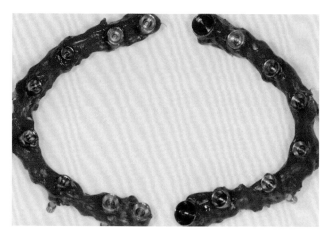

图31　上下颌永久修复印模杆连接像

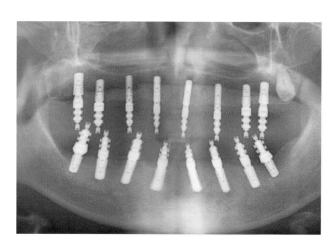

图32　印模杆就位曲面断层像

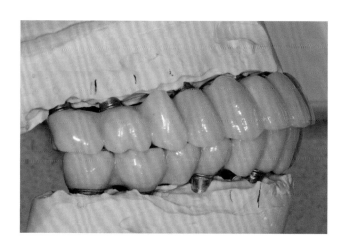

图33　CAD/CAM氧化锆义齿咬合侧位像1

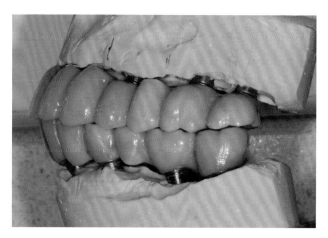

图34　CAD/CAM氧化锆义齿咬合侧位像2

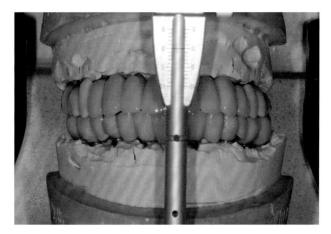

图35　CAD/CAM氧化锆义齿𬌗架像

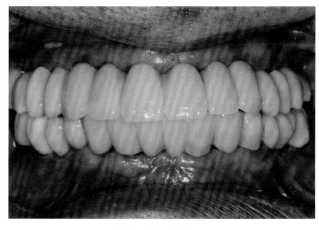

图36　CAD/CAM氧化锆义齿口内像

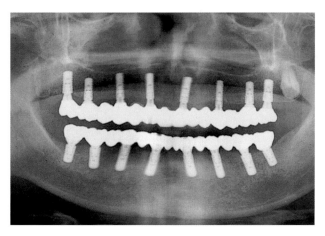

图37　CAD/CAM氧化锆义齿曲面断层像

健康。该树脂冠中含有加强纤维，具有较高的强度和刚性，可以保证临时冠的修复强度，利于种植体的骨整合。

随着CAD/CAM技术在种植修复中的应用，种植修复支架比较容易实现被动就位，而整体切割的氧化锆冠桥强度也大大提高，从而降低了无牙颌种植修复时常见的并发症。而螺丝固定修复比粘接固位烤瓷修复易于取下修理，特别是氧化锆的生物力学性能和被动适合性，为种植治疗的远期成功提供了保证。

括牙槽骨的质和量、植体特性、手术方式、初期稳定性、临时修复体的制作和设计以及患者咬合情况和咬合习惯等。本病例16颗植体在即刻负荷3个月后均发生了成功的骨结合，完成了最终修复。

国内外大量研究表明，计算机导航的种植手术可以提高手术精度，减少手术时间和手术创伤。本病例利用国产六维种植体设计软件进行种植体的植入设计，于术前进行手术计划的制订和模拟。应用3D打印技术制作外科模板，指导术中进行种植体的精确植入，实现以修复为导向的数字化种植。

通过CAD/CAM制作树脂临时冠，表面光洁度高，软组织密合度高，易于保持种植体周围软组织

参考文献

[1] Bonfante E A, Suzuki M, Lorenzoni F C, et al. Probability of survival of implant-supported metal ceramic and CAD/CAM resin nanoceramic crowns[J]. Dent Mater, 2015, 31(8): e168-e177.

[2] Malo P M, de Araujo Nobre, Lopes A. The use of computer-guided flapless implant surgery and four implants placed in immediate function to support a fixed denture: preliminary results after a mean follow-up period of thirteen months[J]. J Prosthet Dent, 2007, 97(6 Suppl): S26-34.

[3] Kapos T, Ashy L M, Gallucci G O, et al. Computer-aided design and computer-assisted manufacturing in prosthetic implant dentistry[J]. Int J Oral Maxillofac Implants, 2009, 24Suppl: 110-117.

[4] Drago C, Howell K. Concepts for designing and fabricating metal implant frameworks for hybrid implant prosthese[J]. J Prosthodont, 2012, 21(5): 413-424.

病例14

数字化预成模型的临床应用1例

林海燕　徐锦文　于艳春　陈鹤良　王仁飞　杭州口腔医院种植中心

摘要

目的： 研究和评估数字化预成模型的临床应用效果，为无牙颌患者即刻负荷提供预成修复体制作的新方法。

方法： 术前数据采集，设计和制作种植导板，根据模拟设计应用3D技术打印预成模型，并利用该模型按照模拟设计的种植体位置应用CAD/CAM技术切割树脂盘制作预成临时义齿。术中应用导板辅助外科植入后，戴入预成临时义齿完成即刻负重。

结果： 预成义齿戴入时有1个位点就位欠佳，取下基底后口内粘接顺利完成；义齿咬合关系良好；颜色形态逼真，抛光度好，患者满意。

结论： 应用数字化预成模型在无牙颌患者即刻负荷中能取得良好效果，值得临床推荐使用；但是在植入和义齿制作整个流程的精度有待提高，远期效果有待进一步观察。

关键词： 数字化；预成模型；即刻负荷

无牙颌患者的即刻负荷是患者和医师的共同期待，即刻负荷选用的临时义齿制作方法种类各有不同。我院种植中心常用CAD/CAM树脂义齿，以往临床常用术后取模来制作。由于CAD/CAM切割一副全口义齿常需要3~4小时，导致患者术后需要半天时间等待，戴牙需要重新麻醉，不但临床不便，而且增加了患者的痛苦。近来，我们采用数字化预成模型来制作预成树脂义齿，给临床带来极大方便，患者的满意度较高。

一、材料与方法

1. 病例简介　患者，女性，38岁，因上下牙松动加重数周无法咀嚼要求拔除后全口种植。否认系统性疾病史，否认药物过敏史，否认传染史。检查：13、14、32~38、43、45~48存，余牙缺失，缺牙区牙龈形态正常，存留牙齿有不同程度松动，探及附着丧失，X线显示13、14牙槽骨吸收至根尖1/3区；32~36和43、45、46牙槽骨吸收至根尖区（图3~图6）。

2. 诊断　慢性牙周炎；上下牙列缺损。

3. 治疗方案　（1）13、14、32~37、43、45、46拔除后种植+固定义齿修复。（2）数字化导板。（3）数字化预成模型。（4）CAD/CAM预成树脂冠桥即刻负荷（图1、图2）。

4. 治疗过程

术前采集相关数据（包括拍摄CT），制作数字化导板和数字化预成模型以及CAD/CAM树脂预成冠桥临时义齿。术中拔除13、14，利用数字化导板辅助下，在1区4-5-6-7和2区1-4-6-7植入植体，植入扭矩>35N·cm，安装多牙基台，以30N·cm扭矩锁紧；将术前预成的CAD/CAM树脂预成冠桥口内试戴；发现21位点就位不佳，取下基底后口内流动树脂粘接；调磨抛光，15N·cm锁紧二级修复螺丝，完成上颌义齿即刻修复。

拔除32~36、43、45、46，即刻植入3区2-4-6和4区2-4-6，安装多牙基台，然后将CAD/CAM树脂预成冠桥用相同的方法固定于种植体上（图7~图17）。3个月后完成永久修复（图18~图21）。

二、结果

利用数字化预成模型制作的CAD/CAM预成树脂义齿在14个植入位点中，有1个位点被动就位不佳，去除基底后口内流动树脂直接重新粘接，顺利完成，患者对咀嚼功能、颜色和形态等均较满愿意。

三、结论

应用数字化预成模型在无牙颌患者即刻负荷中能取得良好效果，值得临床推荐使用；但是在植入和冠桥制作整个流程的精度有待提高，远期效果有待进一步观察。

四、讨论

数字化和信息化技术越来越广泛应用于口腔种植临床中，本病例利用数字化预成模型技术，术前制作的CAD/CAM树脂预成冠桥应用于种植即刻负重修复中，减少患者就诊次数和即刻修复等待时间，极大地方便了患者并减少痛苦。无基托的CAD/CAM树脂预成冠桥形态、颜色自然、光洁度高，患者感觉舒适。在修复后1个月、3个月回访时患者满意度高。

数字化预成模型能否被临床广泛采纳和应用，最关键的因素是其精度。应用3D打印技术，利用设

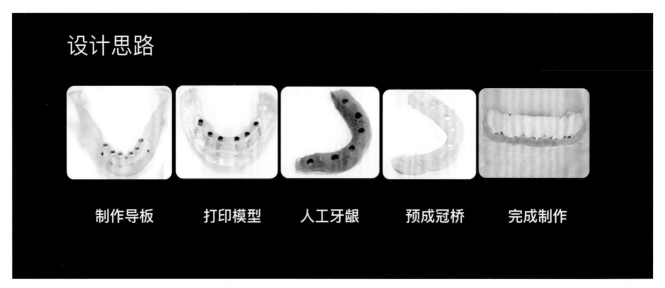

图1　术前数据采集包括术前CT、制取研究模型，制作种植导板，3D模型打印，制作人工牙龈，根据术前模拟设计的种植体位置制作预成冠桥，CAD/CAM切割制作树脂预成冠桥模型。根据术前设计在相应部位植入种植体后即刻将制作的预成冠桥固定完成即刻负重

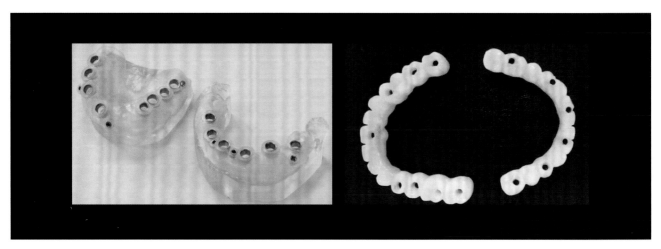

图2　根据术前CT和模型设计的种植导板及制作的数字化预成模型冠桥

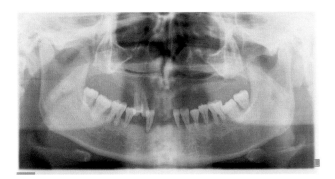

图3　术前全景片

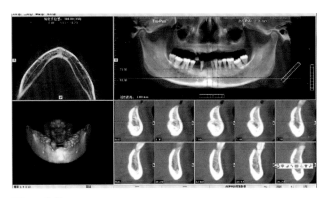

图4　术前CT

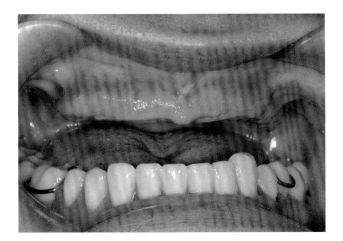

图5　上颌种植前口内像

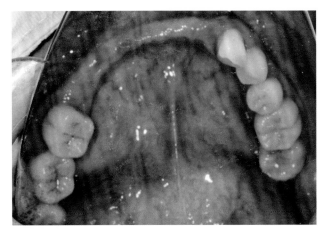

图6　下颌术前口内像

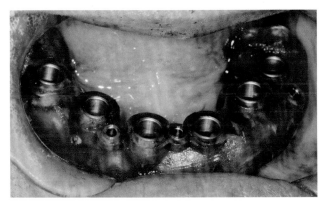

图7　下颌拔除部分牙齿，放置种植导板并固定，根据术前设计种植备洞

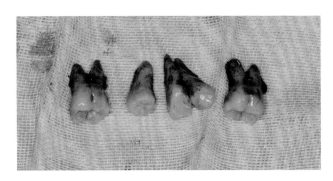

图8　拔除的下颌部分牙齿

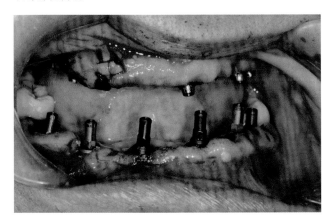

图9　上下颌种植完成术后

计制作数字化导板时的数据来预先制作该模型，导板辅助于术后，再利用该模型制作预成义齿，应该是全程数字化种植即刻负荷的目标和方向。但是，此过程经历诸多环节，每一处的误差都有可能导致或加成精度问题，导致临时义齿不能顺利就位。本案例中，21位点在戴牙时不能很好地被动就位，幸运的是，树脂冠内的临时基底容易取下，而且该种材料与流动树脂能很好地粘接，因此，临床上碰到

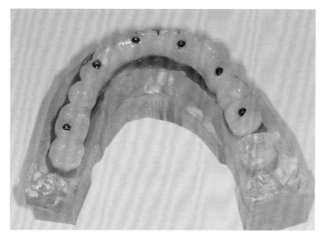

图10 下颌预成树脂修复体

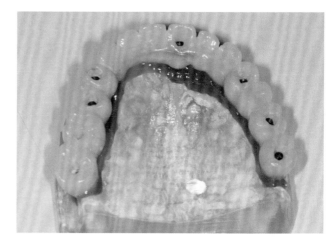

图11 上颌预成树脂修复体

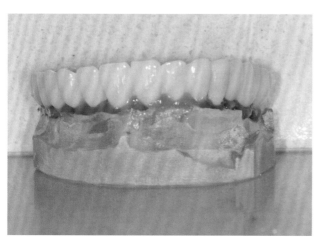

图12 唇面像

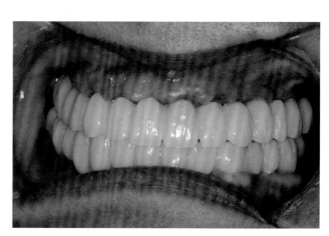

图13 拆线后

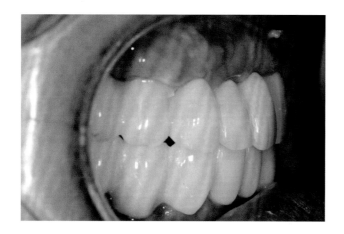

图14 右侧面像

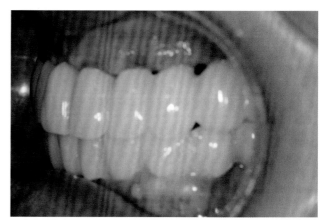

图15 左侧面像

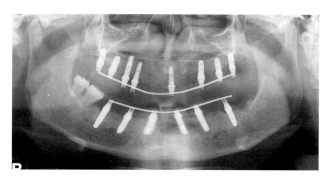

图16 永久修复取模前X线片

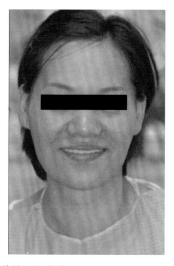

图17 患者即刻种植即刻修复后

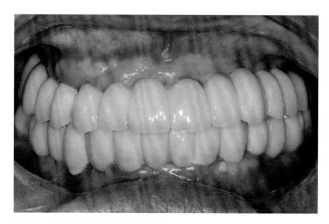

图18 永久修复后口内咬合像

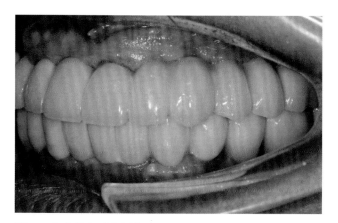

图19 永久修复后左侧像

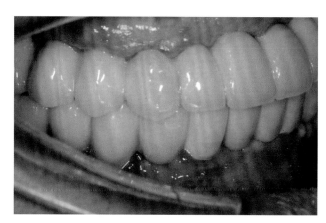

图20 永久修复后右侧像

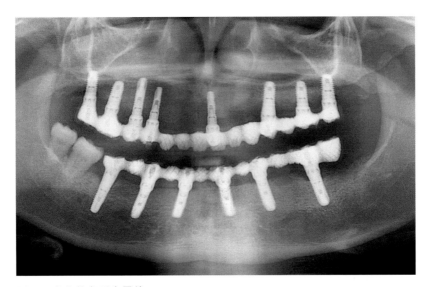

图21 永久修复后全景片

此类问题容易解决。

另外，应用此预成模型和预成义齿方法来完成即刻负荷，在术前数据采集中要重点记录骀位关系尤其唇齿关系等，可以在无基托的CAD/CAM树脂唇侧丰满度方面特殊处理以满足患者要求。

综上所述，利用制作数字化导板时的数据3D打印数字化预成模型，再利用该模型制作预成CAD/CAM树脂冠，可以顺利完成无牙颌患者的即刻负荷，值得临床推广和应用。

参考文献

[1] 张健, 王庆福, 王艳颖, 等. 数字化导板在口腔种植中的应用[J]. 中国实用口腔科杂志, 2014, 7 (3) : 129–133.
[2] 周尚敏, 杨小东, 吴大怡. 种植修复的全程数字化解决方案[J]. 中国口腔种植学杂志, 2013, (2) : 117.
[3] 张笑维, 傅远飞. 种植体周围炎与牙周炎的比较[J]. 中国口腔种植学杂志, 2015, (3) : 139–143.
[4] Ramasamy M, Giri, Raja R, et al. Implant surgical guides:From the past to the present[J].J Pharm BioalliedSci, 2013,5(1):S98–S102.
[5] D'Souza K M, Aras M A. Types of implant surgical guides in dentistry:a review [J]. J Oral Implantol,2012,38(5):643–652.

病例15

上颌美学区单牙不翻瓣即刻种植即刻修复

赵昱　贾洪宇　杭州口腔医院特需科

摘要

目的：探讨上颌前牙美学区单牙不翻瓣即刻种植即刻修复的临床效果及美学修复的意义。

方法：对1例因上颌前牙旧修复体反复脱落影响美观的患者，行牙根微创拔除术后，不翻瓣即刻种植，种植体与唇侧骨壁间隙中植入Bio-Oss骨粉，术中测量种植体植入扭矩大于35N·cm，初期稳定性好，行上部结构即刻修复，诱导种植体周围牙龈成形，术后患者1个月复诊1次，根据牙龈形态调整临时冠的外形，临时冠诱导牙龈成形6个月后行上部结构最终修复。

结果：不翻瓣即刻种植有利于唇侧骨板的保存，结合临时修复体即刻修复，诱导牙龈成形后，牙龈乳头基本充满牙间隙，美学效果理想。

结论：不翻瓣即刻种植即刻修复能获得可预期的美学效果。

关键词：美学区；即刻种植；即刻修复

传统的种植修复存在治疗时间长、程序烦琐的问题，一定程度上影响种植修复的接受度，尤其是在美观要求高的美学区，无牙状态或活动义齿影响患者的美观和发音功能，给他们的社交带来不便。即刻种植是指在患者牙齿拔除的同时植入种植体，如能在术后1周内进行临时修复，则为实施即刻修复。与延期种植相比，即刻种植联合即刻修复不仅可以有效地减少治疗周期及手术次数，而且可以尽早恢复患者的美观。因此，即刻种植联合即刻修复

得到了广泛的临床应用。但是，即刻种植本身就在一定程度上增加了手术失败的风险，而即刻修复又在此风险的基础上增加了许多不确定因素。同时，患者对美学区的种植义齿有更高的心理预期。因此，要求术中精细的操作及修复的合理处理。本病例通过对上颌前牙不翻瓣即刻种植与软组织诱导成形技术的联合应用，获得了良好的临床及美学效果。

一、材料与方法

1. 病例简介　患者，男性，40岁，既往体健，少量吸烟史。因右上前牙烤瓷桩冠反复脱落来我院就诊。临床检查：面部对称，低位笑线。11烤瓷桩冠松动脱落，牙根断端平龈，根面龋坏，龈缘轻度红肿，BOP(+)。21烤瓷冠修复，修复体完整，牙龈色泽粉红，质地柔韧，BOP（－）。11、21龈缘线对称，附着龈宽度3～4mm（图1～图3）。CBCT显示，11根管内显影物，根尖周无明显低透射影，唇侧骨板完整，厚度大约有1.2mm，牙槽嵴宽度为9mm，根尖区牙槽骨高度为11mm（图4）。

2. 诊断　上颌右侧中切牙残根。

3. 治疗方案　上颌右侧中切牙微创拔除，不翻瓣即刻种植即刻修复。

4. 治疗过程

（1）局部浸润麻醉下不翻瓣微创拔除11，拔牙窝彻底清创（图5、图6）。

（2）简易种植导板指导下逐级窝洞预备，植入BEGO直径3.75mm、长度13mm的柱形种植体，保证种植体植入在理想的三维位置上：种植体轴向穿出点位于邻牙近远中连线偏腭侧，深度为将来修复体龈缘下3mm，距邻牙牙根大于1.5mm，距唇侧

骨板大于2mm。植入初始扭矩大于35N·cm。术后CBCT显示种植体植入轴向、位置正常，唇侧骨板保存完好（图7～图10）。

（3）术后即刻于种植体上连接印模杆，并在口内将种植导板和印模杆用临时冠材料进行连接，固化后取下带印模杆的种植导板，复位于事先准备的石膏模型上，送技工室制作即刻修复临时义齿（图11～图13）。

（4）种植体周围间隙内填充Bio-Oss骨粉（图14）。

（5）种植当日，戴入螺丝固位的临时修复体，调整咬合，使其在正中𬌗、侧方𬌗及前伸𬌗上均无咬合接触（图15～图18）。

（6）术后1个月、2个月、4个月、5个月回访，调整临时修复体龈端外形，塑形牙龈形态。术后6个月，见牙龈形态良好，龈缘曲线基本协调（图19～图22）。

（7）术后6个月，将临时修复体取下，牙龈袖口清晰，测量种植体ISQ值为72（图23～图27），开始最终修复。临时修复体连接种植体替代体，用硅橡胶复制临时修复体龈端外形，去除临时修复体，将印模杆与替代体连接，在印模杆与硅橡胶的间隙内填充流动树脂，并光固化，个性化的印模杆制作完成（图28～图33）。口内戴入个性化的印模杆（图34），制取种植体水平印模，选择氧化锆基台一体冠修复，戴入最终修复体（图35～图38）。修复体红色美学评分为8分（表1），白色美学评分为10分（表2）。

二、结果

修复后3个月复查，牙冠完好，咬合关系正常，牙龈组织及边缘骨稳定，CBCT显示种植体唇侧仍存2.4mm厚度的牙槽骨（图39～图41）。

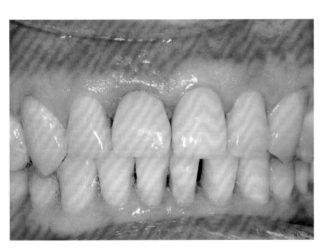

图1　11不良修复体

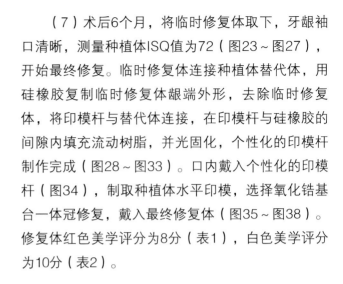

图2　11桩核冠

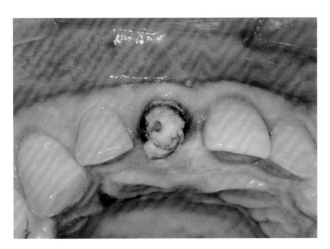

图3　去除烤瓷桩冠后的初始𬌗面像

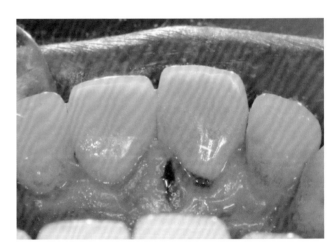

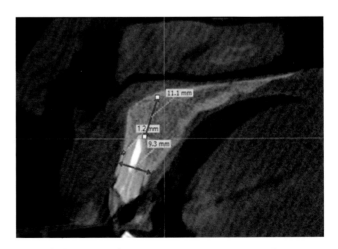

图4　术前CBCT影像

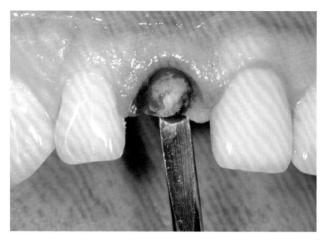

图5　微创拔除11

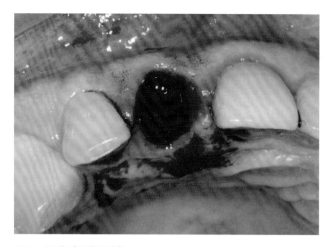

图6　彻底清理拔牙窝

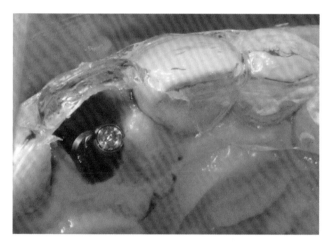

图7　简易导板指导下植入种植体

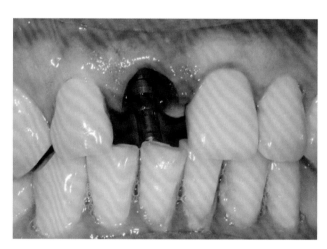

图8　植入的种植体位于理想的三维位置

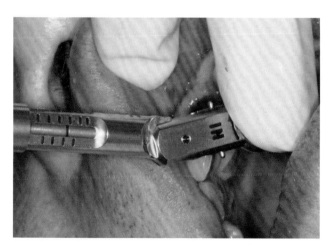

图9　植入扭矩大于35N·cm

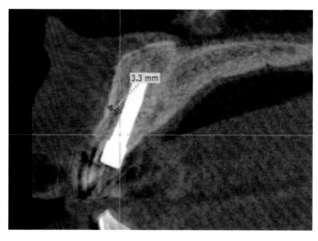

图10　术后即刻CBCT影像

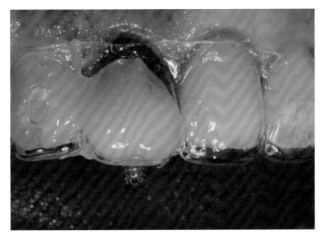

图11　应用简易导板和印模杆转移种植体的相对位置1

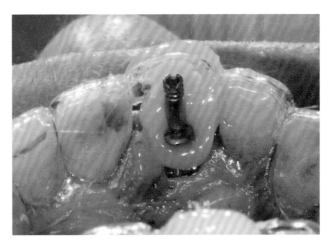

图12　应用简易导板和印模杆转移种植体的相对位置2

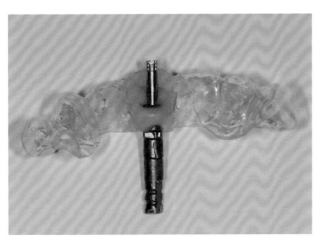

图13　应用简易导板和印模杆转移种植体的相对位置3

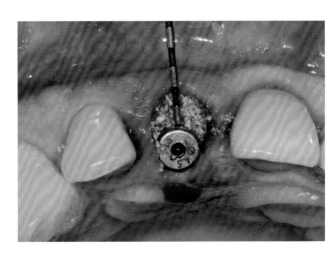

图14　Bio-Oss骨粉植入唇侧跳跃间隙

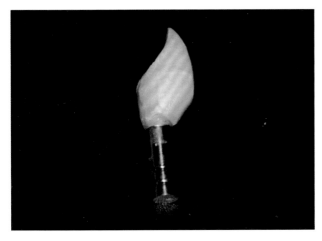

图15　即刻修复的临时树脂冠

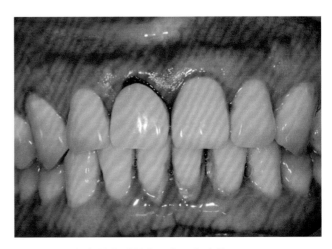

图16　即刻修复的临时树脂冠在口内试戴1

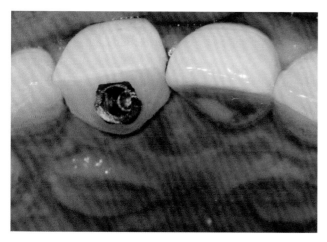

图17　即刻修复的临时树脂冠在口内试戴2

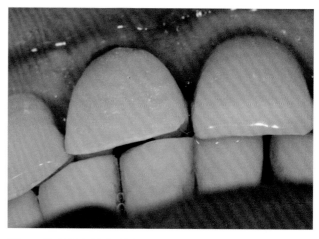

图18　即刻修复的临时树脂冠的调拾

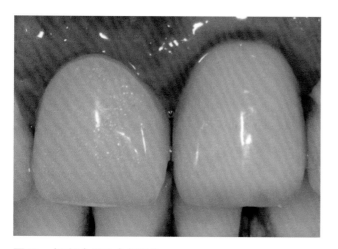

图19　术后1个月口内复查像

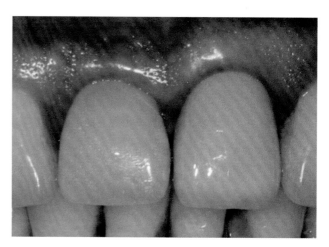

图20　术后2个月口内复查像

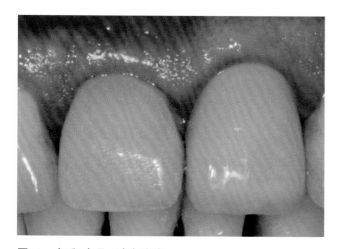

图21　术后4个月口内复查像

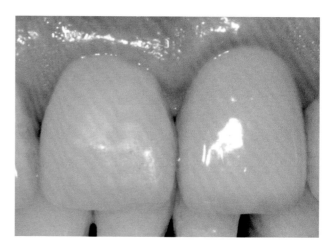

图22　术后6个月口内复查像

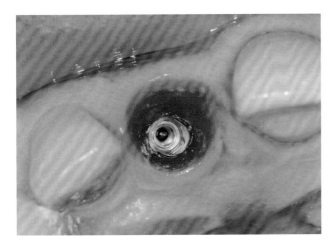

图23   临时冠取下后清晰的龈袖口

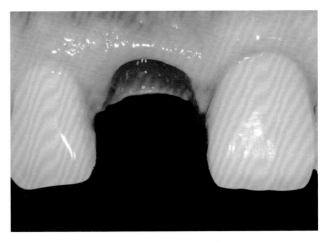

图24   临时冠取下后的龈缘曲线与邻牙协调一致

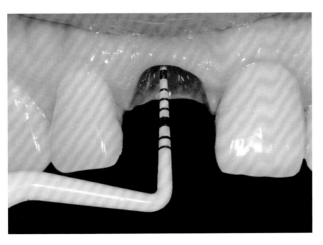

图25   种植体植入深度唇侧位于龈下4mm

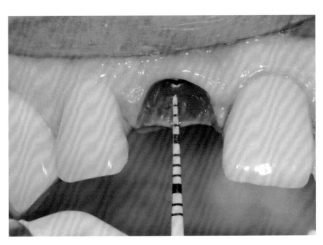

图26   种植体植入深度腭侧位于龈下3mm

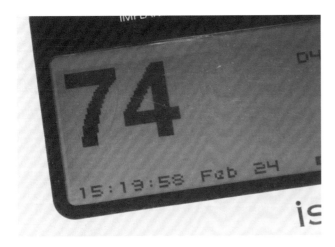

图27   永久修复时种植体的ISQ值

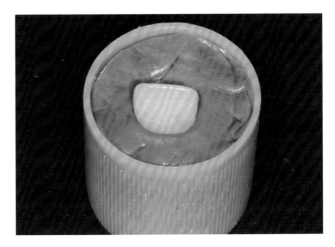

图28   制作个性化印模杆1

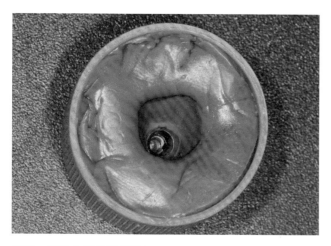

图29　制作个性化印模杆2

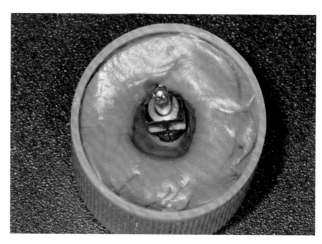

图30　制作个性化印模杆3

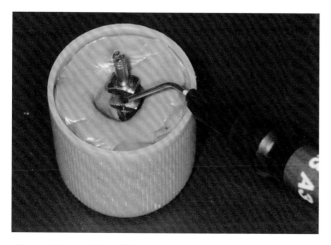

图31　制作个性化印模杆4

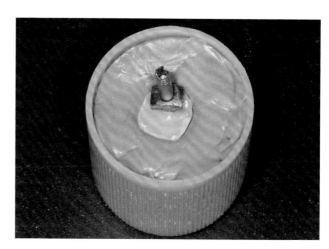

图32　制作个性化印模杆5

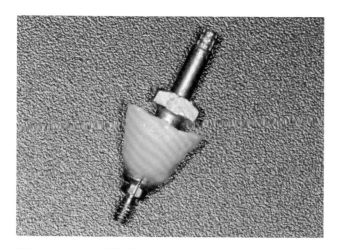

图33　个性化印模杆制作完成

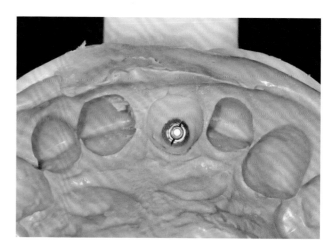

图34　个性化印模杆戴入患者口内

病例15　上颌美学区单牙不翻瓣即刻种植即刻修复

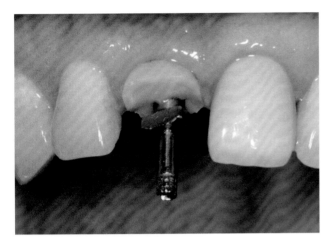

图35　制取终印模

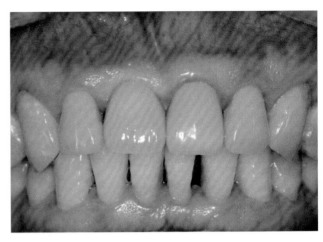

图36　永久修复完成后口内正面像

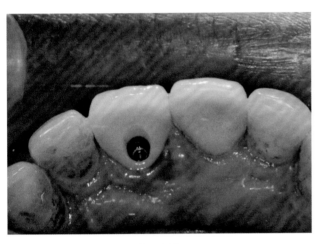

图37　永久修复完成后口内腭侧像

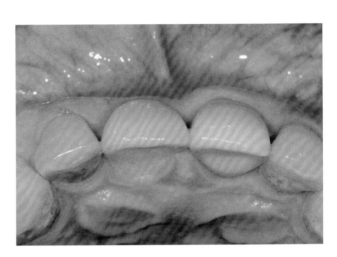

图38　永久修复完成后口内𬌗面像

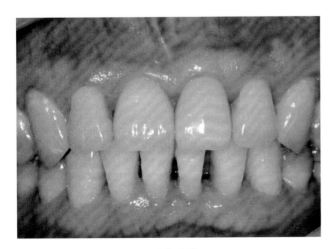

图39　修复完成3个月后口内复查像

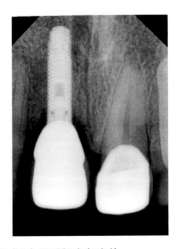

图40　修复完成3个月后根尖复查片

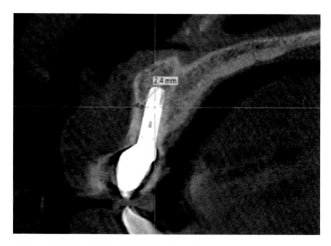

图41　修复完成3个月后CBCT复查片

三、讨论

　　本病例中，术区无明显急性炎症，牙根唇侧和腭侧骨板完整，牙根位于牙槽骨中部，牙根长轴连线位于唇侧基底部牙槽嵴腭侧，根据牙根与牙槽骨位置和方向的分类为M2型，适合即刻种植，种植位点应位于原牙槽窝方向偏腭侧。手术操作采用不翻瓣的方法，保留了唇侧黏骨膜的血供完整性，患者唇侧的骨板吸收会更少，更有利于种植体植入后唇侧骨板的保存和新骨形成。前牙区的即刻种植，还需要考虑种植体直径。有报道直径较小的种植体能够比常规直径的种植体获得更好的美学效果，前牙美学区常选择直径不超过4mm的种植体。当唇侧骨板和种植体间存在大于2mm的间隙，应于间隙内植入人工骨替代材料，这样能减少唇侧骨板的吸收，远期美学效果更加稳定。当种植体的初期稳定性达到35N·cm以上，没有实施GBR手术，则可以进行即刻修复。此时的即刻修复体可以起到封闭软组织间隙、维持牙龈外形、修复失牙的功能。但要注意的是，此时的修复体不能承受咬合的压力，调𬌗的要求是在正中𬌗和前伸𬌗时均没有咬合接触。临时修复体的制作方式繁多，本病例采用印模杆连接种植导板的方式，准确转移出了种植体相对于邻牙的三维位置，在体外制作临时修复体，最大限度地减少了对术区的污染风险。临时修复体需制作个性化的穿龈轮廓，小心磨除龈缘到种植体颈部边缘之间的修复体，确保穿龈轮廓既不凸出也不过度凹陷。在唇舌向，牙龈颈部的唇侧表面到临时修复基台的唇侧表面距离的中点将成为凹陷曲线的中点。如果穿龈结构过凸，其结果是牙龈边缘根向移动，这是应该被避免的。相反，如果穿龈结构过度凹陷，那么由于缺乏足够的支撑，软组织厚度将会不足。鉴于良好的种植体三维位置，最终采用基台一体冠修复。使用金属基台进行修复，1%会出现美学的问题，但在黏膜厚度大于2mm的患者中，使用金属基台和全瓷基台并无肉眼可见的颜色差别。一体冠修复体采用体外粘接，避免了多余粘接剂残留导致种植体周围炎的发生，另外，修复体的维修也很便利。

表1　红色美学分值

PES变量	缺失	不完整	完整
1. 近中龈乳头	0	1	2
2. 远中龈乳头	0	1	2
PES变量	较大差异	较小差异	无差异
3. 唇侧龈缘曲度	0	1	2
4. 唇侧龈缘高度	0	1	2
5. 根部凸度/软组织的颜色和质地	0	1	2
PES总分		8	

表2　白色美学分值

WES变量	较大差异	较小差异	无差异
1. 牙冠形态	0	1	2
2. 牙冠外形轮廓	0	1	2
3. 牙冠颜色	0	1	2
4. 牙冠表面质地	0	1	2
5. 透明度/个性化	0	1	2
WES总分		10	

参考文献

[1] Lau S L, Chow J, Li W, et al. Classification of Maxillary Central Incisors—Implications for Immediate Implant in the Esthetic Zone[J]. J Oral Maxillofac Surg, 2011, 69(1):142-153.

[2] Becker W, Wikesjö U M, Sennerby L, et al.Histologic evaluation of implants following flapless and flapped surgery:a study incanines[J]. JPeriodontol, 2006, 77(10):1717-1722.

[3] 施斌, 赖红昌, 陈卓凡, 等.关于即刻种植的思考[J].国际口腔医学杂志, 2014 (03) : 255-261.

[4] Ekfeldt A, Eriksson A, Johansson L A. Peri-implant mucosal level in patients treated with implant-supported fixed prostheses:a 1-year follow-up study[J].Int J Prosthodont, 2003, 16(5):529-32.

[5] Zembic A, Kim S, Zwahlen M, et al.Systematic review of the survival rate and incidence of biologic,technical,and esthetic complications of single implant abutments supporting fixed prostheses[J].Int J Oral Maxillofac Implants,2014,29(Suppl):99-116.

[6] Kan J Y, Rungcharassaeng K, Umezu K, et al. Dimensions of peri-implant mucosa:an evaluation of maxillary anterior single implants in humans. J Periodontal, 2003, 74(4):557-562.

病例16

上前牙外伤连续缺失的即刻种植修复

徐金波　刘蕾　李小凤　杭州口腔医院城西分院特诊科

摘要

目的： 探讨上前牙外伤连续牙齿缺失病例的即刻种植修复的方法和临床效果。

方法： 患者为35岁女性，上前牙外伤致12冠根折和11冠折。微创拔除12，植入Straumann BL TiZr种植体1颗，唇侧骨缺损间隙植入Bio-Oss骨粉，初始稳定性小于35N·cm，延期负荷，愈合基台支撑牙龈外形，制作树脂临时牙粘接于邻牙。微创拔除11，植入Straumann BL Ti种植体1颗，唇侧缺损间隙植入Bio-Oss骨粉，初始稳定性大于35N·cm，制作临时基台固位的树脂临时牙即刻修复。术后3个月使用OSSTELL动度测量仪测量12、11种植体稳定性。使用临时基台固位的树脂临时冠，对12和11的牙龈外形和软组织轮廓进行塑形。牙龈诱导塑形4个月后，制作12、11个性化印模帽取模，制作最终修复体，完成戴牙。戴牙后和修复完成2年后分别用红色美学指数（PES）和白色美学指数（WES），评估12、11种植义齿各项得分。

结果： 术后3个月，使用OSSTELL动度测量仪测得12和11的ISQ值分别为72、74。戴牙完成12和11的红色美学指数（PES）分别为11、11，白色美学指数（WES）分别为8、8；修复完成后2年12和11的红色美学指数（PES）分别为12、12，白色美学指数（WES）分别为9、9。

结论： 上前牙外伤连续牙齿缺失，应用钛锆种植体，通过即刻种植、即刻修复、临时基台临时冠牙龈塑形、个性化印模帽制作等多种治疗技术灵活应用，可以获得很理想的美学效果。

关键词： 前牙外伤；钛锆植体；即刻种植；即刻修复；牙龈塑形；个性化印模帽

一、材料与方法

1. 病例简介　患者，女性，35岁。主诉：上前牙外伤疼痛1小时，现病史：患者1小时前不慎于游泳馆滑倒，致右上多颗前牙缺损、疼痛，个别牙松动。患者自诉曾于外院因左上中切牙龋坏而进行烤瓷冠修复，感觉不美观。既往史：患者全身健康状况良好，否认系统疾病史，无过敏史和传染病史。

口内检查：13牙尖缺损，叩痛（+++），松动（-），冷（-）；12牙冠见折裂线，由唇侧牙颈1/3折裂至腭侧牙龈下4~5mm；11唇侧牙体可见部分裂纹，切端少量牙体缺损，叩诊（+++），松动I度，冷（-）；21烤瓷冠无松动，颜色与邻近天然牙色差较明显。口腔卫生状况良好。患者颌面部无畸形，颞颌关节无明显异常，张口度可，前牙咬合关系正常（图1~图3）。

2. 诊断　13冠折；12冠根折；11冠折。

3. 治疗方案　（1）12行即刻种植和临时修复。（2）13、12观察。（3）21重新全冠修复。（4）种植体完成骨愈合后，拟牙龈成形后，进行全瓷冠修复。

4. 治疗过程

（1）急诊处理：局麻下，拔除12折断牙体，对12进行拔髓，冲洗，氢氧化钙暂封。

（2）12即刻种植和临时修复：微创拔除12，清创，唇侧骨板完好，于拔牙窝腭侧骨板定种植体植入位点，逐级预备种植窝，植入Straumann BL，ϕ3.3mm NC，SLActive 12mm，TiZr种植体1颗，初始稳定性小于35N·cm，置3.6mm×3.5mm愈合基台，唇侧骨缺损间隙植入Bio-Oss骨粉，上覆盖少量凝胶海绵，缝合，无压迫牙龈情况下制作树脂临

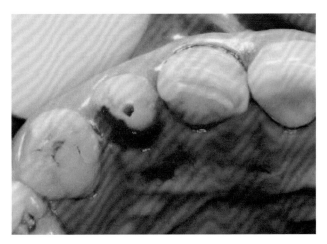

图1　右上前牙外伤殆面像

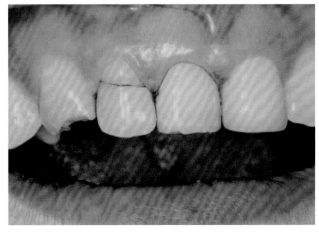

图2　右上前牙外伤唇面像

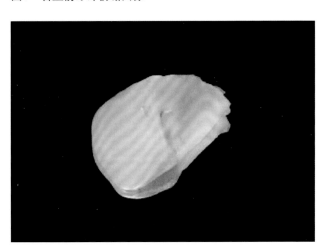

图3　12冠根折脱落牙体

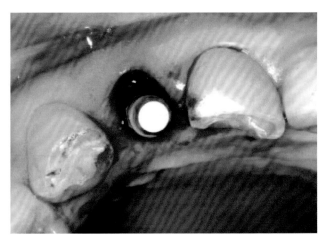

图4　12即刻种植殆面像

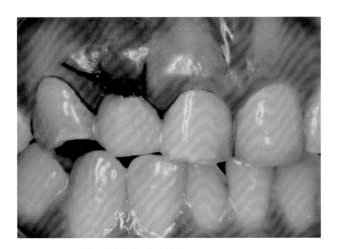

图5　12种植术后树脂临时冠粘接

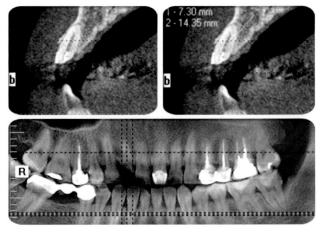

图6　12种植术前CT

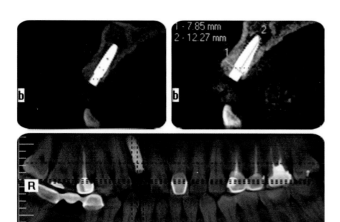

图7　12种植术后CT

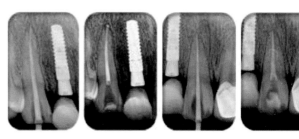

图8　13和11试尖片和根充片

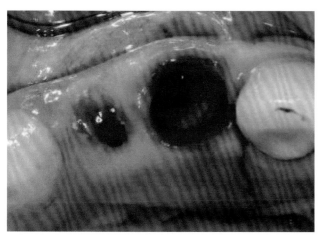

图9　11拔牙窝

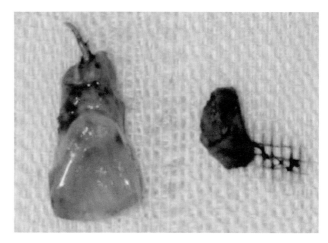

图10　微创拔除的11

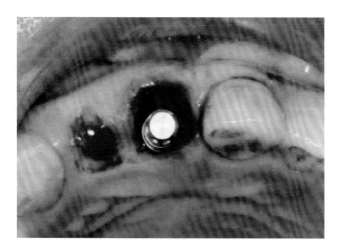

图11　11即刻种植牺面像

时牙粘接于邻牙（图4～图7）。

（3）12种植术后1个月，复诊口内检查：13、11叩痛（+），牙髓活力测试（－）。诊断：13、11牙髓坏死。治疗方案：13、11行根管治疗。

处理：对13、11行根管治疗，热牙胶根管充填，X线片示11根充糊剂于根中1/2处形成环形影像，提示11为根折。告知患者11应行即刻种植即刻修复（图8）。

（4）11即刻种植和即刻修复：微创拔除11，唇侧骨板完好，于拔牙窝腭侧骨板定种植体植入位点，逐级预备种植窝，植入Straumann BL，φ 3.3mm NC, SLActive 12mm, Ti种植体1颗，初始稳定性大于35N·cm，制作临时基台固位的树脂临时牙即刻修复。12树脂临时牙单端粘接于13固位。调整咬合，抛光（图9～图15）。

（5）检测种植体骨结合11即刻修复后3个月CT复查种植体周未见明显骨吸收，种植体唇侧骨量充足，OSSTELL种植体动度测量仪显示12、11的ISQ值分别为72、74，提示良好的骨结合（图16、图17）。

（6）12、11种植体周围软组织成形：12临时基台替代愈合基台，制作临时冠对12牙龈进行塑形，修整11临时冠和临时基台，对11颈部牙龈进行塑形（图18、图19）。

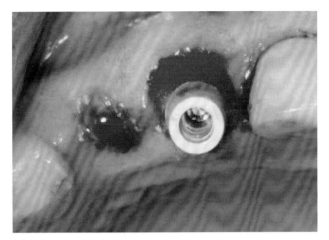

图12　11即刻修复临时基台

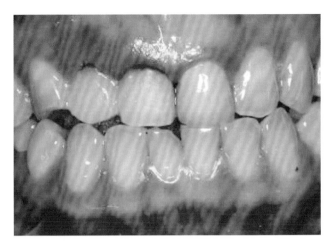

图13　即刻修复

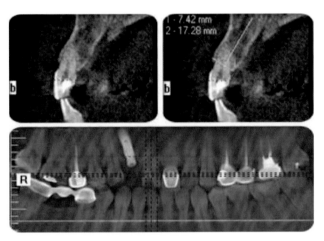

图14　11种植术前CT

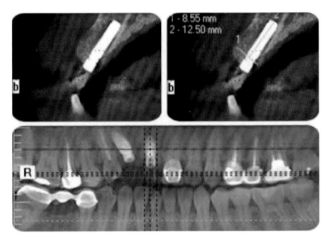

图15　11种植术后CT

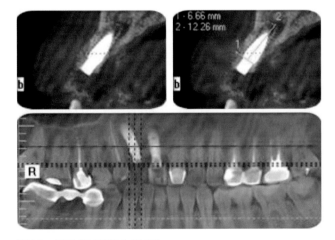

图16　12种植术后3个月CT

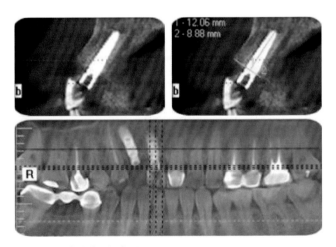

图17　11种植术后3个月CT

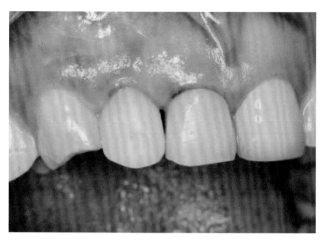

图18　临时基台临时冠修整牙龈诱导成形

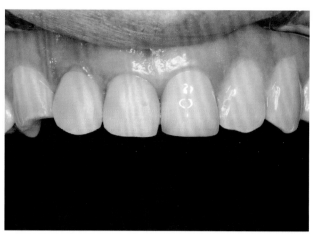

图19　牙龈诱导成形4个月后

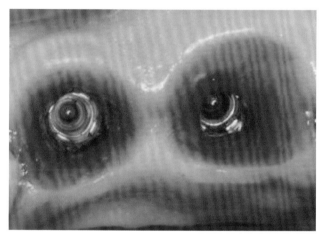

图20　牙龈袖口

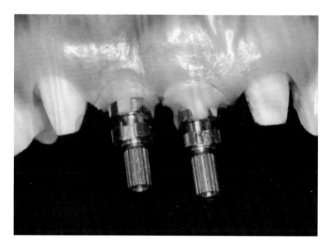

图21　取模唇侧像

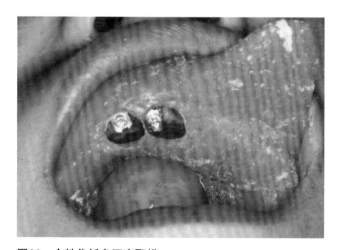

图22　个性化托盘开窗取模

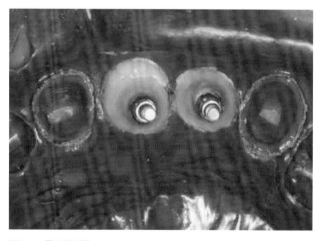

图23　聚醚取模

（7）制取印模：牙龈塑形4个月后，制作个性化印模托盘，制作精细的12、11个性化印模帽，对13进行牙体预备，对21进行拆冠和牙体预备，聚醚制取最终印模（图20～图23）。

（8）修复体制作：比色，制作13、12、11、21Emax全瓷冠，12、11制作氧化锆全瓷基台（图24～图26）。

（9）戴牙：先对13、21进行戴牙，试戴并调改邻接和咬合，粘接13和21后，安装12、11氧化锆全瓷基台，试戴并调改邻接和咬合，11修复体远中

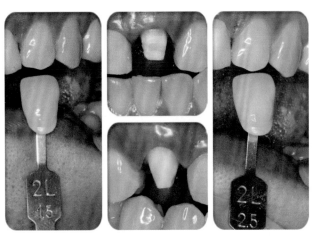

图24　修复前比色

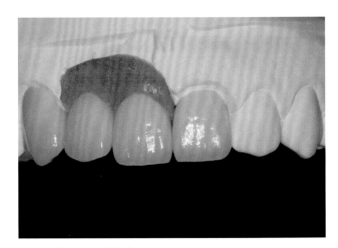

图25　模型上的修复体

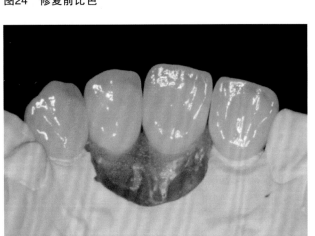

图26　模型上的修复体腭侧像

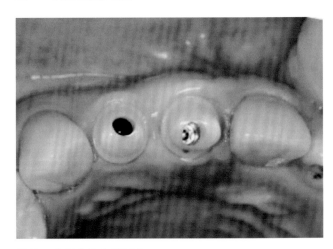

图27　上氧化锆全瓷基台

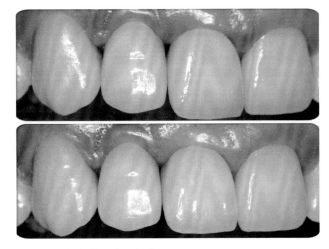

图28　11修复体远中颈加瓷

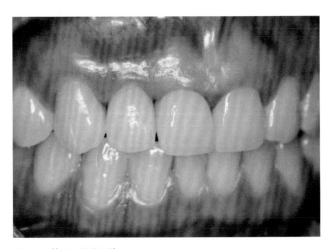

图29　戴牙后侧面像

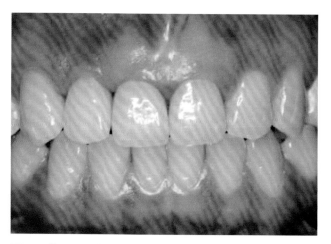

图30　戴牙后口内正面像

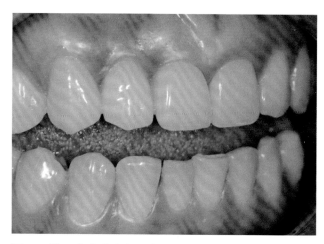

图31　戴牙后2年复查侧面像

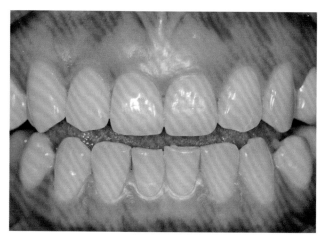

图32　戴牙后2年复查正面像

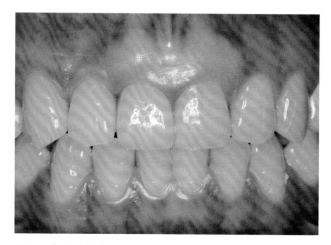

图33　复查咬合像

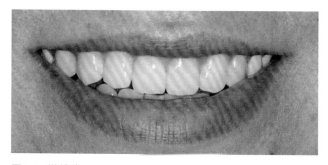

图34　微笑像

牙颈部腭侧加瓷减小黑三角间隙，粘接12、11修复体（图27～图30）。

（10）复查：戴牙后2年复查，修复体牙龈形态稳定，咬合情况良好，患者对修复体颜色和外观满意（图31～图34）。

（11）美学效果评价：戴牙完成后和戴牙后2年复查分别用红色美学指数（PES）和白色美学指数（WES）评估12、11种植体周软组织和义齿的各项得分，评分标准见表1和表2，得分见表3和表4。

二、结果

术后3个月，使用OSSTELL动度测量仪测得12和11的ISQ值分别为72、74。戴牙完成12和11的红色美学指数（PES）分别为11、11，白色美学指数（WES）分别为8、8；修复完成后2年12和11的红色美学指数（PES）分别为12、12，白色美学指数（WES）分别为9、9。

表1　红色美学分值（PES）各变量及评分标准

PES变量	缺失	不完整	完整
1. 近中龈乳头	0	1	2
2. 远中龈乳头	0	1	2
PES变量	较大差异	较小差异	无差异
3. 边缘龈水平	0	1	2
4. 软组织形态	0	1	2
5. 牙槽嵴缺损	0	1	2
6. 软组织颜色	0	1	2
7. 软组织质地	0	1	2
PES总分			14

表2　白色美学分值（WES）各变量及评分标准

WES变量	较大差异	较小差异	无差异
1. 牙冠形态	0	1	2
2. 牙冠外形轮廓	0	1	2
3. 牙冠颜色	0	1	2
4. 牙冠质地	0	1	2
PES总分			10

表3　红色美学分值（PES）

PES变量	12		11	
	戴牙后	2年后复查	戴牙后	2年后复查
1. 近中龈乳头	1	1	1	2
2. 远中龈乳头	1	2	1	1
3. 边缘龈水平	2	2	2	2
4. 软组织形态	1	1	1	1
5. 牙槽嵴缺损	2	2	2	2
6. 软组织颜色	2	2	2	2
7. 软组织质地	2	2	2	2
PES总分	11	12	11	12

表4　白色美学分值（WES）

WES变量	12		11	
	戴牙后	2年后复查	戴牙后	2年后复查
1. 牙冠形态	1	2	1	2
2. 牙冠外形轮廓	1	1	1	1
3. 牙冠颜色	2	2	2	2
4. 牙冠质地	2	2	2	2
5. 牙冠透明度	2	2	2	2
PES总分	8	9	8	9

三、讨论

种植体植入时机：拔牙后前12个月的愈合期中牙槽嵴宽度降低约50%，其中2/3的变化发生于前3个月。黏膜的外径变化反映了牙槽窝骨壁的改建，通常造成垂直向0.7~1.8mm和水平向2.6~4.6mm的降低。因此，基于牙槽窝愈合过程中牙槽嵴的变化，早期和即刻种植有利于防止牙槽嵴的进一步吸收。本例患者为外伤导致患牙无法保留，微创拔除患牙，牙槽窝完整、无骨折，位点健康，无软组织水肿或炎症，选择即刻种植，缩短了种植疗程，减少了手术次数，降低了手术创伤，保存了前牙区唇侧薄弱的骨板，增加软组织的美学效果。

牙龈生物型：有学者认为薄龈生物型的患者发生牙龈退缩和牙槽骨吸收的风险均比厚龈生物型的患者大得多，即使采用转移平台的方式进行种植也难以维持其软硬组织的形态，而厚龈生物型的患者种植后则可较好地预测其种植效果。Remeo等对48颗非埋植型即刻种植体进行研究发现，厚龈生物型患者的牙龈乳头存在率为84%，而薄龈生物型患者为42.8%。本例患者11与12牙龈都属于中厚龈生物型，因12牙龈弧线较11高，且12与11为连续牙齿缺失，邻牙存在修复治疗的情况，根据2003年国际口腔种植学会（ITI）第三届共识研讨会形成的牙种植美学风险评估的12项因素，评估美学风险较高。

种植体的三维方向：准确的种植体三维位置是获得美学种植效果的必要条件。

相邻连续牙齿的缺失，通常，2颗种植体之间的距离应该在3mm以上。否则种植体周围的碟形骨吸收将导致龈乳头的丧失，发生种植体之间邻间隙的"黑三角"，或形成过长的邻面接触区。

通过对患者术前CT的研究，术中使用牙周探针测量定位，术后通过CT我们测得：12种植体与邻牙13的距离ITD为3.09mm，11种植体与邻牙21的距离ITD为3.34mm，种植体12与种植体11之间的距离3.04mm，种植体偏于腭侧种植，依靠腭侧骨板。术后3个月，12唇侧骨板厚为2.15mm，11唇侧骨板厚为3.69mm。

种植体周围软组织成形：种植体周围软组织成

形技术主要分：愈合帽成形和过渡义齿成形。成形的方法包括预成愈合帽（例如唇侧带有斜面的美学愈合帽和解剖式愈合帽等）和个性化愈合帽。过渡义齿成形种植体周围软组织，可选牙支持的过渡义齿和种植体支持的临时修复体。种植体支持的临时修复体（provisional restoration）：为了最大限度地获得美学治疗效果，获得良好的穿龈轮廓和过渡带形态，在戴入最终修复体之前，用临时修复体引导和成形种植体周围软组织。通过1~3次调整临时修复体的穿龈轮廓，一次或逐步建立理想的修复体形态，建立所期望的穿龈轮廓和黏膜质量。戴入临时修复体后3~12个月内，种植体周围黏膜将趋于成熟和稳定。临时修复体对未来种植体周围软组织美学效果和最终理想的修复体外形具有诊断价值。

本例中，12种植体植入后初始稳定性小于35N·cm，选择使用愈合帽维持原有牙龈形态，制作临时树脂冠粘接修复。11种植体植入后初始稳定性大于35N·cm，制作临时基台固位的树脂临时牙即刻修复。

美学修复体的制作：

（1）复制穿龈轮廓：用临时修复体制作个性化印模帽，通过临床印模程序，准确地将最终定型的临时修复体的穿龈轮廓和获得的种植体周围过渡带的形态转移至石膏模型上。这样就把已获得的临床效果准确地转移到牙科技工手中，用以制作最终修复体。

（2）制作修复体：对于前牙美学修复体的制作，应该关注的有牙冠大小、形态、质地、位置与排列、轴向倾斜度、黄金比例、邻面接触和唇侧观牙弓的渐变等。本例中，通过与患者沟通最终修复体的制作要求，与技师讨论氧化锆基台和牙冠的制作。戴牙过程中，患者对最终修复体的美学效果表示满意。

（3）钛锆植体临床应用：Kopf等研究报道钛锆种植体和纯钛种植体表面采用纳米结构处理和亲水性处理，对蛋白质吸附和血液成骨方面有更好的表现，与植体材料是钛或钛锆无关。AI-Nawas等报道：603颗3.3mm直径钛锆植体应用于前牙和后牙的种植，1年的累积存留率和成功率分别为97.8%

和97.6%，2年的累积存留率和成功率分别为97.6%和97.4%。2年后，种植体周的牙槽骨和软组织保持稳定。本例病历中使用1颗钛锆植体和1颗常规纯钛种植体，术后3个月CT复查种植体未见明显骨吸收，种植体唇侧骨量大于2mm，种植体周牙槽骨未见大量吸收，OSSTELL牙种植专用共振频率分析仪显示11、12的ISQ值稳定于70左右，提示良好的骨结合。

前牙美学评价指标：2005年Furhauser等提出了红色美学指数（pink esthetic score, PES），Belser等在此基础上加入了白色美学指数（white esthetic score, WES）。PES包括7个指标：近中龈乳头、远中龈乳头、边缘龈水平、软组织形态、牙槽嵴缺损、软组织颜色和软组织质地。其中近中龈乳头和远中龈乳头按照完整、不完整、缺失进行评价，其他指标则是通过与邻牙或相近的牙进行对比评价。WES包括5个指标：牙冠形态、牙冠外形轮廓、牙冠颜色、牙冠质地和牙冠透明度。均是通过与邻牙或相近的牙进行对比评价。PES-WES通过2-1-0评分系统进行评分，2分代表龈乳头完整或与邻牙的差异最小，0分代表龈乳头缺失或与邻牙的差异大。PES最高分为14分，WES最高分为10分。完美美学效果表示为PES≥12且WES≥9；美学效果较满意的表示是PES为8~11，WES为6~8；美学效果很差的种植义齿表示为PES＜8或WES＜6。本例中，戴牙完成12和11的红色美学指数（PES）分别为11、11，白色美学指数（WES）分别为8、8；修复完成后2年12和11的红色美学指数（PES）分别为12、12，白色美学指数（WES）分别为9、9，达到了完美美学效果的标准。2年后复查，红色美学指数（PES）和白色美学指数（WES）的变化，表明前牙区连续牙体缺失种植修复戴牙后种植体周牙龈有充盈牙间隙的趋势。应用PES和WES对连续前牙缺失的种植义齿周的软组织及种植义齿的美学效果进行评价，从一定程度上可以反映种植义齿的美学效果，本例只观察了种植义齿负载2年后的美学情况，远期美学效果还有待进一步观察。

四、结论

上前牙外伤连续牙齿缺失，应用钛锆种植体，通过即刻种植、即刻修复、临时基台临时冠牙龈塑形、个性化印模帽制作等多种治疗技术灵活应用，可以获得很理想的美学效果。

参考文献

[1] Furhauser R, Florescu D, Benesch T, et al. Evaluation of soft tissue around single-tooth implant crowns: the pink esthetic score[J]. Clin Oral Implant Res, 2005, 16(6):639-644.

[2] Belser U C, Grutter L, Vailati F, et al. Outcome evaluation of early placed maxillary anterior single tooth implants using objective esthetic criteria: a cross-sectional, retrospective study in 45 patients with a 2 to 4-year follow-up using pink and white esthetic scores [J]. J Periodontol, 2009,80(1):140-151.

[3] Buser D, Halbritter S, Hart C, et al. Early Implant Placement With Simultaneous Guided Bone Regeneration Following Single-Tooth Extraction in the Esthetic Zone:12-Mouth Results of a Prospective Study With 20 Consecutive Patients[J]. J Periodontol, 2009, 80(1):152-162.

[4] Romeo E I, Lops D, Rossi A, et al. Surgical and prosthetic management of interproximal region with single-implant restorations: 1-year prospective study[J]. J Periodontol, 2008,79(6):1048-1055.

[5] Kopf B S, Ruch S, Berner S, et al. The role of nanostructures and hydrophilicity in osseointegration: In-vitro protein-adsorption and blood-interaction studies[J]. J Biomed Mater Res A, 2015, Jan 28.

[6] Al-Nawas B, Domagala P, Fragola G, et al.A prospective non-interventional study to evaluate survival and success of reduced diameter implants made from titanium-zirconium alloy[J]. J Oral Implantol, 2014, Mar 25.

病例17

ATB自体牙骨粉联合VIP-CT瓣应用于前牙即刻种植1例

徐锦文　王仁飞　杭州口腔医院VIP中心

摘要

目的： 观察上颌残根即刻拔除后种植延期修复的临床效果。

方法： 对上颌桩冠修复失败后需要进行种植修复的病例，进行即刻种植修复。术前进行美学分析、数据采集和设计，种植窝洞制备，即刻植入种植体，并利用拔除的智齿制作ATB自体牙骨粉，同期植入，同时进行软组织增量。软硬组织愈合完成后，利用种植临时修复体诱导软组织成形，待软组织成熟后通过制作的个性化取模杆精确复制穿龈轮廓外形，制作氧化锆全瓷基台和全瓷冠。

结果： 残根拔除后即刻种植修复获得了理想的软硬组织美学效果。

结论： 自体牙骨粉和软组织增量应用于前牙即刻种植修复，其临床效果令人满意。

关键词： 自体牙骨粉；前牙即刻种植；延期负荷；穿龈轮廓

随着种植外科技术的进步和种植材料性能的不断完善，即刻拔除、即刻种植修复已经很成熟地运用于临床，前牙区即刻种植能够获得良好的临床效果，现将临床观察结果报道如下。

一、材料与方法

1. 病例简介　患者，女性，29岁，数年前于外院镶上前牙烤瓷牙套，昨日咬物不慎导致上前牙烤瓷牙脱落（图1），因影响美观来诊要求修复。检查：高位笑线，上颌左侧中切牙残根，断面位于龈下，探及软腐，不松动。11基牙不松动。牙龈中等厚度，21龈缘稍微红肿。CBCT显示21牙根长轴与牙槽突方向基本一致，唇侧骨板完好，厚度0.8mm，可用骨高度20mm（图2）。全身健康状况良好。

2. 诊断　21残根、11牙体缺损。

3. 治疗方案　21拔除后即刻种植修复、11re-RCT＋冠延长术＋桩冠修复。

4. 治疗过程

（1）术前准备。拍摄临床数码照片、拍摄CBCT，和患者沟通方案。

（2）即刻种植。术中沿牙龈沟翻瓣，微创拔除21牙根（11唇侧牙槽骨修形），牙槽骨骨壁完整（图3）。牙槽窝腭侧骨壁上完成种植窝洞制备，植入BEGO柱形种植体，型号是S3.75mm×15mm（图4），扭矩为35N·cm，放置封闭螺丝。种植体与唇侧骨壁间隙约2mm，填入自体牙骨粉（图5）（将拔除的智齿去除软组织、牙石、磨除牙釉质，研碎，再经过自体牙骨粉制备系统脱水、脱脂、部分脱矿、环氧乙烷杀菌后制成粉状自体牙骨粉），腭侧取血管化骨膜-结缔组织夹层瓣（VIP-CT瓣）封闭拔牙创，并去除部分角化上皮"信封技术"塞入唇侧牙龈下，严密缝合（图6）。利用11基牙制作单端树脂临时桥修复。术后CT显示种植体位置、方向良好。

（3）3个月后复查（图7），利用激光种植二期手术（图8），暴露并取下封闭螺丝，制作临时修复体诱导种植体穿龈轮廓形态（图9）。1个月后取下种植临时修复（图10、图11），利用并改变修复体穿龈部分凸度形态来改变龈缘的三维位置。2个月后复诊，准备制取最终印模（图12），首先制作个性化取模杆（图13），开窗式取模，制作氧化锆全瓷基台和氧化锆全瓷冠（图14、图15），表面加饰瓷和制作个性化表面纹理获得理想的美学效果。

（4）术后7个月，戴入最终修复体，获得理想的红白美学效果，患者满意（图16）。

（5）复查。种植体周围骨水平稳定，牙龈乳头及牙龈缘位置稳定，龈缘曲线形态理想，唇侧牙龈丰满度优良，修复效果符合预期（图17、图18）。

二、结果

种植体植入后愈合良好，通过临时修复体诱导种植体穿龈轮廓，牙龈袖口形态良好，健康无炎症。氧化锆全瓷基台冠修复后牙龈色泽形态良好，牙龈乳头充满邻牙间隙，无明显黑三角，龈缘高度与邻牙基本一致，唇侧龈缘轮廓丰满。种植修复后根尖X线片显示：种植体骨整合良好，周围未见明显骨吸收。患者对修复效果满意。修复后3个月复诊，牙龈软组织稳定，红白美学均满意。

三、讨论

（1）微创拔牙：残留牙根微创拔除，最大限度减少拔牙对牙槽骨的损伤，对日后减少牙槽骨的吸收有一定作用，对种植体的骨性愈合及软组织形态维持有重要作用。

（2）ATB自体牙骨粉：利用拔除的自体牙经过处理制成直径为400～800 μm的粉末，用于骨形成，具有良好的骨诱导和骨传导能力，生物相容性好。

（3）血管化骨膜-结缔组织夹层瓣（VIP-CT瓣）：上颌腭侧取带蒂结缔组织夹层瓣转移覆盖至拔牙创口，起到保护作用；去除覆盖至唇侧牙龈部分角化上皮，用"信封技术"塞入唇侧牙龈增厚唇侧软组织，保证唇侧饱满的轮廓形态。

（4）种植临时牙龈塑形技术：在组织恢复的过程中，临时修复体的个性化形态让组织跟随着修复体的形态形成均一成熟的软组织。软组织厚度≥2mm时更容易防止萎缩。临时修复体穿龈部分轻

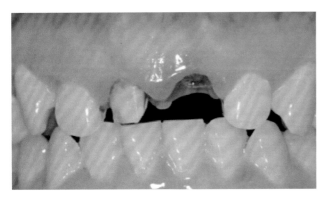

图1　术前口内像

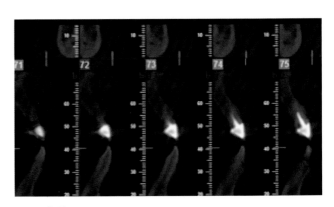

图2　术前CBCT

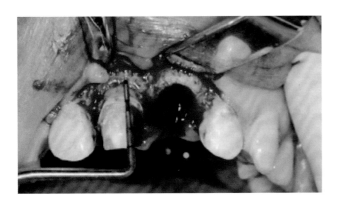

图3　微创拔除

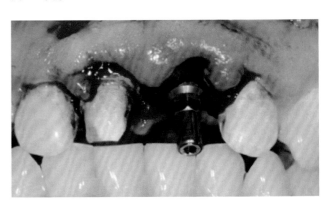

图4　种植体植入

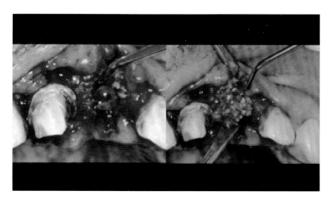

图5 填入自体牙骨粉

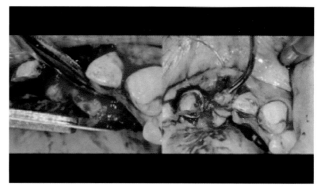

图6 腭侧转VIP-CT瓣

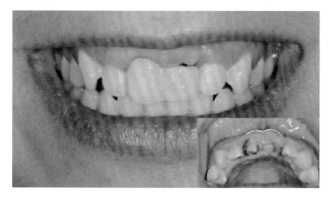

图7 3个月后的效果

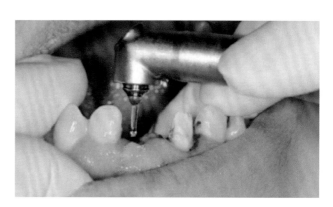

图8 激光种植二期手术

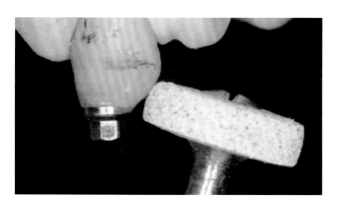

图9 调整穿龈结构凹凸度

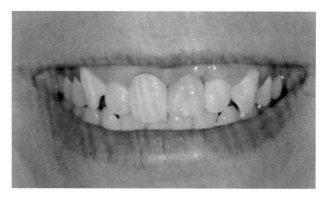

图10 临时修复体戴入1个月后

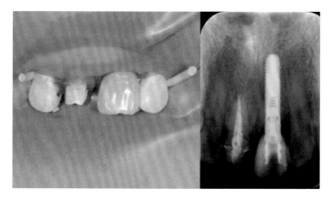

图11 临时修复体拍片复查

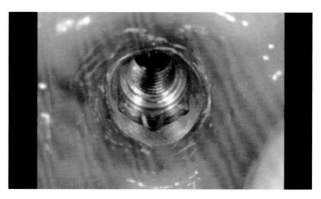

图12 良好的穿龈轮廓形态

病例17　ATB自体牙骨粉联合VIP-CT瓣应用于前牙即刻种植1例

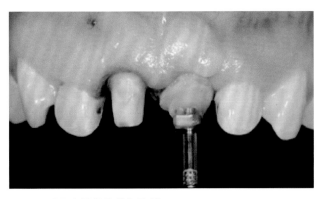

图13　利用个性化取模杆取模

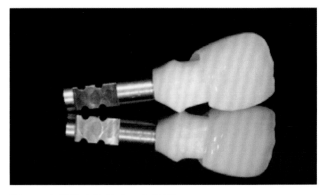

图14　个性化全瓷基台，全瓷冠

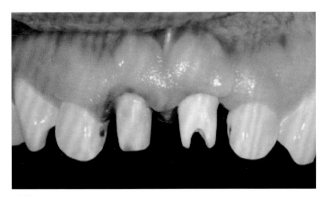

图15　11基牙牙体预备，21全瓷基台就位

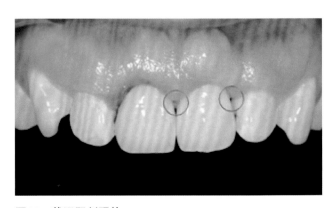

图16　戴牙即刻照片

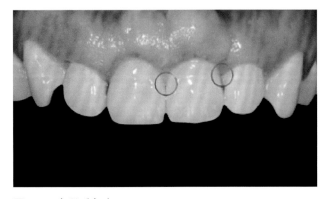

图17　3个月后复查

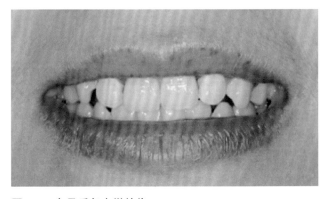

图18　3个月后复查微笑像

微的凹陷，能够容易让软组织与临时修复体贴合；相反，如果临时修复体穿龈部分颈部形态稍凸，牙龈组织就会受到内在压力，引起牙龈吸收。

（5）个性化印模技术：口外复制种植体支持暂时冠的穿龈部分的形态，制作个性化取模杆，通过个性化印模技术，准确地转移种植体三维位置关系和穿龈过渡区牙龈形态到工作模型上。

综合应用以上技术，精确控制前牙种植美学修复，最终达到预期的美学效果。

参考文献

[1] 李博，吴大雷，闫建伟，等. 新型骨移植材料自体牙骨粉的研究与进展[J]. 中华口腔医学杂志, 2015, 50 (12).

[2] MankooT.Comtemporary implant concepts in aesthetic dentistry-Part 1:Biologic width[J].Pract Proceed Aesthet Dent, 2003, Sep 15(8):609-616.

病例18

活动性逆行性种植体周围炎伴上颌窦炎1例

贾洪宇　林海燕　王仁飞　刘敏　杭州口腔医院种植中心

摘要

目的： 通过1例活动性逆行性种植体周围炎的治疗，探讨其形成原因、治疗方法及预后。

方法： 选取1例种植术后2个月发生活动性逆行性种植体周围炎伴发上颌窦炎的病例，通过局部清创及化学药物清洗与处理，同期进行GBR，6个月后消除了因炎症造成的骨缺损，完成了种植修复。

结果： 处理后种植体周围炎及上颌窦炎症消除，种植体骨结合良好，成功进行了修复。

结论： 对活动性逆行性种植体周围炎早期诊断和早期治疗至关重要，局部物理和化学方法清创，辅以GBR技术修复骨缺损，可以获得比较肯定的疗效，但长期效果还有待观察。

关键词： 种植体周围炎；骨缺损；引导骨再生

种植义齿已成为成熟、可靠、成功率高的修复技术，为越来越多的患者所接受。而在种植过程中不可避免地产生一些并发症，其中活动性逆行性种植休周围炎即是导致种植失败的原因之一。活动性逆行性种植体周围炎是指种植体植入后种植体根周围出现有临床症状的根周损害，而种植体颈部获得骨整合。常见临床症状为疼痛、肿胀及出现窦道。本病例采用物理及化学方法，对种植体周围炎症及其造成的骨缺损进行治疗，消除了感染，修复了骨缺损，成功进行了种植修复。

一、材料与方法

1. 病例简介　患者，女性，38岁，右上后牙缺失半年，要求种植修复。检查：15缺失，牙槽嵴中度吸收，黏膜色泽正常，邻牙无倾斜，对颌牙无明显伸长。X线显示15缺牙区骨高度不足，骨密度中等（图1~图3）。局麻下于15制备种植窝，行上颌窦内提升术，植入ITI种植体1颗，间断缝合（图4~图8）。术后2个月患者自感不适来院复查，可见种植体颊侧约1/3处有一窦道口（图9、图10），种植体有轻微叩痛，X线见种植体周围有低密度影像，CBCT显示种植体颊侧有骨缺损，上颌窦内有低密度影像（图11~图13）。

2. 诊断　活动性逆行性种植体周围炎。

3. 治疗方案　局部清创，阻断病变发展，重建骨缺损。

4. 治疗过程

术前3天口服抗生素以及使用康复新漱口液控制感染。3天后局麻下翻瓣探查，去除炎性肉芽组织后可见种植体周围骨缺损，仔细去除骨袋内的肉芽组织，使用双氧水（过氧化氢）和生理盐水交替大量冲洗，并搔刮骨壁至有新鲜血液流出（图14~图17）。再次对骨袋及种植体表面进行大量冲洗，暴露的种植体表面及骨缺损内注入盐酸米诺环素，骨缺损表面覆盖Bio-Gide胶原膜（图18），减张缝合。术后服用抗生素和使用漱口液7~10天。4个月后复查（图19），CBCT显示种植体周围阴影区密度明显提高，骨缺损消失，上颌窦内影像正常（图23、图24）。使用种植体动度测量仪测量种植体动度超过70，进行常规种植修复（图20~图22）。

二、结果

患者对治疗效果满意，4个月后常规修复，5个月后复查效果稳定。

三、讨论

逆行性种植体周围炎可分为活动性和静止性两类，存在疼痛、叩痛、肿胀以及有窦道形成等症状或发现种植体周围有透射影者属于活动性，若不及时治疗可破坏种植体骨结合，导致种植失败。逆行性种植体周围炎的病因复杂，一般认为是多因素共同作用产生的，其中邻牙根尖周病变、种植位置细菌污染、骨质较差和临床操作为比较常见的病因。逆行性种植体周围炎的治疗目标是消除感染，修复骨缺损，保留种植体。目前临床治疗方法较多，主要是去除病因，局部彻底清创，使用抗生素控制感染，利用GBR技术重建骨缺损，采用激光或光动力方法处理污染的种植体，以阻断病变发展。本病例利用CBCT的检查，及时准确地发现种植体周围病损，并在后期治疗过程中起到了很好的指导作用，为预后评价提供更有力的证据。采取全身及局部抗生素控制局部炎症，彻底清创和GBR的使用，彻底阻止了病变的发展，并且重建了骨缺损，保留了种植体。可见逆行性种植体周围炎的早期发现、早期干预、早期治疗，对于逆行性种植体周围炎的治疗效果有明显影响。虽然本病例取得了理想的效果，但其原因机制、治疗方案、预防方法仍有待研究，而其远期疗效也需要进一步观察。

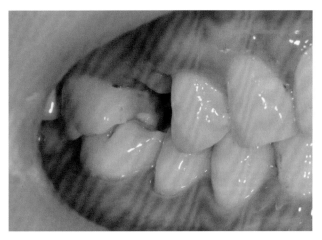

图1 术前咬合像

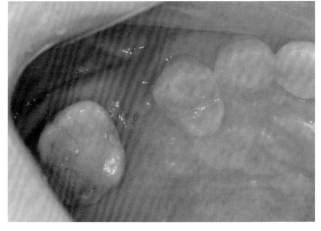

图2 术前𬌗面像

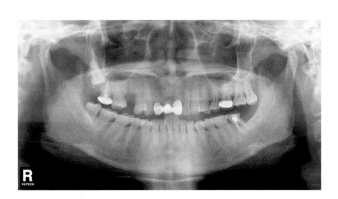

图3 术前曲面断层片

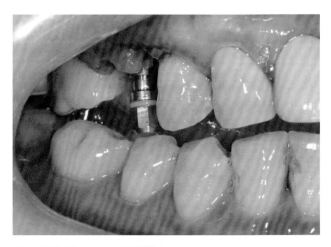

图4 植入Straumann种植体

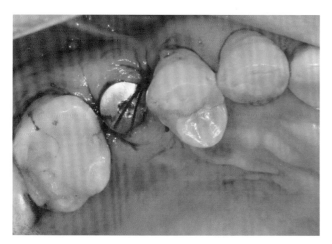

图5　术后缝合

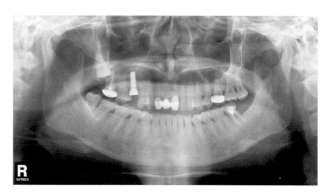

图6　术后曲面断层片

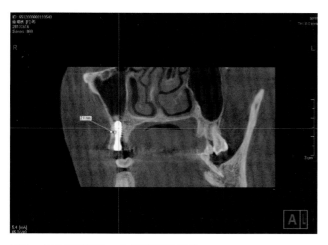

图7　术后CBCT像，上颌窦底被提升

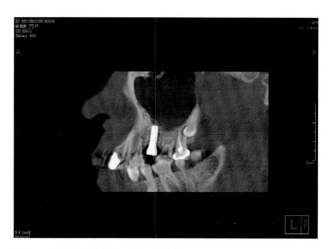

图8　内提升后种植体突入上颌窦

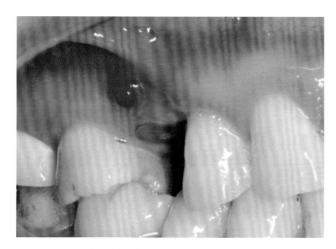

图9　种植体颊侧窦道口

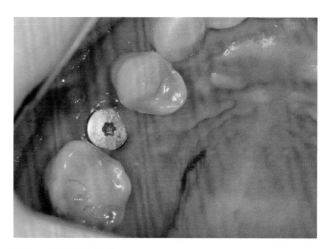

图10　窦道口殆面像

病例18　活动性逆行性种植体周围炎伴上颌窦炎1例

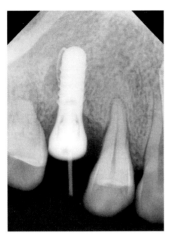

图11　根尖片中显示牙胶尖插入种植体根尖部，提示窦道口感染来自种植体根尖部

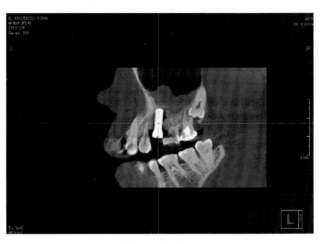

图12　CBCT显示种植体周围骨缺损

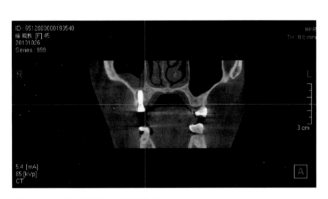

图13　CBCT显示上颌窦炎症

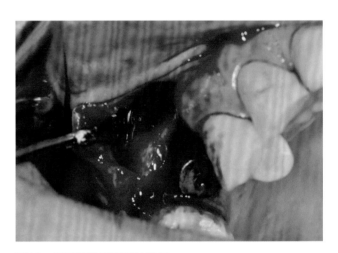

图14　切开翻瓣暴露骨缺损区

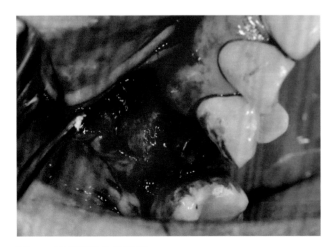

图15　清理炎性肉芽组织

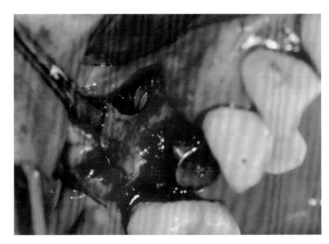

图16　骨缺损内可见暴露的种植体

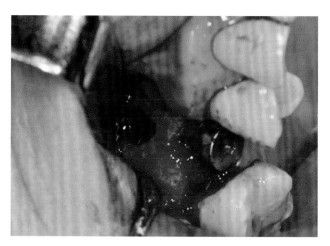

图17　搔刮骨袋内骨壁至骨缺损中充满血液

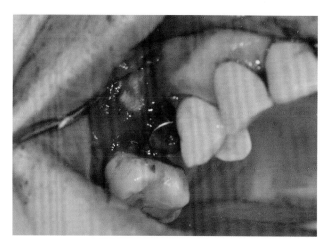

图18　于骨缺损表面覆盖Bio-Gide胶原膜

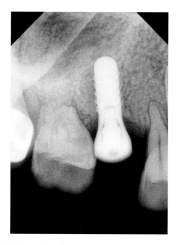

图19　4个月后复查根尖片

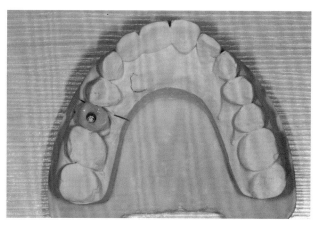

图20　制作基台一体冠

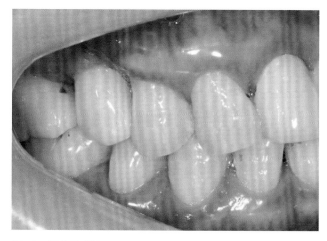

图21　修复体戴入

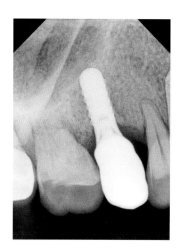

图22　修复体与种植体边缘密合

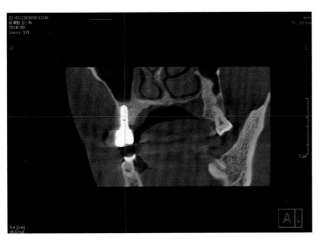

图23　CBCT显示种植体周围骨缺损消失

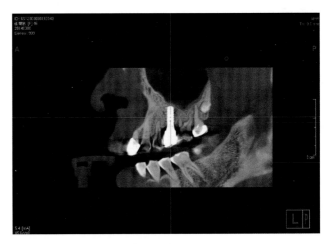

图24　CBCT显示上颌窦内炎症消失

参考文献

[1] Quirynen M,Gijbels F,Jacobs R.An infected jaw bone site compromising successful osseointegration[J]. Periodontol, 2003,33:129.

[2] Carneiro E,Menezes R,Garlet G P, et al. Expression analysis of matrix metalloproteinase-9 in epithelialized and nonepithelialized apical periodontitis lesions[J]. Oral Surg Oral Med Oral Pathol Oral Radiol Endod, 2009, 107(1):127.

[3] Romanos G E,Froum S,Costa-Martins S,et al.Implantp riapicallesions:etiology and treatment options[J]. J Oral Implantol,2011,37(1):53.

[4] Rosendahl K,Dahlberg G,Kisch J,et al.Implant periapical lesions: A case series report[J]. Swed Dent J,2009,33(2):49.

病例19

计算机导航下颌即刻种植即刻修复

贾洪宇　赵昱　谭益丽　陈鹤良　杭州口腔医院种植中心

摘要

目的： 研究探讨利用计算机导航制作外科模板为患者进行即刻种植即刻修复的临床效果。

方法： 拍摄CBCT，制作外科模板，于术中拔除患牙行即刻修复，根据模板制作预成临时义齿，手术后行即刻修复。6个月后，应用CAD/CAM技术制作纯钛切割上部结构支架并烤塑，完成永久修复。

结果： 种植体稳定，修复体咀嚼功能良好，患者满意。

结论： 应用计算机导航进行下颌的即刻种植即刻修复，缩短了治疗周期，患者无缺牙时间，提高了治疗的舒适性和满意度，近期修复效果满意。

关键词： 计算机导航；CAD/CAM；即刻种植；即刻修复

多牙种植修复是种植修复的难点，而进行单颌或全口的即刻种植即刻修复对种植外科和种植修复技术都提出了更高的要求。计算机导航种植技术引领着口腔种植医学进入数字化时代，使种植手术更精确、更安全、更迅速，它以口腔CBCT数据为技术，通过计算机设计和制作出指导手术的外科模板，引导手术医师操作，真正实现以修复为指导的口腔种植。随着CAD/CAM技术在口腔领域的广泛应用，越来越多的种植修复也采用了该技术进行精密修复，特别是无牙颌患者进行全口种植修复时，使用CAD/CAM技术提高了修复精度，实现修复体与种植体的被动就位。本病例使用计算机导航行下

颌的即刻种植即刻修复，最终使用CAD/CAM技术切割纯钛支架的烤塑修复，取得了满意的临床效果。

一、材料与方法

1. 病例简介　患者，女性，45岁，两侧下后牙缺失10余年。检查：34、35、36、37、41、44、45、46、47、48缺失，缺牙区牙槽嵴严重吸收，黏膜色泽正常，附着龈宽约2mm，对颌牙略有伸长。下颌余留牙松动Ⅱ～Ⅲ度，探诊出血（＋），牙结石（＋）。X线显示，下颌后牙区骨高度不足，前牙区骨高度足，骨密度中等。上颌牙周（＋）（图1～图3）。

2. 诊断　下颌肯氏Ⅱ缺失，中度牙周炎。

3. 治疗方案　拔除下颌预留前牙，即刻植入4颗种植体，后部2颗种植体倾斜种植，即刻修复。6个月后永久固定修复。

4. 治疗过程

（1）制作计算机导航外科模板：患者拍摄CBCT，获取数字化原始数据（图4～图7）。口内取模，取𬌗位关系，上𬌗架。利用CBCT数据，在种植模拟系统软件中进行手术计划的制订和模拟，根据下颌牙槽骨的宽度、高度、密度、角度等，以及未来修复体的位置、与对颌牙的咬合关系等，制定种植体的植入位置、角度、方向等，并将其转化为STL格式文件，使用快速成型技术，进行外科导板的制作（图8）。

（2）种植手术：局麻下微创拔除预留下前牙，清理拔牙窝。安装外科导板，并进行螺丝固定。使用外科压板固定钻头，分级进行种植窝的预备，手术过程注意冷却钻头，避免过热损伤牙槽骨。植入

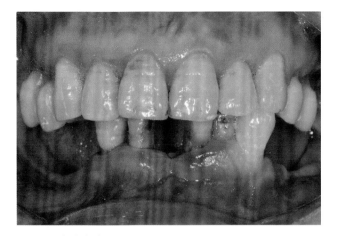

图1　口内咬合像

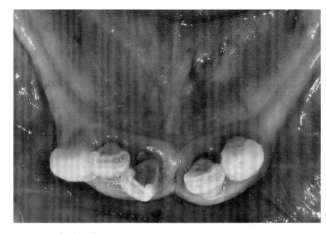

图2　口内殆面像

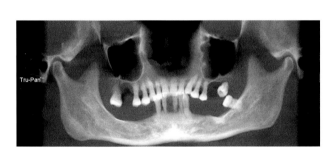

图3　术前曲面断层像

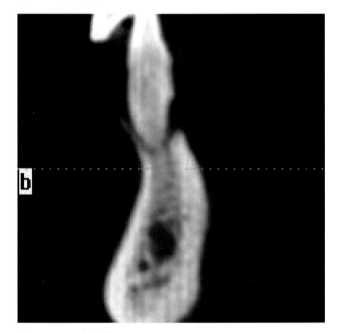

图4　CBCT断层像1

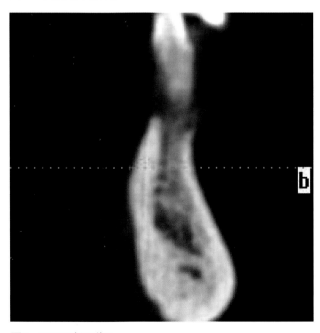

图5　CBCT断层像2

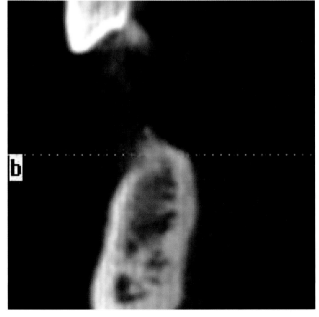

图6　CBCT断层像3

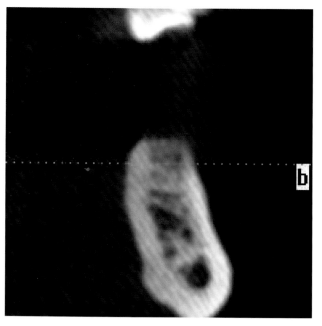

图7　CBCT断层像4

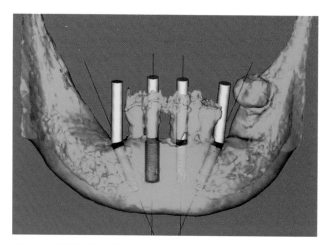

图8　术前植体设计像

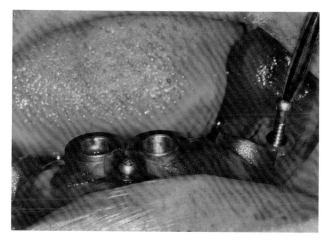

图9　固定导板像

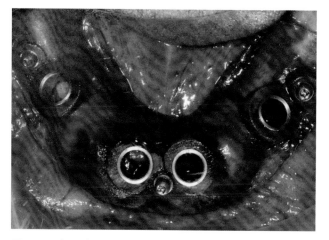

图10　导板口内就位像

4颗BEGO柱形植体，扭矩均超过35N·cm，安装多牙基台，前部2颗平行植体安装直的多牙基台，后部2颗倾斜植体安装角度多牙基台，缝合创口（图9～图18）。

（3）即刻修复：利用患者旧义齿确定殆位关系，行多牙基台水平取模，送技工室制作CAD/CAM树脂修复体，口内戴牙，调殆（图19～图24）。

（4）永久修复：6个月后复查，X线显示种植体周围无明显阴影，患者无不适。制作个别托盘，取下颌终印模，利用临时修复义齿取殆位关系。制作CAD/CAM纯钛切割支架，口内试戴，确定咬合关系，X线检查确定支架植体密合度。检查无误后，于纯钛支架烤塑恢复牙齿外观形态，采用螺丝固位，戴入患者口内进行调殆，检查被动就位情况，患者对义齿满意（图25～图40）。

二、结论

患者行计算机导航的即刻种植即刻修复，节省手术时间，提高手术精度，避免患者多次手术的痛苦，并且利用前牙区的骨量，避免后牙区的骨增量手术。即刻修复使患者手术后即刻戴牙，即刻行使功能，不必忍受无牙的痛苦。CAD/CAM纯钛切割制作烤塑修复体，提高了修复精度，改善了修复体的美观度，避免修复并发症，易于修理，提高了患者的满意度。

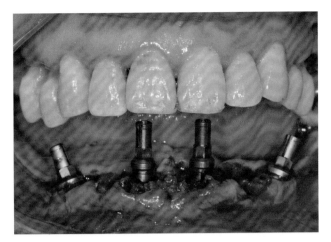

图11　种植体植入正面像

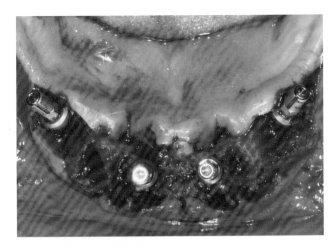

图12　种植体植入殆面像

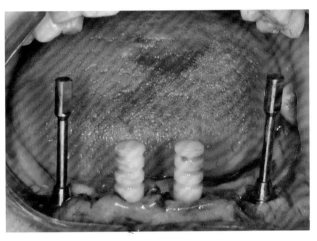

图13　多牙基台安装像

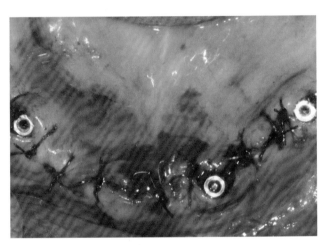

图14　缝合像

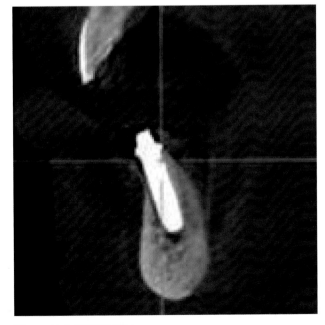

图15　植入后CBCT像1

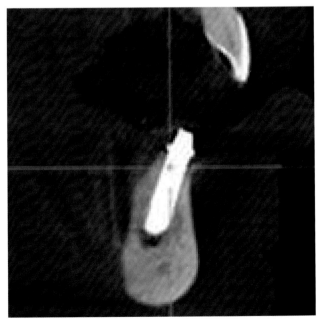

图16　植入后CBCT像2

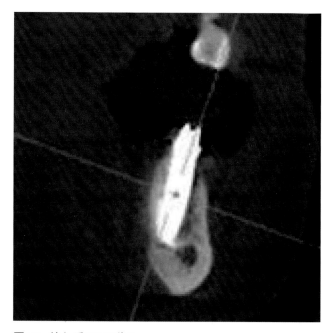

图17 植入后CBCT像3

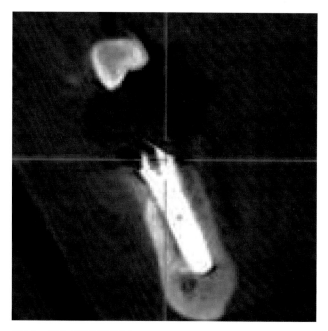

图18 植入后CBCT像4

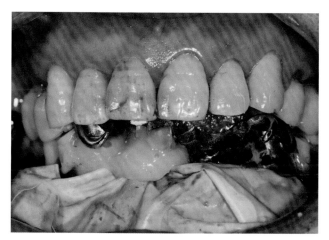

图19 利用旧义齿取殆位关系像

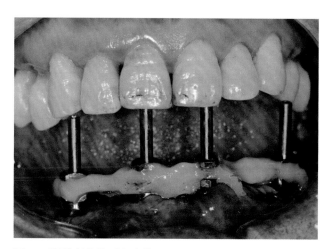

图20 取模制作临时义齿像

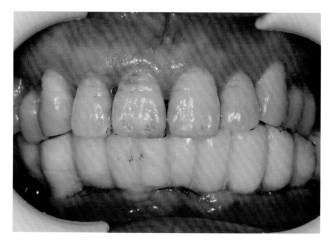

图21 临时义齿口内像

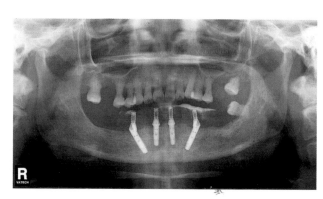

图22 临时义齿安装后曲面断层像

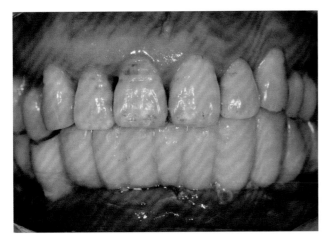

图23 拆线前口内像

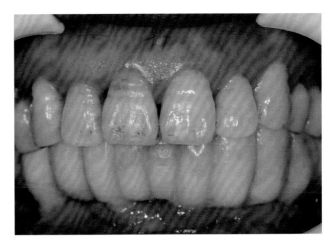

图24 6个月后口内像

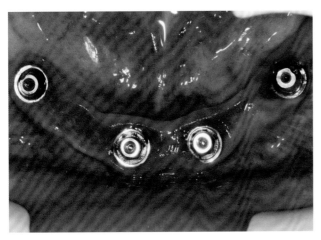

图25 6个月后口内殆面像

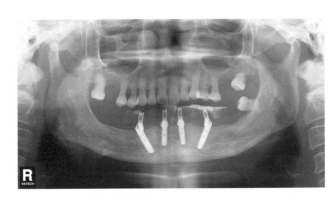

图26 6个月后曲面断层像

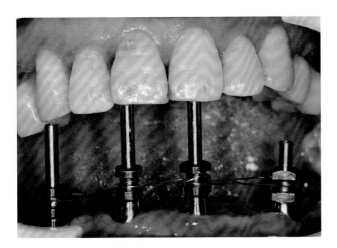

图27 多牙基台印模杆像

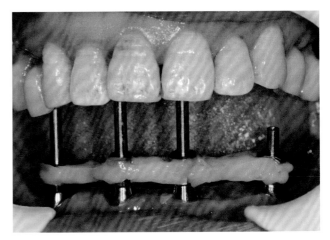

图28 印模杆连接固定像

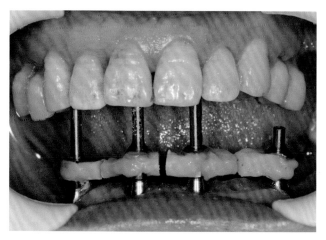

图29　印模杆固定切开像

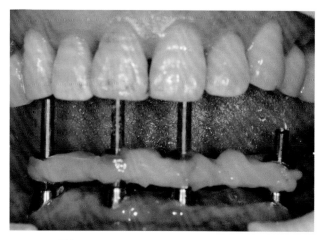

图30　印模杆重新连接像

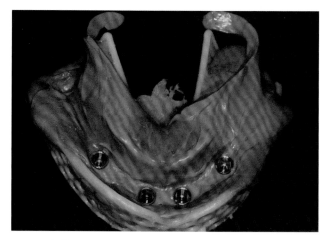

图31　印模像

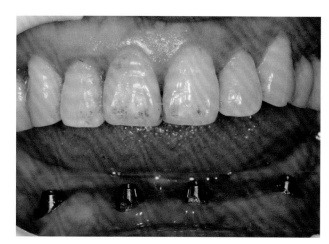

图32　口内多牙基台像

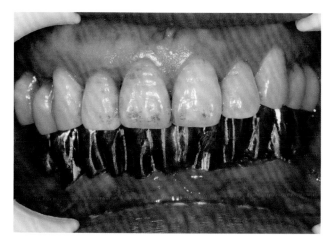

图33　纯钛支架试戴像1

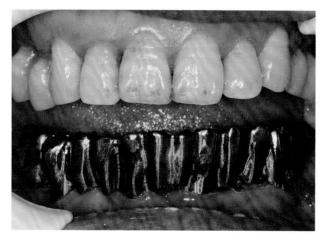

图34　纯钛支架试戴像2

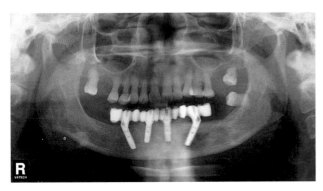

图35　纯钛支架试戴曲面断层像

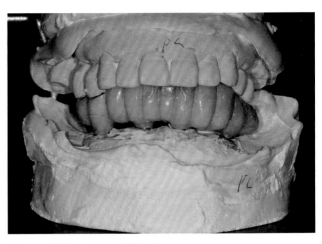

图36　利用临时义齿上𬌗架像

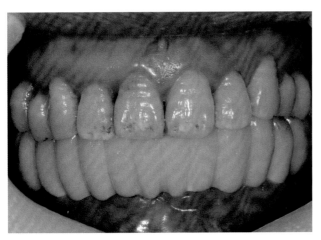

图37　永久修复体试戴像

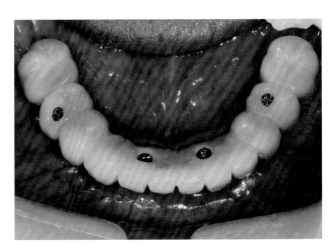

图38　永久修复体𬌗面像

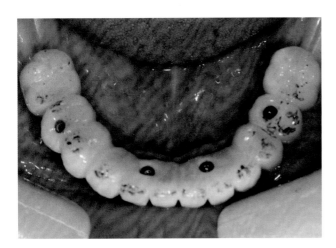

图39　永久修复体咬合调整像

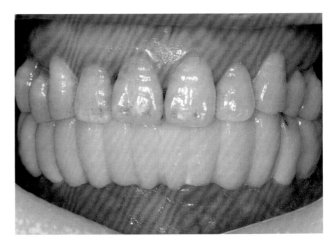

图40　最终完成像

三、讨论

常规种植手术一般要拔牙后2~3个月进行种植体植入手术，种植体植入后还要2~3个月的愈合期，基本需要半年左右才能完成最终修复，这就给无牙颌的种植患者带来极大的不便。而即刻种植即刻修复极大地缩短了治疗时间，减轻了患者痛苦。无牙颌即刻修复的成功与否与多因素相关，包括牙槽骨的质和量、种植体特性、手术方式、初期稳定性、临时修复体的制作和设计以及患者咬合情况和咬合习惯等。本病例4颗种植体在即刻负荷6个月后均发生了成功的骨结合，完成了最终修复。

国内外大量研究表明，计算机导航的种植手术可以提高手术精确度，减少手术时间和手术创伤。本病例利用国产六维种植体设计软件进行种植体的植入设计，于术前进行手术计划的制订和模拟。应用3D打印技术制作外科模板，指导术中进行种植体的精确植入，实现以修复为导向的数值化种植。

患者下颌后牙区骨高度不足，常规种植需要进行骨增量手术后再种植，增加手术风险和治疗时间以及费用。本病例采用4颗种植体，前部2颗平行种植，后部2颗倾斜种植，避开骨量不足区，避免了骨增量手术，实现成功修复，大量文献报道也证明了这是一种成功的种植治疗方案。

随着CAD/CAM技术在种植修复中的应用，种植修复支架比较容易实现被动就位，而整体切割的纯钛支架的强度也大大提高，从而降低了无牙颌种植修复时常见的并发症。烤塑修复的使用和螺丝固定修复比粘接固位烤瓷修复易于取下修理，特别是纯钛支架良好的生物力学性能和被动适合性，为种植治疗的远期成功提供了保证。

参考文献

[1] Fawad Javed,George E,Romans.The role of primary stability for successful immediate loading of dental implants. A literature review[J]. J Dent, 2010, 38:612-620.

[2] Malo P M,de Araujo Nobre, Lopes A. The use of computer-guided flapless implant surgery and four implants placed in immediate function to support a fixed denture:preliminary results after a mean follow-up period of thirteen months.[J]J Prosthet Dent, 2007, 97(6 Suppl):S26-34.

[3] Kapos T, Ashy L M, Gallucci G O, et al. Computer-aided design and computer-assisted manufacturing in prosthetic implant dentistry[J]. Int J Oral Maxillofac Implants, 2009, 24Suppl:110-117.

[4] Drago C,Howell K, Concepts for designing and fabricating metal implant frameworks for hybrid implant prosthese[J]. J Prosthodont,2012,21(5):413-424.

病例20

前牙美学区唇侧骨板的保存——10年跟踪随访病例

黄震　杭州口腔医院种植中心

摘要

目的： 探讨前牙美学区如何更好地保存唇侧骨板，以充分满足后期种植的软硬组织条件。

方法： 选取未成年患者前牙冠根折的病例，进行牙齿保存，经过7年跟踪，成年后即刻种植，最终完成修复。

结果： 在观察期内，种植修复获得了良好的软硬组织的稳定性和美学效果。

结论： 完整唇侧骨板条件下的即刻种植更有利于维持牙龈轮廓和骨组织的稳定，获得理想的临床美学效果。

关键词： 美学区；骨板保存；即刻种植

一、材料与方法

1. 病例简介　患者，女性，13周岁。2007年12月因右上门牙外伤折断就诊，腭侧折断面位于牙槽嵴下4mm，唇侧位于龈上（图1）。

2. 诊断　11冠根折。

3. 治疗方案　考虑年龄因素，先予11冠根保留，尽量保存唇侧骨板，保留牙冠，等待种植期间不影响美观，待成年拔除后即刻种植。

4. 治疗过程

2007年12月11日：进行RCT，根充，树脂纤维桩根管内固定（图2、图3），与邻牙树脂粘接固定，每年复诊观察（图4、图5）。在此期间松动2次，以流动树脂重新粘接固定。

2014年1月：患者满19周岁，复诊拍CBCT示唇侧骨板完整。局麻下不翻瓣微创拔除冠根，根尖完整，唇侧骨板完整。拔牙窝腭侧逐级备洞，植入BEGO 4.1mm×11.5mm种植体，扭矩25N·cm，种植体与骨壁间隙2mm，植入Bio-Oss 0.25g骨粉，上4.5mm×5.0mm愈合基台，X线片示植体位置良好（图6～图12）。

术后6个月，检查牙龈袖口形成良好，龈缘位置理想，X线片示种植体周围无骨吸收，取下愈合基台，硅橡胶取模，制作并戴入个性化全瓷基台和全瓷冠（图13～图21）。

术后1年及3年复查，CT示唇侧骨板厚度理想，修复体和牙龈形态外观满意（图22～图28）。

二、讨论

该患者上颌中切牙冠根折后，符合拔牙指征，但由于年龄问题，不能即刻种植，会造成唇侧骨板吸收，日后种植可能需要翻瓣植骨，即增加费用和患者痛苦，且翻瓣势必造成唇侧骨吸收，影响远期软硬组织修复美学效果。现暂时给予根管内固定后，保留了牙根和牙冠，不影响美观，经过7年跟踪随访，保存了唇侧骨壁，种植手术时，唇侧可用骨理想。因此，可以不翻瓣微创拔除患牙后即刻种植，并在种植体与牙槽窝骨壁之间填充骨移植材料，不翻瓣即刻种植可以不损伤牙龈软组织，最大限度地保存牙龈原有的龈缘的形态，并维持颊侧牙槽窝骨壁的血供，减少骨吸收，从而维持软硬组织的稳定。在即刻种植中，骨移植并不是获得骨整合的必须要素。但是，在种植体颊侧与牙槽窝间隙内放置骨替代材料可以最大限度地减少唇侧牙槽骨的吸收，这对于获得临床美学效果是非常重要的。本病例难点在于根端囊肿造成根端骨量不足，初期稳

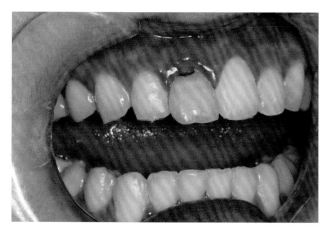

图1　2007年冠根折

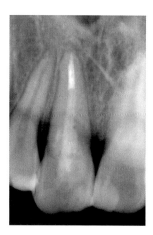

图2　2007年根管内固定X线片

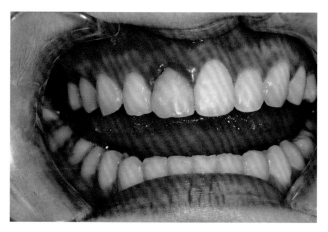

图3　2007年根管内固定术后

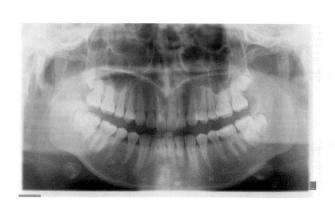

图4　2010年复查X线片

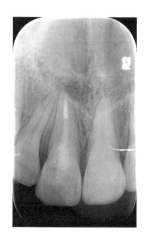

图5　2012年复查X线片

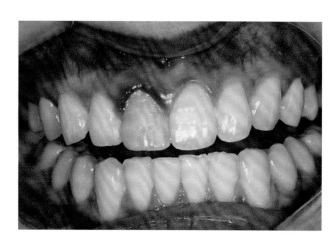

图6　2014年术前像

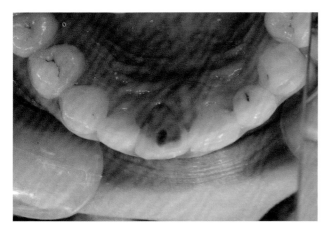

图7　2014年术前腭侧像

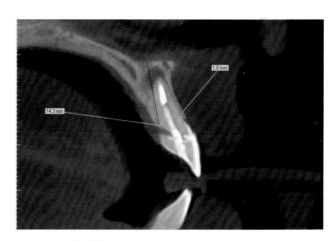

图8　2014年术前CBCT

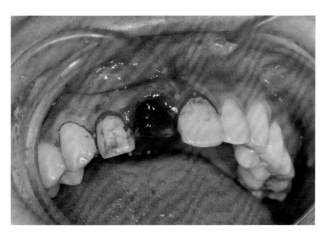

图9　2014年拔牙后

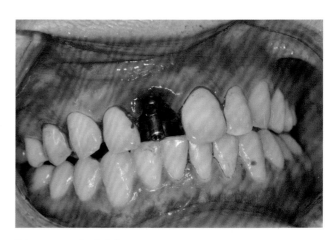

图10　2014年术中像

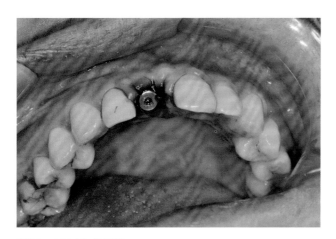

图11　2014年术后像

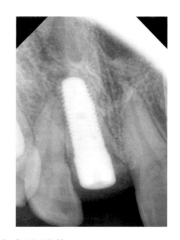

图12　2014年术后X线片

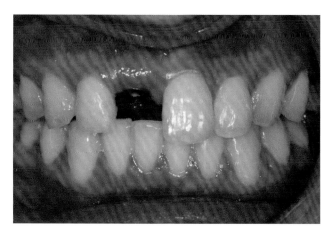

图13　2014年取模前

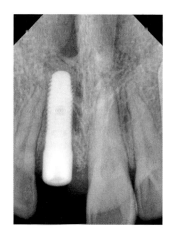

图14　2014年修复前X线片

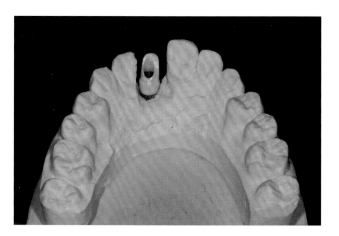

图15　2014年个性化基台技工像

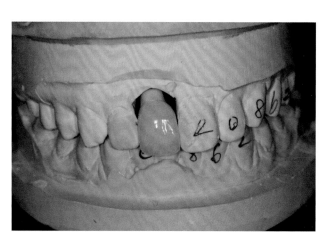

图16　2014年基台冠技工像

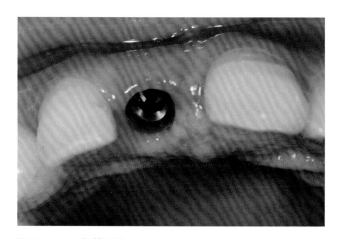

图17　2014年戴牙前

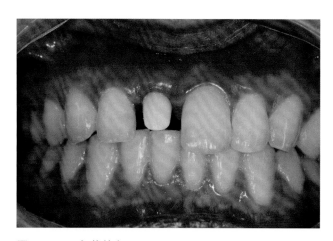

图18　2014年戴基台

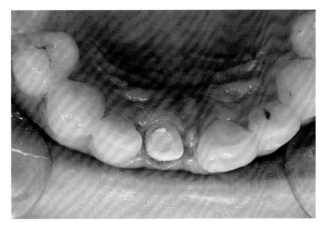

图19　2014年戴基台腭侧像

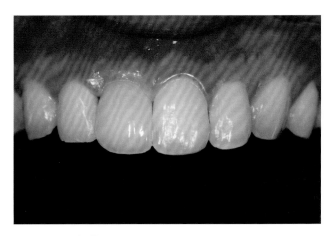

图20　2014年戴冠

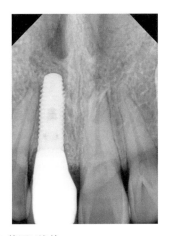

图21　2014年戴冠X线片

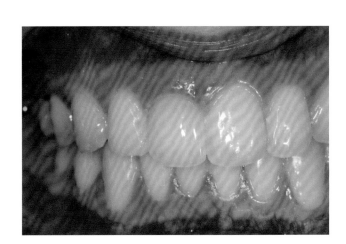

图22　2015年复查像

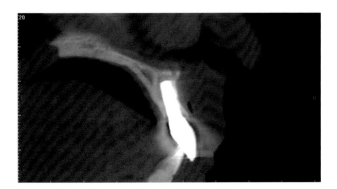

图23　2015年复查CT

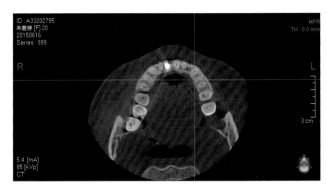

图24　2015年复查CT

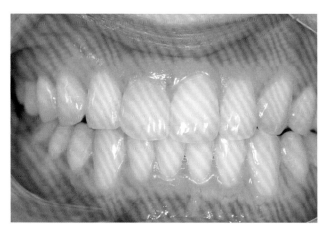

图25　2017年复查1

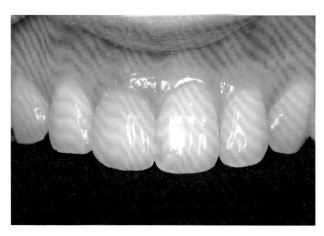

图26　2017年复查2

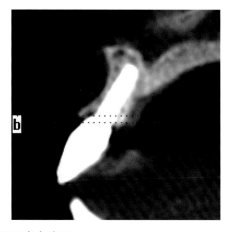

图27　2017年复查CT 1

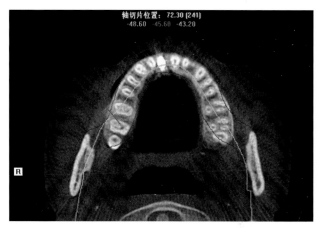

图28　2017年复查CT 2

定性的获得困难。术中良好技巧的种植窝预备，解决了这一难点。

三、结论

唇侧骨板完整条件下的即刻种植可以最大限度地保存牙槽嵴的高度、宽度和牙龈组织的形态，在美学效果上具有延期种植和延期修复无法比拟的优势，能最有效地保存和恢复软硬组织的美学效果，所以治疗设计时要尽可能地保存唇侧骨板。

病例21

上前牙IDR即刻种植修复

黎曙光　郭祎　杭州口腔医院城西分院名医馆

摘要

目的：探讨IDR（即刻牙槽嵴修复技术）病例的种植修复的方法和临床效果。

方法：患者为38岁女性，因长期不良修复体导致牙根龋损并伴有咬合不适，去除不良修复体后仅遗留牙根。诊断为右上颌中切牙残根及根尖炎，无法保留患牙。确诊后对右上切牙进行即刻种植：微创拔除11，植入ITIBL，ϕ 3.3mm × 12mm种植体1颗，临时基台放入，右侧上颌结节取骨，植入唇侧骨缺损间隙，扭矩大于35N·cm，临时材料制作个性化愈合帽，延期负荷，无压迫牙龈情况下制作树脂临时牙粘接于邻牙。3个月后，复查CT，唇侧略有牙槽骨吸收，个性化愈合帽保持了原有牙龈袖口形态。个性化转移袖口形态，放置转移杆取模，比色。半个月后戴牙，最终完成修复。

结果：前牙美学区种植，通过自体骨移植和个性化愈合帽制作，可以有效地缩短愈合期及完好地保持原有牙龈袖口形态。修复后3个月复查，种植体唇侧牙槽骨未见明显吸收，种植体周围软组织稳定，牙龈乳头未见退缩，修复体颜色形态良好。

结论：前牙区种植修复可通过微创拔除、即刻种植、上颌结节自体取骨移植、即刻修复、个性化印模帽制作等多种治疗方法，有目的性地综合运用，达到良好的治疗效果。

关键词：前牙残根；即刻种植；IDR；即刻修复

本病例采用1颗纯钛种植体，对于前牙区龋坏致牙体缺失的患者，行即拔种植和即刻修复，通过上颌结节作为皮质–松质骨或3层移植的供区和个性化愈合帽制作进行种植体周围软组织成形，最终修复前制作个性化印模帽，最后完成前牙区的全瓷美学修复。

一、材料与方法

1. 病例简介　患者，38岁，女性，因觉烤瓷冠松动伴咬合不适来杭州口腔医院城西分院就诊。患者全身健康状况良好，否认系统疾病史，无过敏史和传染病史。口腔卫生状况良好，曾于外院因右上中切牙龋坏而进行烤瓷冠修复。口内检查：11烤瓷桩冠松动Ⅲ度，叩诊（+），去除桩冠后11仅遗留牙根至龈下2mm，大量腐质。全景片示11根尖暗影。患者颌面部无畸形，颞颌关节无明显异常，张口度可，前牙咬合关系正常。

2. 诊断　初诊诊断为11残根伴根尖炎。

3. 治疗方案　11行即刻种植、上颌结节自体取骨移植和临时修复。种植体完成骨愈合后，进行11全瓷基台和全瓷冠修复（图1～图8）。

4. 治疗过程

（1）11即刻种植和临时修复：常规消毒铺巾，4%阿替卡因肾上腺素局部浸润麻醉下，微创拔除11，清创，生理盐水冲洗，唇侧骨板完好，于拔牙窝腭侧骨板定种植体植入位点，逐级预备种植窝，植入ITI BL，ϕ 3.3mm NC，12mm种植体1颗，因扭矩大于35N·cm，延期负荷，置临时基台，唇侧骨缺损间隙植入右上上颌结节所取得自体骨，上覆盖个性化愈合帽，无压迫牙龈情况下制作树脂临时牙粘接于邻牙，调整咬合，抛光（图9～图28）。

（2）11即刻修复后3个月CT复查种植体周围未见明显骨吸收，种植体唇侧骨量充足，牙龈袖口形态完好，Osstell ISQ牙种植专用共振频率分析仪显示11、12的ISQ值稳定于70左右，提示良好的骨结合。

制取印模：制作精细的11个性化印模帽，聚醚制取最终印模（图29～图44）。

（3）修复体制作：拍比色照片送至技工室，制作11氧化锆全瓷基台和氧化锆全瓷冠（图45～图50）。

（4）戴牙：取下11临时基台，安装11氧化锆全瓷基台，试戴，最终戴入11修复体（图51～图60）。

（5）复查：戴牙后2个月复查，修复体牙龈形态稳定，咬合情况良好，患者对修复体颜色和外观满意（图61～图65）。

远期修复效果有待进一步观察。

二、结果

前牙美学区种植，通过自体骨移植和个性化愈合帽制作，可以有效地缩短愈合期及完好地保持原有牙龈袖口形态。修复后3个月复查，种植体唇侧牙槽骨未见明显吸收，种植体周围软组织稳定，牙龈乳头未见退缩，修复体颜色形态良好。

三、讨论

（1）完全自体骨提供骨量对预后的影响：本病例骨量完全取自于右上颌结节自体骨，3个月后CBCT显示，11唇侧骨有部分吸收，若在手术过程中残余间隙，利用骨粉充填预后骨吸收可能达到最低。

移植骨的最终稳定性是由安装临时冠所获得的，存在正确的穿龈轮廓，临时冠和周围组织贴合并提供良好的龈缘封闭。

（2）前牙区种植治疗的美学风险因素：根据2003年第三届国际口腔种植学会（ITI）共识研讨会形成的牙种植美学风险评估的12项因素评估美学风险（表1）。

（3）牙龈生物型：用牙周探针探入颊侧龈沟，并通过观察牙周探针透过牙龈组织的清晰度判断牙龈的厚薄。牙周探诊法是临床上最常用的检测牙龈生物型的方法，其可靠性和准确性得到了多数学者的肯定。

表1　美学风险评估（ERA）

美学风险因素	低	中	高
健康状态	健康，免疫系统正常	免疫系统低下	
吸烟习惯	不吸烟	少量吸烟（＜10支/天）	大量吸烟（＞10支/天）
患者的美学期望值	低	中	高
笑线	低位	中位	高位
牙龈生物型	低弧线形，厚龈生物型	中弧线形，中厚龈生物型高弧线形，薄龈生物型	
牙冠形态	方圆形	尖圆形	
位点感染	无	慢性	急性
邻面牙槽嵴	高度到接触点≤5mm	到接触点5.5～6.5mm	到接触点≥7mm
邻牙修复状态	无修复体	有修复体	
缺牙间隙的宽度	单颗牙（≥7mm）	单颗牙（＜7mm）	2颗牙或2颗牙以上
软组织解剖	软组织完整	软组织缺损	
牙槽嵴解剖	无骨缺损	水平向骨缺损	垂直向骨缺损

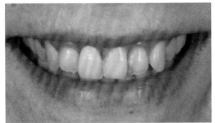

图1　微笑像

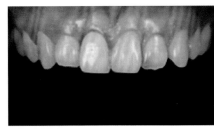

图2　唇面像

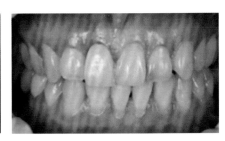

图3　咬合像

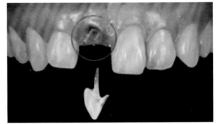

图4　去除松动烤瓷桩冠

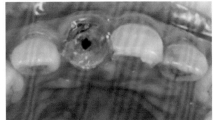

图5　残根，伴根裂

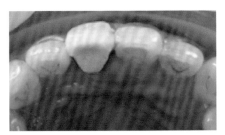

图6　咬合面观

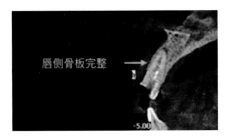

图7　CBCT可见，唇侧骨板完整1

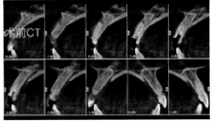

图8　CBCT可见，唇侧骨板完整2

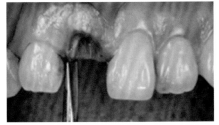

图9　微创拔牙1

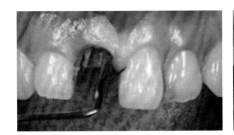

图10　微创拔牙2

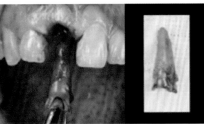

图11　微创拔牙3

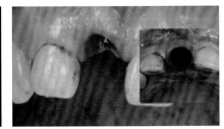

图12　牙龈袖口状态

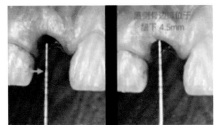

图13　检测唇侧骨板的位置

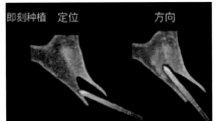

图14　即刻种植的定位和方向

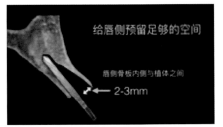

图15　唇侧预留2~3mm空间

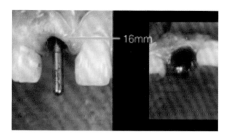

图16　种植体深度龈下4mm

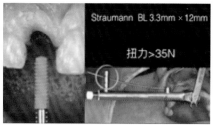

图17　植入种植体，初期扭矩稳定

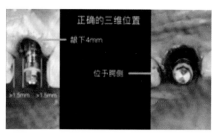

图18　正确的三维位置

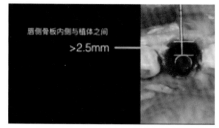

图19　唇侧间隙大于2.5mm

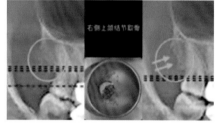

图20　上颌结节取骨

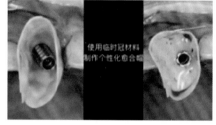

图21　制作个性化愈合帽

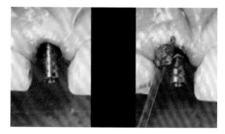

图22　上颌结节取骨，植入唇侧间隙

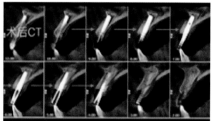

图23　术后即刻CBCT

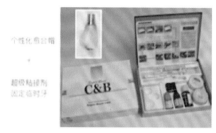

图24　超级粘接剂

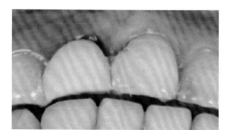

图25　临时牙

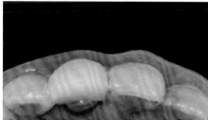

图26　临时牙咬合面观

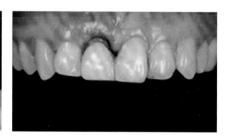

图27　临时牙唇面观

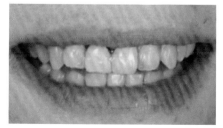

图28　临时牙微笑像

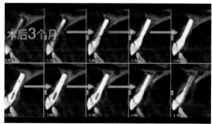

图29　术后3个月复查

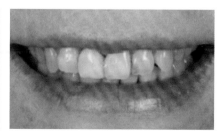

图30　术后3个月微笑像

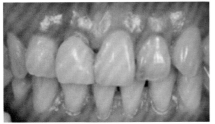

图31　口内像1

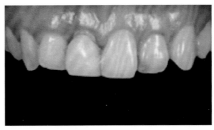

图32　口内像2

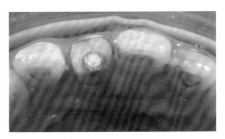

图33　个性化愈合帽咬合面

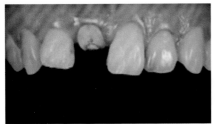

图34　个性化愈合帽唇面

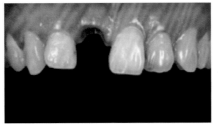

图35　健康的牙龈袖口

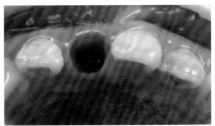

图36　牙龈袖口1

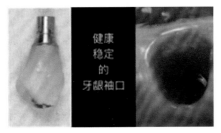

图37　牙龈袖口2

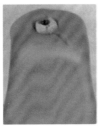

图38　个性化转移牙龈袖口1

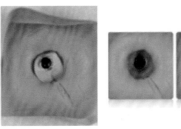

图39　个性化转移牙龈袖口2

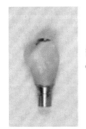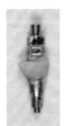

图40　个性化转移牙龈袖口3

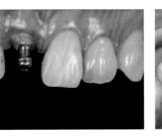

图41　取模

图42　咬合面

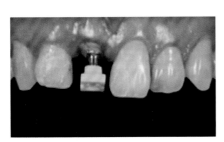

图43　取模1

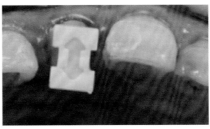

图44　取模2

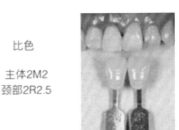

图45　比色

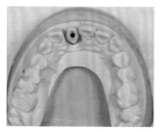

图46 氧化锆基台

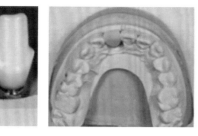

图47 氧化锆全瓷冠

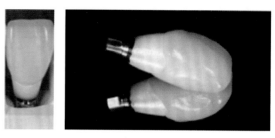

图48 修复体特写

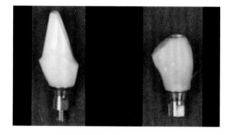

图49 基台形态

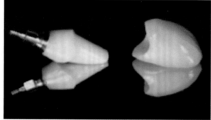

图50 修复体特写

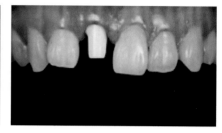

图51 基台口内唇侧像

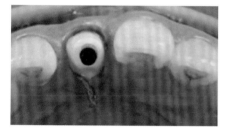

图52 基台口内咬合面观

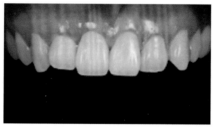

图53 修复体完成

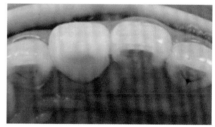

图54 修复体咬合面像

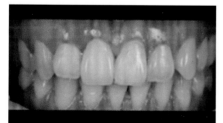

图55 修复体口内像

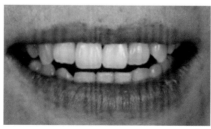

图56 微笑像

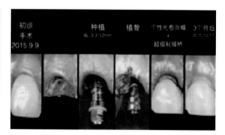

图57 种植流程回顾1

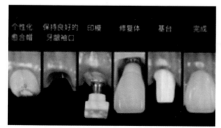

图58 种植流程回顾2

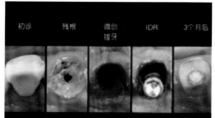

图59 种植流程回顾3

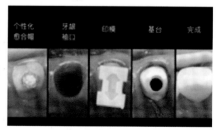

图60 种植流程回顾4

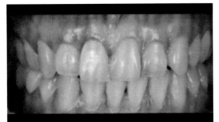
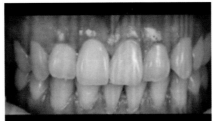
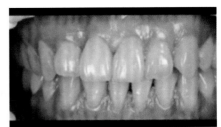

图61　初始状态　　　　　　　图62　修复完成　　　　　　　图63　修复完成2个月

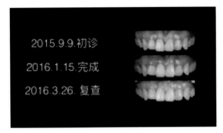
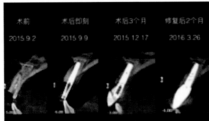

图64　回顾　　　　　　　　　图65　种植流程CBCT回顾

　　有学者认为薄龈生物型的患者发生牙龈退缩和牙槽骨吸收的风险均比厚龈生物型的患者大得多，即使采用转移平台的方式进行种植也难以维持其软硬组织的形态，而厚龈生物型的患者种植后则可较好地预测其种植效果。Remeo等对48颗非埋植型即刻种植体进行研究发展，厚龈生物型患者的牙龈乳头存在率为84%，而薄龈生物型患者为42.8%。SiMS等也认为，厚龈生物型比薄龈生物型在龈乳头重建方面有着更好的再生能力。但Siqueira Jr S等则认为，牙龈厚薄对牙龈乳头的充盈度无影响。

　　本例患者11牙龈弧线与12基本相齐，11与12牙龈都属于中厚龈生物型，因此保持11原有牙龈形态及高度非常重要。

　　种植体的三维方向：龈乳头的存在与否决定于种植体与邻牙的距离（Interimplant -tooth distance, ITD）以及邻接点到牙槽嵴顶的距离(Distance from the base of the contact point to the interdental bone,CPB)，当2.5mm≤ITD≤4mm、CPB≤7mm时，龈乳头的存在率更高。若为相邻连续牙齿的缺失，通常，2颗种植体之间的距离应该在3mm以上。否则种植体周围的碟形骨吸收将导致龈乳头的丧失，发生种植体之间邻间隙的"黑三角"，或形成过长的邻面接触区。

　　Linkevicius等建议，薄龈生物型患者的种植体最好放置在牙槽嵴顶的水平或牙槽嵴顶下；如果旋转在牙槽嵴顶上方则会导致牙槽嵴顶的吸收破坏，这可能与其没有足够的种植体周围黏膜宽度有关。

　　本例患者11在种植手术过程中，严格控制种植体植入的三维方向，11种植体距离唇侧骨板内侧大于2.5mm，种植体偏于腭侧种植，依靠腭侧骨板。

种植体周围软组织成形

　　种植体周围软组织成形技术主要是：个性化愈合帽成形。

　　愈合帽成形种植体周围软组织的优点是临床操作简便。成形的方法包括预成愈合帽（例如唇侧带有斜面的美学愈合帽和解剖式愈合帽等）和个性化愈合帽。

　　种植体支持的临时修复体（provisional restoration）：为了最大限度地获得美学治疗效果，获得良好的穿龈轮廓和过渡带形态，在戴入最终修复体之前，用临时修复体引导和成形种植体周围软组织，一次或逐步建立理想的修复体形态，建立所期望的穿龈轮廓和黏膜质量。戴入临时修复体后3～12个月内，种植体周围黏膜将趋于成熟和稳定。临时修复体对未来种植体周围软组织美学效果和最终理想的修复体外形具有诊断价值。

美学修复体的制作：

复制穿龈轮廓：用临时修复体制作个性化印模帽，通过临床印模程序，准确地将最终定型的临时修复体的穿龈轮廓和获得的种植体周围过渡带的形态转移至石膏模型上。这样就把已获得的临床效果准确地转移到牙科技工手中，制作最终修复体。为了尽可能精确地获了和转移穿龈轮廓，采用二次印模法为最终修复体制作石膏模型。

制作修复体：全瓷修复体是前牙美学修复的首选，氧化锆全瓷冠的前牙美学修复效果已经得到了临床医师的肯定。对于前牙美学修复体的制作，应该关注的有牙冠大小、形态、质地、位置与排列、轴向倾斜度、黄金比例、邻面接触和唇侧观牙弓的渐变等。临床医师在将模型送至加工所的同时，应该做好牙体的比色，利用美学摄影工具把比色情况准确反馈给技师，并告知技师对修复体制作的要求，通过与技师的沟通，达成统一的修复体制作方案。

参考文献

[1] Rosa J C M, Rosa D M,Rosa. A P O, et al. Cargaimediatapos-exodontia: da integridade dos tecidos de suporte a necessidade de enxertos[J]. ClinInt J Braz Dent, 2008, 4(1):52–67.

[2] Rosa J C M,Rosa D M, Zardo C M, et al. Restauracaodentoalveolarimediatapos-exodontia com implante platform switching e enxertia[J]. Implant News, 2009, 6(5)：551–558.

[3] Rosa J C M, Rosa D M, Zardo C M, et al. Immediate loading of implant in damaged fresh extraction socket with gingival architecture involvement, using bone slivergraft from maxillary tuberosity: a clinical case[J]. Teamwork, 2010, 3(2):22–41.

[4] Rosa J C M, Rosa A C P O, Roca D M, et al. Immediate Dentoalvrolar Restoration o compromised sockets: a novel technioue[J]. Eur J Esthet Dent, 2013.

[5] Rosa J C M, Rosa D M, Zardo C M, et al. Reconstrruction of damaget fresh sockes by connective-bone sliver graft from the maxillary tuberosity,to enable immediate dentoalveolar restoration(IDR)-A Clinnical Case[J]. Implants Int M Oral Impl, 2009, 10:12–17.

[6] Gordh M, Alberius P. Some baic factors essential to autogenic nonvascularzedonlay bone grafting to the craniofacial skeleton[J]. Scand J Plast Reconstr Surg Hand Surg, 1999, 33(2):129–146.

第 2 章

美学

病例1

后牙根管治疗后嵌体冠修复

王楠　杭州口腔医院海宁分院综合科

摘要

目的：讨论根管治疗后大面积缺损的牙齿，保留颈周牙本质后，运用数字化椅旁CAD/CAM修复牙体组织的临床效果及意义。

方法：患者为22岁女性，右下后牙多年前于外院行"烂神经"治疗后，一直未做冠修复，X线片示未行完善根管治疗，同时根尖处有明显阴影。因患牙缺损面积较大，根管再治疗后打桩全冠修复又有根裂风险，结合X线片，发现患牙剩余颈周牙本质较厚，因此制订根管再治疗后数字化椅旁嵌体冠修复。修复完成后，恢复了牙体组织的缺损，并且达到了良好的边缘封闭和美观，同时恢复了患牙的功能。

结果：X线片显示根管治疗完善，修复体边缘封闭良好，修复过程及修复体效果患者满意。随访后修复体稳定。

结论：根管再治疗后的牙齿相对容易折裂。其中最主要的原因之一在于病变过程和根管治疗过程中造成的牙体组织的丧失。这种牙体组织丧失所带来的生物力学改变对牙体的长期预后是不利的。因此，在考虑修复牙体时，必须尽可能地保留剩余的牙体组织及颈周牙本质，并做到美观以及冠部封闭。随着近30年中，椅旁CAD/CAM系统的快速发展带给我们的不仅是一部分劳动力的解放，更快捷、更标准地完成常规的修复体加工，更重要的是可以更加准确、更加灵活、更加可控地进行修复体设计和加工，从而达到快速、高效地恢复牙体组织缺损、功能及美观的作用。再加上现代粘接技术所达到的高强度粘接效果都逐渐改变了"脆弱的牙齿＝需要冠修复的理念"。对大面积牙体组织缺损修复的现代观点是建立在微创修复基础上的（尽量保留健康的牙体组织），而保存牙体的修复方式是需要用粘接的方式实现的。

关键词：颈周牙本质；数字化椅旁CAD/CAM；粘接

根管治疗后的牙齿采用打桩冠修复的方法已经成为经典的治疗手段。但随着数字化椅旁技术的快速发展以及现代粘接技术的快速革新，使得微创修复成为了可能。本病例中，患牙缺损面积较大，且未行完善的根管治疗，但患牙颈周牙本质保留较完整，故设计为根管再治疗后数字化嵌体冠修复患牙，尽可能地保留了剩余的牙体组织，没有给患牙打桩也降低了患牙折裂的风险。同时采用了椅旁CAD/CAM制作修复体，大大缩短了疗程，并且获得了稳定良好的修复效果。

一、材料与方法

1. **病例简介**　患者，女性，22岁，主诉右下后牙咬物不适1周。多年前患者右下后牙疼痛，于当地卫生院行"烂神经"治疗后至今未出现疼痛。1周前发现咬物不适，前来就诊。全身状况：平素体健。否认高血压、糖尿病、乙肝等系统病史，否认过敏史，否认家族遗传病史、传染病史。

检查：46远中邻𬌗舌面有大面积缺损，𬌗面有

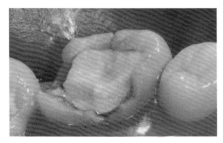

图1　术前口内舌侧

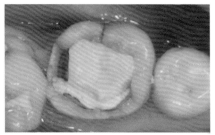

图2　术前口内殆面

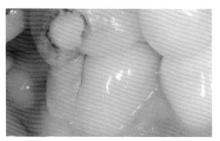

图3　术前口内颊侧

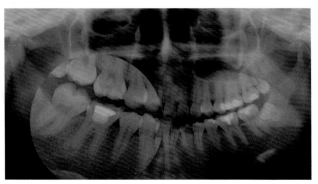

图4　术前全景片

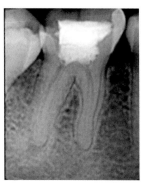

图5　术前小牙片

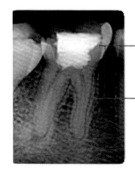

颈周牙本质
是指自牙槽嵴顶根向4~6mm
和冠向4mm的牙本质

向根方传导咬合应力
提供牙体修复必需的牙本质肩领
维系着健康的牙周生物学宽度

图6　颈周牙本质的定义及作用

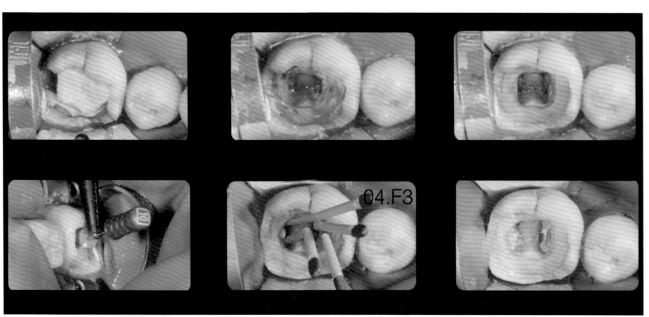

图7　根管治疗流程

病例1　后牙根管治疗后嵌体冠修复

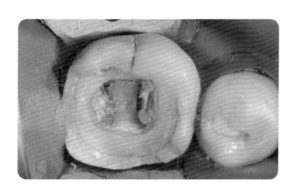

图8　根管治疗过程

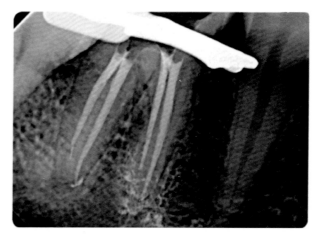

图9　根充完成后X线片

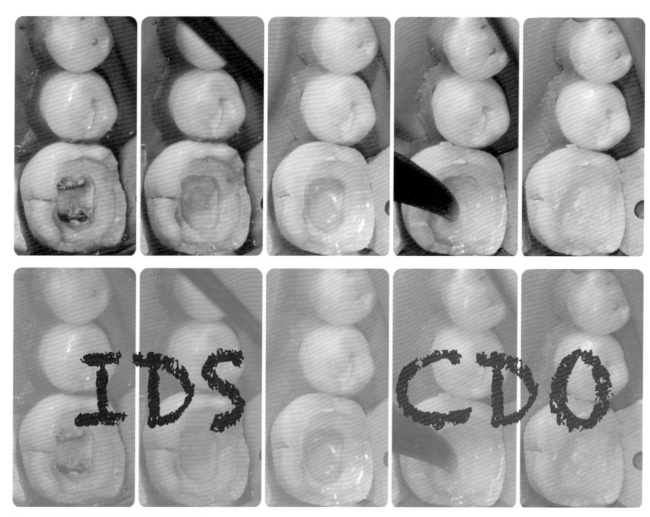

图10　即刻牙本质封闭及洞形优化设计

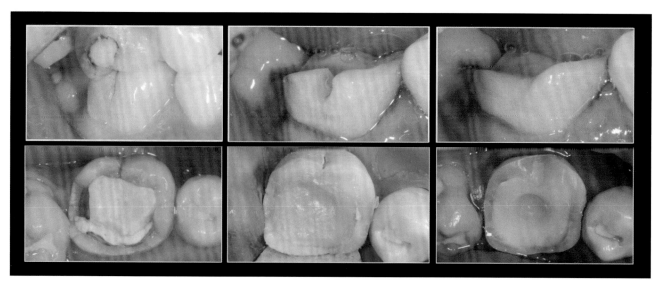

图11　牙体预备

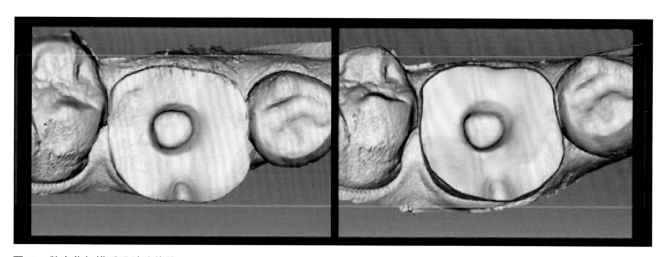

图12　数字化扫描后设计边缘线

大面积充填物，可见继发龋，颊侧有隐裂纹。叩诊（＋），无松动，牙龈未见明显异常（图1～图5）。

2. 诊断　46慢性根尖周炎。

3. 治疗方案　基于颈周牙本质保留较为完好，给出根管再治疗后数字化嵌体冠修复的治疗方案（图6）。

病例1　后牙根管治疗后嵌体冠修复

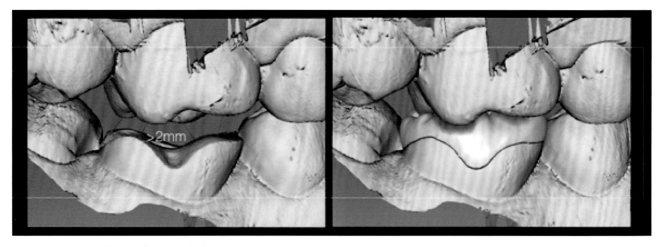

图13　运用数字化软件测算容纳修复体空间

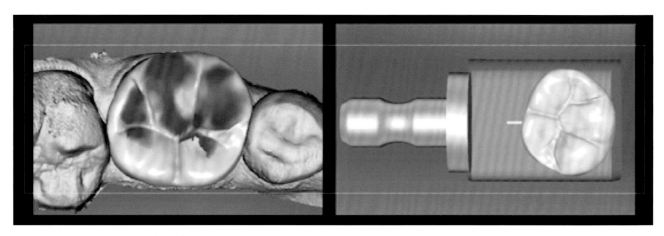

图14　修复体设计完成，准备研磨

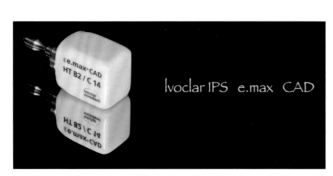

图15　选择义获嘉e.max CAD瓷块

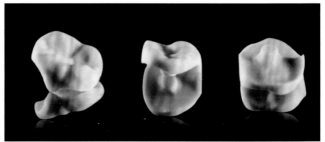

图16　瓷块切割完成

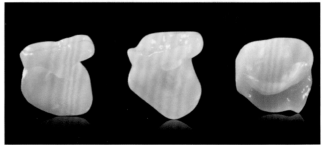

图17　上釉烧结完成

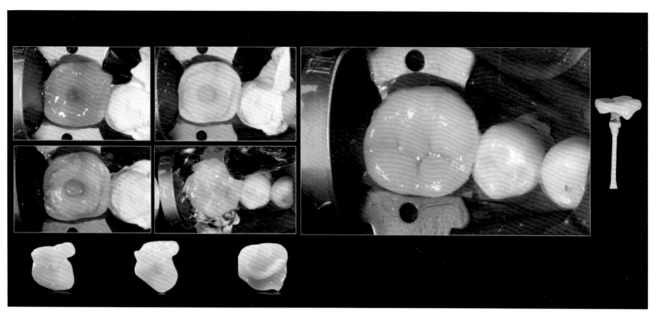

图18　橡皮障下粘接流程

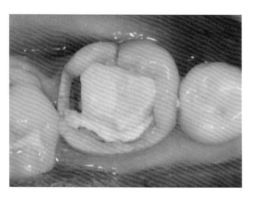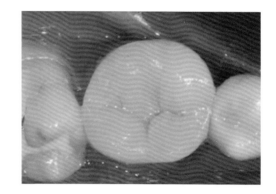

图19　修复前后对比（𬌗面）

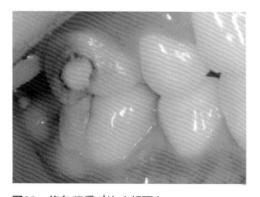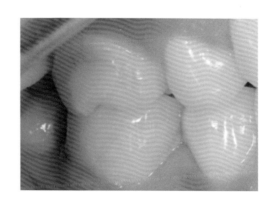

图20　修复前后对比（颊面）

4. 治疗过程

（1）根管治疗，使用04锥度镍钛系统预备，同时辅助化学预备，最后用Iroot SP生物陶瓷材料单尖法根充（图7~图9）。

（2）即刻牙本质封闭（IDS）增加粘接强度及洞形优化设计（CDO），增加剩余牙体组织抗力型（图10）。

（3）牙体预备（图11）。

病例1　后牙根管治疗后嵌体冠修复

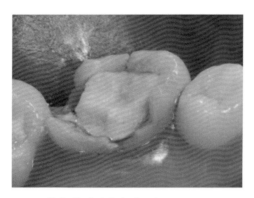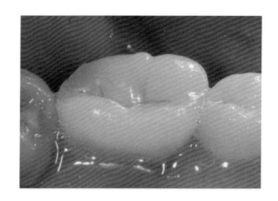

图21　修复前后对比（舌面）

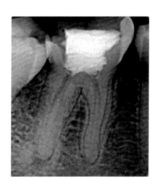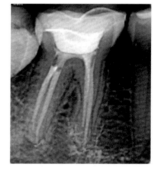

图22　X线片检查粘接剂是否去除干净及修复体边缘封闭情况

（4）数字化椅旁扫描及设计（图12~图14）。

（5）材料选择。义获嘉e.max CAD（图15~图17）。

（6）橡皮障下粘接（图18）。

（7）完成（图19~图22）。

二、结论

颈周牙本质保留较完整的患牙，采用小锥度镍钛器械预备根充后可采用数字化椅旁嵌体冠的修复方式修复患牙，在缩短治疗疗程的同时，又能获得稳定可靠的修复效果。粘接修复使得更多的牙体组织得到了保留。

三、讨论

治疗的成功是多方面的。在本病例中，患牙虽然缺损面积很大，但是颈周牙本质保留得较为完整，加上数字化椅旁CAD/CAM近年来快速的发展和现代粘接技术所达到的高强度粘接效果，都使得微创修复成为了可能。而值得我们去注意的是病例的选择和适应证的严格把握都是病例成功的关键。微创是指在保证修复效果和修复体长久存活的前提下，尽可能减少磨除牙体组织的一种治疗手段，不要为了微创而去微创。

参考文献

[1] Park S H, Kim S S, Cho Y S, et al. Curing units' ability to cure restorative composites and dual- cured composite cements under composite overlay[J]. Oper Dent, 2004, 29:627–635.

[2] Dietschi D, Magne P, Holz J. Recent trends in esthetic restorations for posterior teeth[J]. Quintessence Int, 1994, 25:659–677.

[3] Magne P, Dietschi D, Holz J. Esthetic restorations for posterior teeth: practical and clinical considerations[J]. Int J Periodontics Restorative Dent, 1996, 16:104–119.

病例2

DSD美学设计前牙修复1例

陈庆生　杭州口腔医院城西分院特需科

摘要

目的： 探讨如何在DSD指导下进行前牙美学修复治疗。

方法： 患者为年轻女性，因前牙不美观来就诊。上颌中切牙中线倾斜，12、11、21、22冠表面残留树脂，色偏黄，近中邻面龋坏。拍照获取影像资料，应用Keynote软件进行数字化微笑（DSD）设计。同期进行医患、医技沟通，在DSD设计的指引下进行诊断蜡型（wax-up）制作，并制作诊断饰面（mock-up）转移到患者口内，让患者微笑体验。在诊断饰面的指引下进行牙体预备，最终完成修复。

结果： 患者的修复体形态和颜色均良好，边缘密封，牙周健康，美学修复效果良好，患者2年回访美学修复效果稳定。

结论： DSD作为一种工具能够有效帮助临床医师和技师从美学设计到美学实现。

关键词： DSD；贴面；诊断蜡型；诊断饰面；美学修复

数码微笑设计（Digital Smile Design，DSD）数字微笑设计（DSD）技术由巴西牙医兼技师科奇曼（Coachman）及其团队提出，近年来风靡世界。DSD通过将一些精确拍摄的照片导入电脑，应用Keynote或者Photoshop软件对患者的面部和口内数码照片进行美学分析及设计，生成DSD虚拟设计，同时获得直观的数字化模拟修复效果。再通过一些相应的方式将DSD模拟设计转移到石膏模型上，完成诊断蜡型（wax-up），再通过诊断饰面（mock-up）转移到口内，从而帮助实现精确的美学评估。总体来讲，DSD技术的功能主要有以下三部分：医医沟通、医技沟通、医患沟通。DSD技术是目前比较前沿的美学修复设计手段。而传统修复过程中，医师既没有详细的美学方案向患者呈现，也无法向技师提供具体的美学制作意见，仅由医师主导整个治疗的设计和实施。对患者而言，往往是一种"被美容"的过程。对医师而言，修复后美学效果如何很多时候并非胸有成竹。而数字微笑设计则从设计、诊断蜡型、诊断饰面、修复体制作等环节都能做到有据可循，以结果指导过程，在提高美学修复效果的同时，也能降低美学风险，具备直观、无创、可逆，并且操作流程简单等优点。

一、材料与方法

1. 病例简介　患者，女性，30岁。因为前牙不美观来就诊。检查：12、11、21、22冠表面残留树脂，11、12、21、22近中邻面见龋坏冠色偏黄，中线偏斜。

2. 诊断　牙列不齐、龋齿。

3. 治疗方案　漂白联合贴面修复12、11、21、22。

4. 治疗过程

利用美学原则进行DSD设计（图1~图5），指导技师制作诊断蜡型（wax-up）（图6），然后在患者口内制作诊断饰面（图7），进行美学评估，术前比色，12、11、21、22牙体预备，利用CAD/CAM技术制作瓷贴面（图8~图10），在此基础上完成最终修复体。口内试戴贴面，按照严格的粘接

病例2　DSD美学设计前牙修复1例

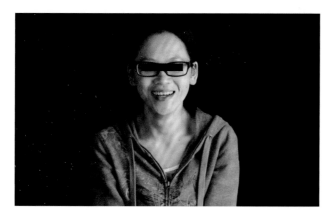

图1　患者正面像

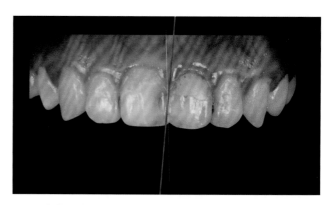

图2　患者口内像

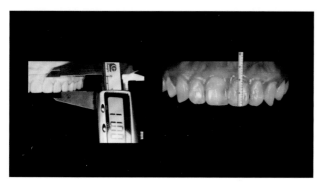

图3　测量牙齿真实的长度，并转化为数码数据

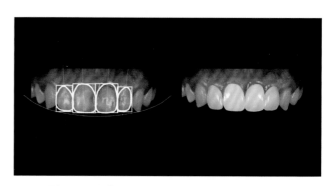

图4　进行DSD美学设计

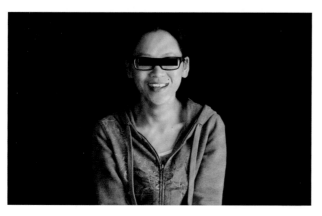

图5　面像合成

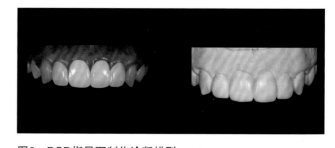

图6　DSD指导下制作诊断蜡型

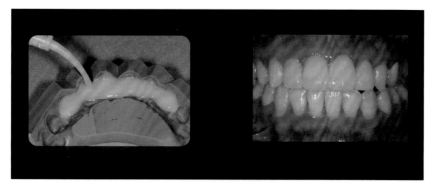

图7　制作诊断饰面

流程进行粘接。戴入4颗贴面后获得很好的美学效果（图11~图14）。患者修复前后面部、唇齿关系、口内牙齿的对比（图15~图18）。数码微笑设计的流程见图19。术后1年和2年的回访（图20~图21）。

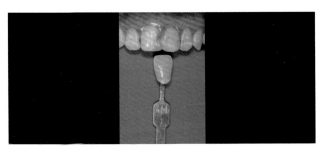

图8　比色

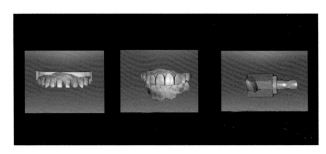

图9　CAD/CAM制作修复体

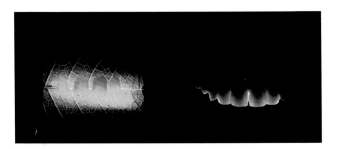

图10　修复体完成，制作了4个玻璃陶瓷贴面

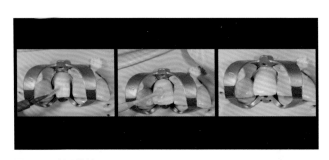

图11　贴面粘接

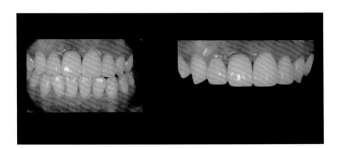

图12　戴牙

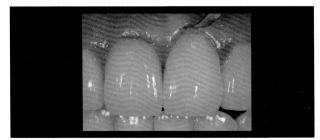

图13　检查密合性

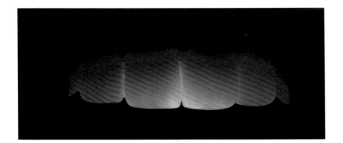

图14　荧光性

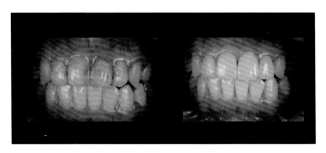

图15　口内前后对比1

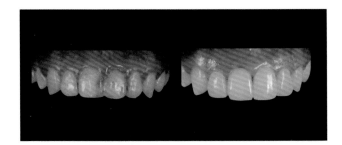

图16　口内前后对比2

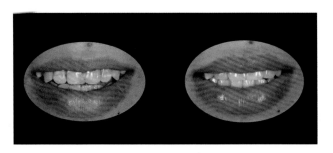

图17　唇齿前后对比

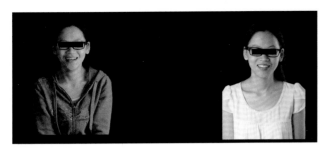

图18　面部前后对比

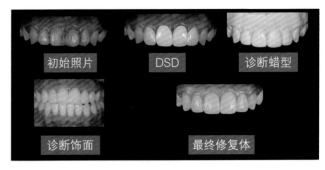

图19　治疗过程

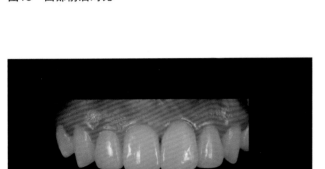

图20　戴牙后1年复查

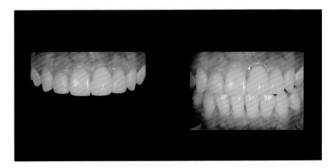

图21　戴牙后2年复查

二、结论

借助摄影、计算机技术，综合运用美学原则，进行可视化口腔美学分析设计的方法，可以术前模拟患者修复效果，术中指导医师技师工作。DSD美学技术是非常有效的医患沟通、医技沟通的工具。该病例利用这种方法取得良好的美学效果。

三、讨论

数码微笑设计（DSD）是目前比较前沿的美学修复设计手段。DSD基于美容牙科学的基本原理，利用诸如Keynote或Photoshop等软件，对患者的面部和口内数码照片进行美学分析和设计，并对治疗结果进行可量化数字模拟，最终以获得直观的数字化模拟修复效果。

DSD模拟出的效果模型不仅可以作为医患沟通和促进治疗的工具，还可以作为不同学科临床医师之间沟通的手段，并能有效指导技师进行诊断蜡型及最终修复体的制作。DSD最大的优点是直观、无创、可逆，且操作流程简单。

目前的DSD存在着诸多不足，在二维方向比较成熟，但在三维形态无法精准设计；而三维设计将是DSD未来发展的方向。

参考文献

[1] Schlichting L H, Resende T H, Reis K R, et al. Simplified treatment of severe dental erosion with ultra thin CAD/CAM composite occlusal veneers and anterior bilaminar veneers[J]. J Prosthet Dent, 2016, 116(4):474–482.

[2] 姜月. 全瓷贴面在前牙美容修复中的临床效果观察[J]. 航空航天医学杂志, 2016, 27 (12)：1548–1550.

[3] 陈庆生, 黎曙光, 朱保民, 等. IPS II Empress铸瓷贴面用于前牙美容修复的近远期疗效观察[J].现代口腔医学杂志, 2013, 27 (3)：147–149.

病例3

瓷粘接仿真修复前牙1例

张龙龙　杭州口腔医院义乌分院综合科

摘要

目的：通常用来关闭间隙的治疗方法是复合树脂直接修复。然而当患者牙面颜色比较复杂时，治疗操作将更具挑战且更加耗时。本例中应用瓷贴面关闭中切牙间隙，观察修复后的仿真效果。

方法：在口腔医学领域，全瓷修复日益成为美学修复的热点。修复的临床选择很多，随着粘接技术和材料研究的发展，瓷贴面修复是患者前牙区段散在间隙的一个很好的修复方式。本病例中，利用瓷贴面关闭中切牙间隙。

结果：应用瓷贴面关闭中切牙间隙后，达到与其他牙齿颜色协调统一的仿真效果。

结论：瓷材料具有完美的硬度，理想的表面特性，而且其生物力学强度可以产生较高的粘接性能，而且比传统的修复方法伤害更少。瓷贴面修复具有仿真修复的优越性。

关键词：瓷粘接；仿真；瓷贴面

一、材料与方法

1. 病例简介　患者，女性，32岁。要求关闭门牙间隙，消除唇侧黄褐色斑块并与其他前牙协调统一（图1~图3）。临床检查11、21、22间可见散在间隙，12、11、21、22唇侧可见白垩色横纹及黄褐色斑块（图4）。12点钟位微笑像示前牙唇侧位于下唇干湿交界内（图5）。11、21远中倾斜（图6）。口腔卫生一般；软垢（+）；色素（+）；龈上牙结石Ⅰ度，部分位点牙龈红肿，BOP（+）；未探及龈下牙石及附着丧失（图7）。既往史：否认系统病史、传染病史、药物过敏史，小时候在高氟地区生活。口腔卫生习惯：刷牙2次/天，无使用牙线习惯。

2. 诊断　氟斑牙；前牙散在间隙；慢性牙龈炎。

3. 材料　二矽酸锂玻璃陶瓷。

4. 治疗方案　牙周基础治疗，口腔卫生宣教，11、21贴面修复。

5. 治疗过程

（1）术前拍照，全口龈上洁治。1周后取模制作11、21诊断蜡型（图8、图9）；制作硅橡胶导板（图10）；患者口内诊断饰面（图11），患者要求回去考虑，遂试戴1周；1周后，患者要求前牙长度缩短（图12），最终减少0.5mm患者接受。

（2）口内诊断饰面上硅橡胶导板指导下牙体预备（图13）；松风矽离子，3M Sof-Lex抛光；ULTRAPAK 00#排龈；义获嘉基牙比色板比色（图14）；比色板牙面比色（图15），二次法DMG硅橡胶取模。然后将比色照片、患者原始模型、硅橡胶导板、牙体预备后模型一起寄给合作的牙科技师。贴面制作完成后检查修复体的边缘密合度（图16）、厚度（图17、图18）及颜色形态（图19、图20），在患者口内试戴（本病例采用的是3M ESPE RelyX Try-in Paste 透明色试戴糊剂）。试戴效果医师和患者都比较满意，准备粘接。橡皮障隔湿11、21（图21、图22），Variolink N多功能美学水门汀粘接（图23）。粘接完成后（图24、图25），用12#刀片去除多余粘接剂；金属抛光条抛光；拍摄数码照片（图26），降低或增加饱和度观察修复

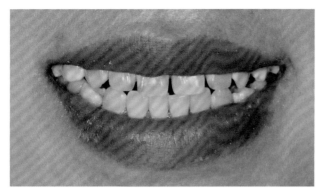

图1　术前正面微笑像

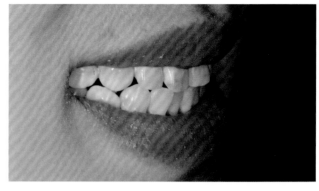

图2　术前右侧微笑像

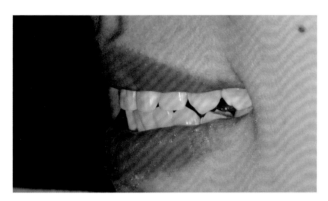

图3　术前左侧微笑像

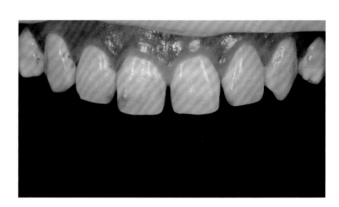

图4　术前上颌前牙微笑像

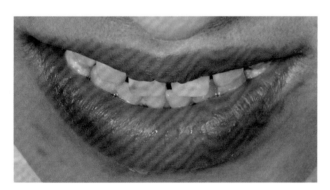

图5　术前12点钟位微笑像

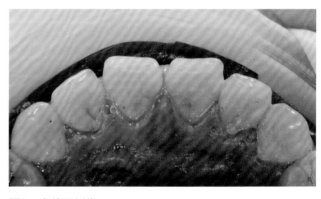

图6　术前腭侧像

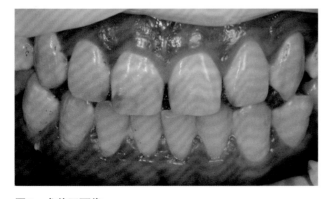

图7　术前正面像

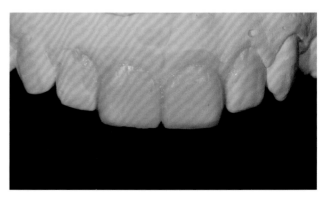

图8　诊断蜡型唇侧

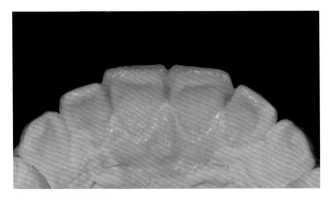

图9　诊断蜡型腭侧

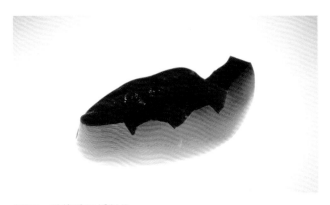

图10　硅橡胶导板制作

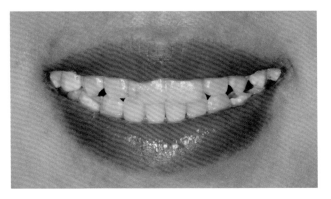

图11　口内诊断饰面微笑像

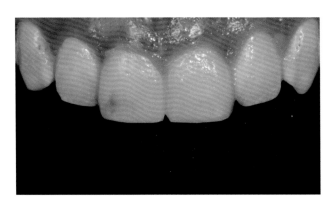

图12　口内诊断饰面唇侧像

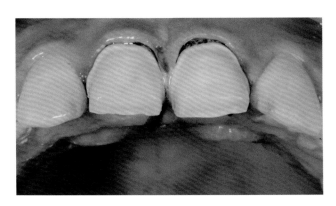

图13　牙体预备

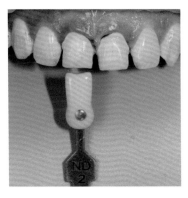

图14　义获嘉基牙比色板比色

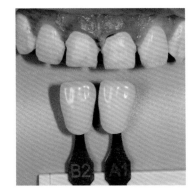

图15　义获嘉比色板比色

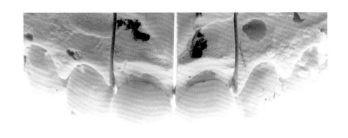

图16　检查修复体边缘密合度

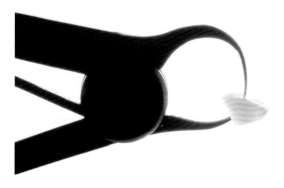

图17　检查修复体厚度1

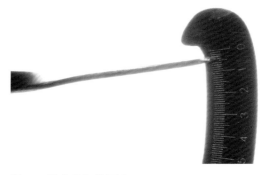

图18　检查修复体厚度2

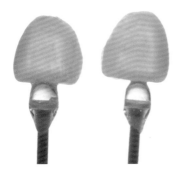

图19　检查修复体颜色、形态1

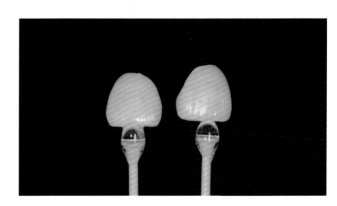

图20　检查修复体颜色、形态2

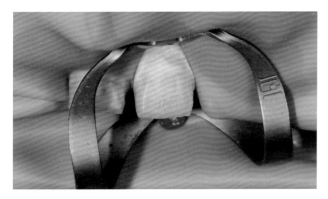

图21　21橡皮障隔湿

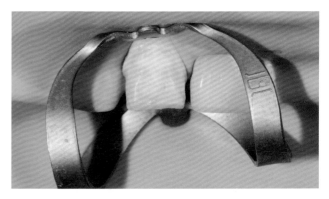

图22　11橡皮障隔湿

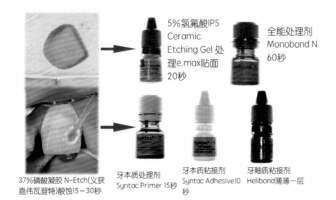

图23　粘接修复体

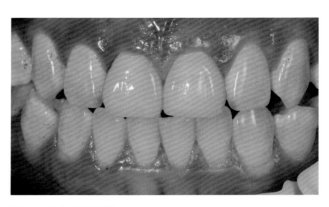

图24　粘接后正面像

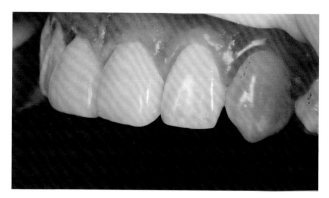

图25　粘接后侧面像

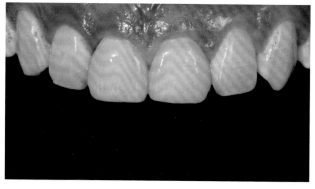

图26　粘接后唇侧像

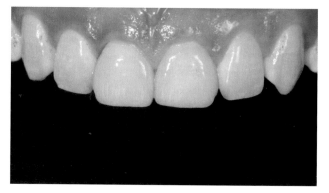

图27　降低饱和度

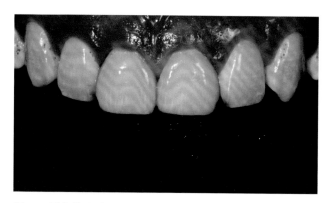

图28　增加饱和度

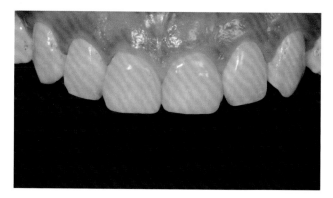

图29　术后6个月唇面像

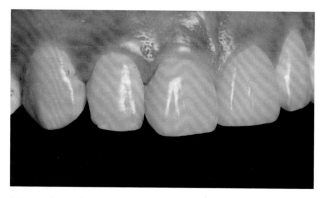

图30　术后6个月右侧像

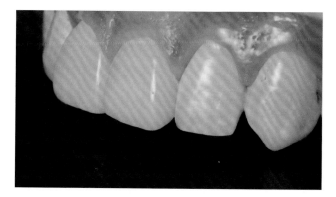

图31　术后6个月左侧像

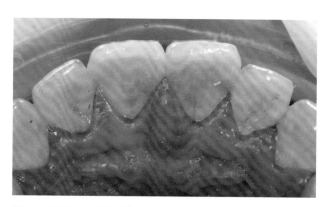

图32　术后6个月腭侧像

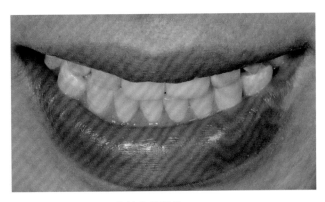

图33 术后6个月12点钟位微笑像

体的明度等是否准确（图27、图28）；最终颜色形态患者满意。术后6个月回访，唇面像（图29），右侧像（图30），左侧像（图31），腭侧像（图32），12点钟位微笑像（图33）修复体的颜色逼真，边缘密合，牙龈健康。

二、结果

复查期间，修复体的颜色逼真，牙龈健康稳定。患者对修复效果满意。

三、讨论

该患者因前牙间隙大，前牙牙面黄色斑块明显来我院求诊，制订治疗计划时有考虑过正畸会诊，牙齿美白，按照美学标准制作多颗修复体等综合治疗，或者美白治疗后通过直接修复关闭门牙间隙。在与患者充分沟通后，最终11、21瓷贴面修复，但不代表是最佳修复方案，可能患者的依从性、经济能力等会影响最终治疗方案。

该患者修复后仿真效果达到预期，远期效果在严格规范的临床操作下可以得到保证。

参考文献

[1] kina S, Bruguera A. Invisible: Esthetic All Ceramic Restorations[M]. Maringa: Debtal Press, 2007.

病例4

冷光美白对轻度氟斑牙的应用

张璐　杭州口腔医院洁牙美牙中心

摘要

目的： 应用冷光美白技术对氟斑牙漂白，观察冷光美白对轻度氟斑牙在临床中的效果。

方法： 选取上颌前牙唇侧有轻度褐色氟斑，牙面无明显缺损病例1例，接受Beyond冷光美白治疗。术前术后进行VITA比色板比色，术前术后拍照比对。

结果： Beyond冷光美白完全去除轻度氟斑，在不影响牙体组织情况下还获得了明显的美学效果。

结论： Beyond冷光美白对轻度氟斑牙能明显改善，并没有降低牙齿表面硬度，稳定性好。

关键词： Beyond冷光美白；疗效观察

一、材料与方法

1. **病例简介**　患者，女性，23岁。牙齿排列整齐，口内前牙和第一前磨牙均存在，且为活髓牙，无牙体缺损，无大面积的牙体或冠等修复治疗史。牙周健康，全身健康状况良好，无系统性疾病，无吸烟史；理解并签署知情同意书。患者右前牙明显褐色斑点，无法自行改善。11唇侧明显褐色氟斑牙，其余牙VITA比色为A3。

2. **诊断**　轻度氟斑牙。

3. **材料**　选用美国普洋科技公司（Beyond Technology Corp U.S.A）生产的Beyond冷光牙齿美白仪及配套的冷光美白凝胶，其主要成分为过氧化氢和直径在20nm以内的过氧化硅。用VITA比色板做术前术后比色。

4. **治疗方案**　Beyond冷光美白2次。

5. **治疗过程**

（1）治疗前彻底牙周洁治，患者拍照记录（图1），用VITA比色板比色。术前引导，为患者敷眼膜，用慢速抛光杯蘸抛光膏清洁牙面，漱口，放置开口器，棉卷隔湿，吹干。涂龈保护剂，光照固化，涂3次约2mm厚beyond美白凝胶，第1次强光模式8分钟，第2次强光模式10分钟，第3次标准模式12分钟。中间用强吸吸去美白凝胶（图2）。治疗完后比色拍照（图3）。

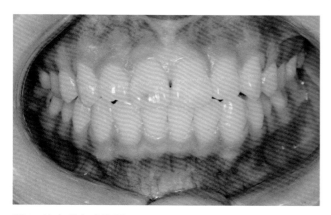

图1　冷光美白术前照

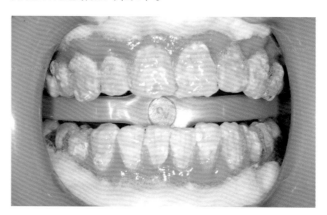

图2　冷光美白治疗

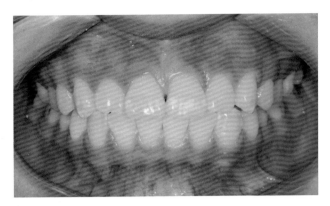

图3 第一次美白后

（2）术后2周复诊照（图4），检查牙齿情况。美白步骤同上。

（3）行2次冷光美白术，美白步骤同上，术后照（图5）。

（4）患者治疗中无明显感觉，牙面氟斑牙淡化，牙表面色泽佳。

二、结果

在做完2次Beyond冷光美白后牙面氟斑明显淡化，其余牙色也明显改变（图5）。患者对治疗效果满意。

三、讨论

牙齿的漂白治疗是目前比较安全的漂白治疗，

因不必磨除天然牙而改变牙齿颜色，其原理是将波长介于480～520nm之间的高强度蓝光，经由光纤传导，通过2片经30多次镀膜处理的光学镜片，再经过特殊光学处理，隔绝有害的紫外光和红外光，照射到涂抹在牙齿上的美白剂上，美白剂透过牙本质小管，与沉积在牙齿表面及深层的色素产生氧化还原反应，从而达到美白的效果。该美白剂不仅对牙齿有美白效果，而且能使牙齿在美白后产生光泽。

该患者轻度氟斑牙，要求对牙齿没有损伤，如做贴面或烤瓷牙均会研磨牙体组织。如果是重度氟斑牙，牙面有明显的缺损，就不适用于冷光美白，建议做烤瓷牙效果更好。冷光美白对轻度氟斑牙有明显的美学效果。

参考文献

[1] 王成龙, 刘洪臣, 张瑜, 等. 用色度学方法研究牙齿漂白剂增白牙齿的效果[J]. 口腔颌面修复学杂志, 2004, 03: 222-224.

[2] 蔡留意, 解邦杰, 祝旭, 等. Beyond牙齿冷光美白仪治疗124例患者临床疗效分析[J]. 中国美容医学, 2009, 18(12):1788-1790.

[3] 赵奇, 冯നꥍ华, 哈庆, 等. Beyond冷光美白技术对人牙釉质硬度的影响[J]; 现代口腔医学杂志, 2008, 23(s).

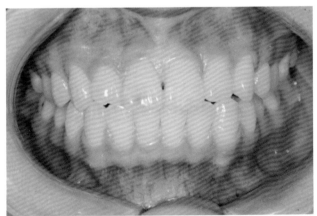

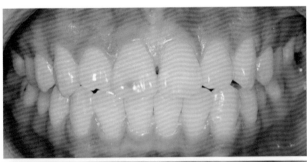

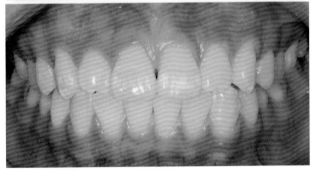

图4 2周后复诊照与术前照对比图

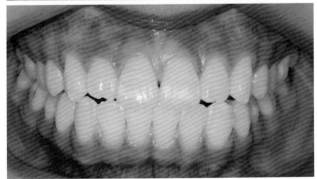

图5 2次美白术后照与初始照片比对图

病例5

基于Keynote完成的前牙修复DSD设计

李雪　杭州口腔医院VIP中心

摘要

目的： 引入计算机模拟的前牙美学分析方案，在治疗开始前，让患者亲自参与到治疗方案的设计中，有效地实现医患沟通。

方法： 患者为32岁年轻女性患者。上前牙因深龋导致牙髓坏死，出现慢性根尖周炎症，在完成根管治疗后进行修复。因拟修复牙齿位于前牙美学区域，所以修复的重点放在了如何在正式治疗开始前为患者提供一个可以模拟最终修复效果的预期方案。采用数码微笑设计（digital smile design, DSD），利用Keynote软件，对患者的面部和口内数码照片进行分析设计，并对美学修复治疗的结果进行可量化的数码模拟。基于模拟效果，指导技师进行诊断蜡型及最终修复体的制作。对21、22已完成根管治疗的患牙采用全冠修复，对11活髓牙采用瓷贴面修复，并进行随访。

结果： 按照患者的意见对DSD修复设计方案进行调整后，完成最终修复。

结论： 对于美学区域牙齿的修复，DSD设计方案在术前可以综合考虑口面协调性、龈牙美学、唇齿关系、牙齿的白色美学等因素，模拟制订出修复方案，有效地提供了可预期的修复效果，不但实现了个性化的修复，而且方便医患沟通，有效地降低了医疗纠纷。

关键词： 前牙；数码微笑设计DSD；美学修复

前牙区修复与传统修复的区别在于，除单一功能修复之外，还必须兼顾美学效果。要基于美学理论进行个性化设计，设定美学目标，并根据目标创造条件以获得最佳的美学设计效果。单纯依赖修复医师在大多数情况下不能够达到预设美学目标所需的条件，常常需要口腔临床多学科系统，并由医师、技师、患者三方共同参与。本病例中，在术前进行DSD设计，并在口内通过诊断饰面模板模拟修复效果，患者试戴诊断饰面模板后提出个人意见，再据此调整原设计方案，最后实现了医患双方都满意的修复效果。

一、材料与方法

1. **病例简介**　患者，女性，32岁。因左上前牙慢性根尖周炎就诊，已完成根管治疗，现拟行常规修复。口内检查发现：21、22牙体变色。11近中牙本质钉，边缘龋坏，牙体变色。11、21切端近中部分均有磨耗，无正常前牙微笑弧形曲线。21、22、11松动度正常，叩诊（±）。11、21、22牙周探诊深度为2~3mm。既往体健，无局部或全身禁忌证。

2. **诊断**　11、21、22牙体缺损。

3. **治疗方案**　DSD设计指导下完成11瓷贴面，21、22全瓷冠修复。

4. **治疗过程**

（1）收集基本资料。包括患者正侧面微笑像、口内牙列像以及牙列的石膏模型（图1~图5，图18、图19）。

（2）术前设计与方案沟通。根据患者的面部和口内照片进行DSD分析。确定瞳孔连线作为水平参

病例5　基于Keynote完成的前牙修复DSD设计

考线（图6），参考患者微笑时下唇曲线的位置来描绘微笑时的前牙切端曲线（图7）。然后标记前牙龈缘高点连线（图8），发现22龈缘位置较低，和患者沟通后，患者不愿考虑予22行冠延长手术。因此，本次治疗只涉及牙体硬组织方面的操作。6颗上前牙的可视宽度比例基本协调（图9），但宽度-长度比例偏大（图10~图12），需要加长切端。

通过实测口内牙齿长度，对DSD系列图中的数字化标尺进行标定（图13）。将设计好的轮廓模板转化成数字化全冠和贴面，进行口内和面部修复后效果的模拟（图14~图16）。用设计的方案指导技师制作诊断蜡型（图17~图19）。用模拟修复前后的数字化照片、诊断蜡型、口内翻制的诊断饰面模板和患者进行沟通，根据患者意见对修复体切端长度稍作调整。

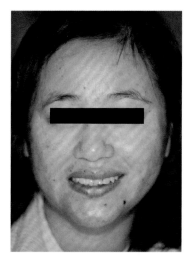

图1　术前微笑像

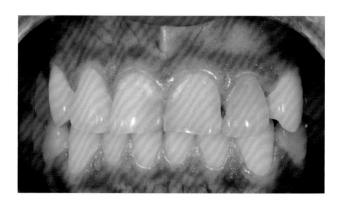

图2　术前口内正面咬合像

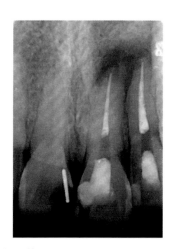

图3　21、22根充片

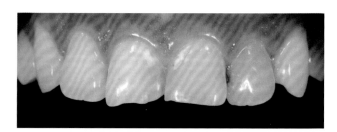

图4　术前局部像

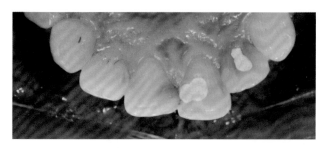

图5　术前口内𬌗面像

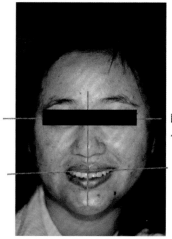

瞳孔连线作为参照水平线

口角连线

图6　确定水平参考线

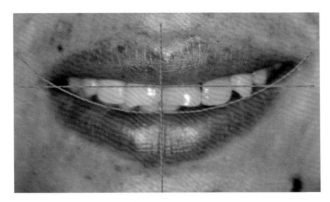

图7　微笑时理想的前牙切端曲线与下唇的曲线相一致

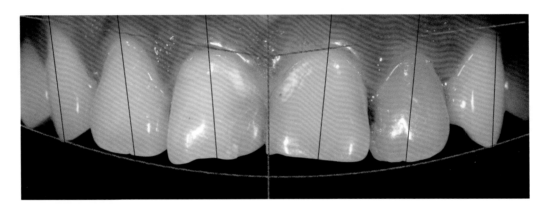

图8　前牙龈缘高点连线

黄金分割比例　　　　Preston比例

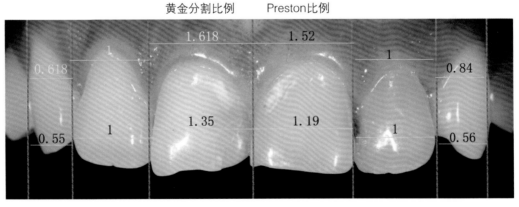

图9　理想的上前牙宽度比（上排）和实际的上前牙宽度比（下排）

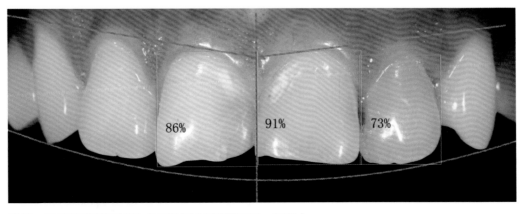

图10　天然牙实际的宽度−长度比例（理想值75%～80%）

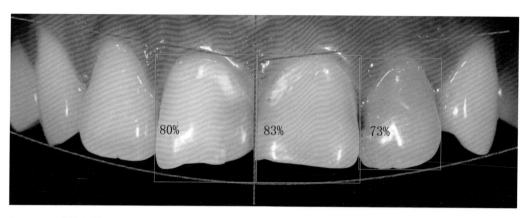

图11　预计修复体的宽度-长度比例

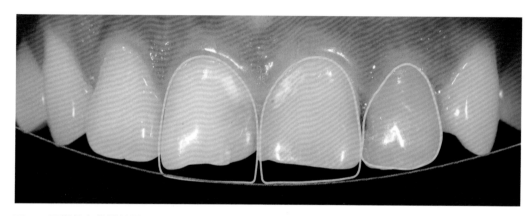

图12　预期修复体的位置

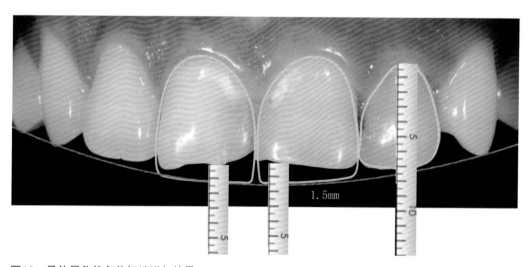

图13　具体量化修复体切端增加的量

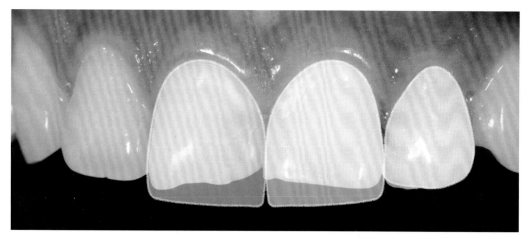

图14　修复体和天然牙切端位置的比较

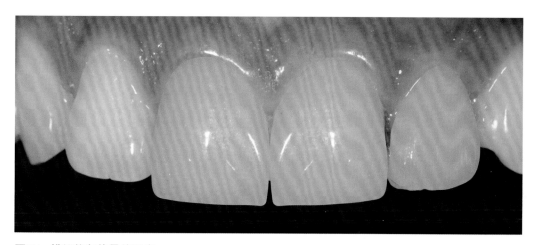

图15　模拟修复体最终形态

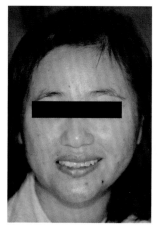 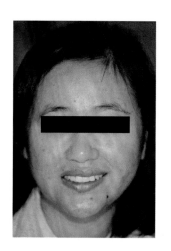

图16　模拟的戴牙后微笑像

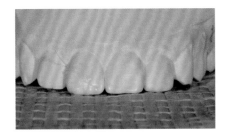 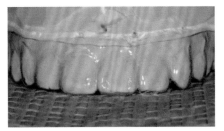 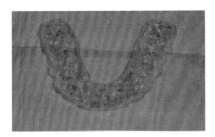

图17　完成蜡型，翻制石膏模型，制作透明板

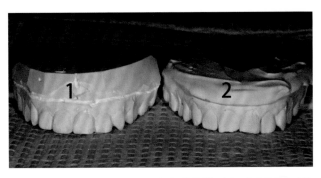

图18　预期效果模型（1）和修复前的模型（2）唇侧面对比前牙外突度

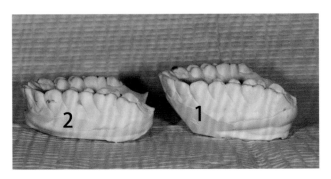

图19　预期效果模型（1）和修复前的模型（2）外突度对比

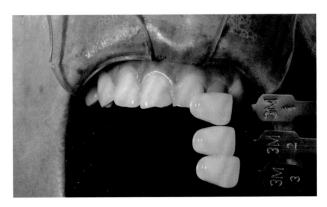

图20　牙备前比色，标记牙备深度指示沟

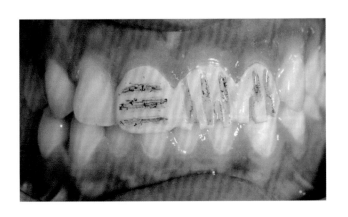

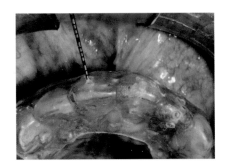 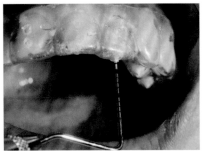 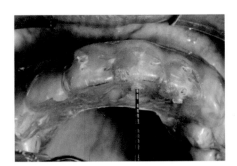

图21　检查牙备量

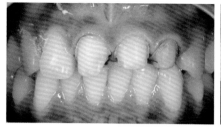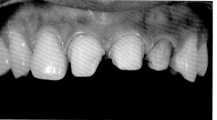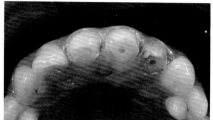

图22　牙备完成

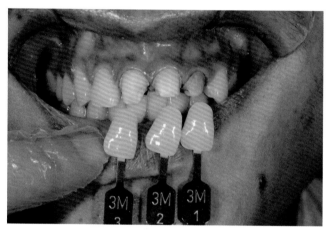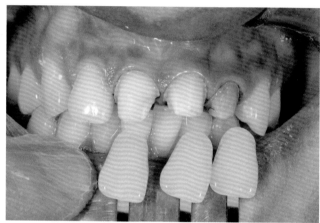

图23　牙备后比色

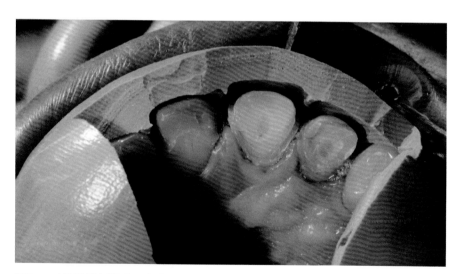

图24　硅橡胶导板检查牙备量

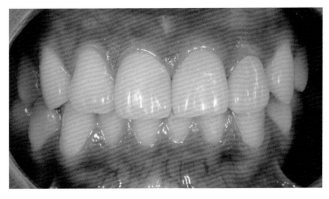
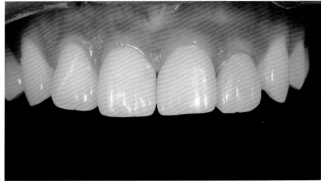

图25　佩戴CAD/CAM树脂冠

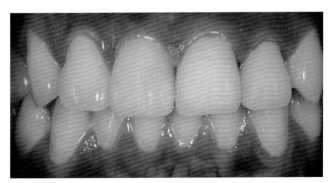
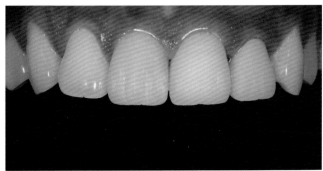

图26　上釉瓷前，试戴底冠

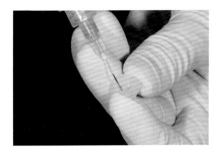

氢氟酸酸蚀瓷贴面（皓齿）

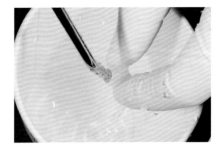

冲洗，超声震荡（95%酒精）

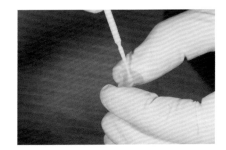

涂硅烷耦联剂（义获嘉）

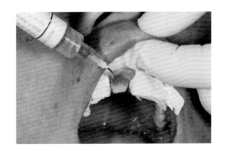

牙体表面酸蚀，冲洗

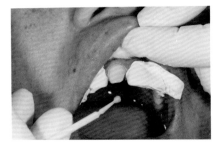

涂双固化粘接剂（Bisco-all bond 3）

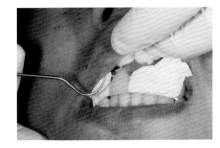

粘接（Kerr NX3）

图27　贴面的粘接过程

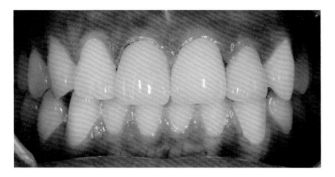

图28 修复体粘接后即刻正面像

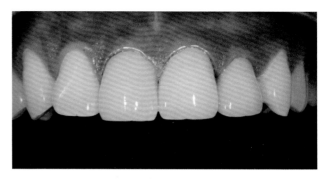

图29 修复体粘接后局部像

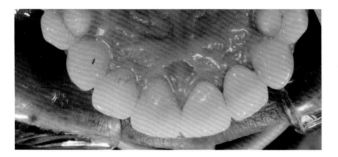

图30 修复体粘接后殆面照

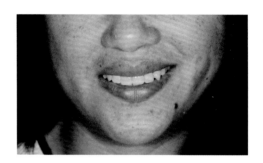

图31 戴牙后微笑像

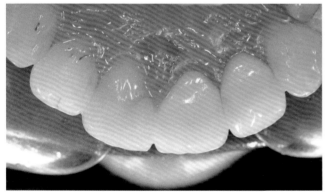

图32 1.5年后复查

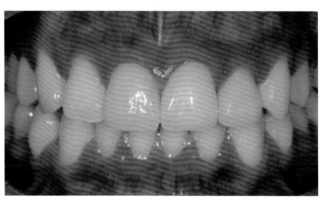

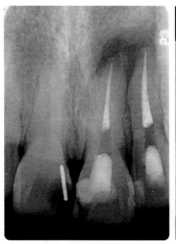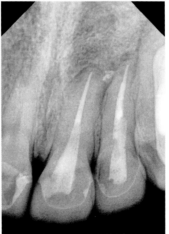

图33 复查时X线片

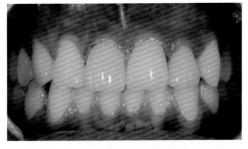
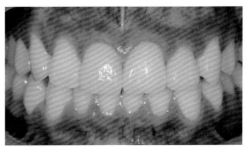

2014—2016

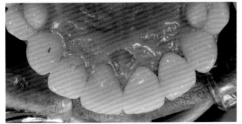
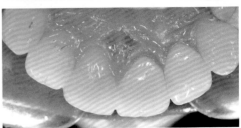

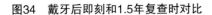

图34　戴牙后即刻和1.5年复查时对比

（3）根据最终方案，按照规范化流程完成修复治疗过程和最后的试戴粘接（图20~图31）。

（4）维护回访阶段。包括告知全瓷牙使用常规注意事项，口腔卫生宣教以及定期随访（图32~图34）。

二、结论

DSD分析设计能够在牙体预备等修复操作前直观展示可量化的修复效果，有利于医、患、技三方沟通。

三、讨论

前牙区良好的修复效果取决于前期的美学分析和设计。针对每一例病例，根据各种牙齿美学参数进行检查、分析，再结合患者的主观要求做出正确的牙齿美学修复设计。严格按照设计方案，进行牙体预备和修复体技工制作等，才能获得理想的修复效果。此外，DSD设计是针对2D图片的分析和处理，照片变形的存在会导致所设计方案的不精确性，因此，要求我们提供标准规范的临床照片。

参考文献

[1] 张豪. 前牙美学修复咬合处理[J]. 中国实用口腔科杂志，2011, 4(8): 461-464.

[2] 谭建国. 牙齿美学修复的美学分析与设计[J]. 中国实用口腔科杂志，2011, 4(8): 449-450.

[3] 刘云松，叶红强，古明，等. 患者参与的数字化设计在前牙美学修复中的应用[J]. 北京大学学报（医学版）2014, 46(1): 90-94.

病例6

树脂直接充填前牙切角缺损1例

郑红霞　杭州口腔医院牙体牙髓科

摘要

目的： 树脂直接充填恢复前牙切角缺损。

方法： 患者初次就诊，检查咬合关系后取研究模型，在模型上用蜡恢复缺损形态及咬合，使用硅橡胶制备导板，借助硅橡胶导板在口内使用直接树脂充填恢复缺损。使用硅橡胶导板，先行恢复腭侧牙体形态，腭侧牙釉质充填完成后，去除硅橡胶导板，在舌侧牙釉质层上再行唇面形态恢复。充填完成后，需要进行完善的抛光，以期达到良好的远期效果。

结果： 树脂直接充填前牙切角缺损，即刻及3个月后复查显示，缺损的形态及功能恢复良好。

结论： 树脂直接充填前牙切角缺损，微创、高效，是年轻恒牙切角缺损的首选修复方式。

关键词： 前牙缺损；复合树脂；直接充填；抛光

一、材料与方法

1. **病例简介**　患者，男性，13岁。3年前因前牙外伤，曾行树脂充填，一直使用良好，2天前啃硬骨时致原充填体脱落，无疼痛不适，今来求治。口内检查（图1~图3）：11远中切角缺损，未露髓，探诊（-），冷（+），叩诊（-），松（-），牙龈稍红肿。X线示：11牙周膜未见明显改变，根周未见明显阴影，余无异常。

2. **诊断**　11冠折。

3. **治疗方案**　11树脂直接充填。

4. **治疗过程**

（1）患者初次就诊，检查咬合关系后取研究模型，在模型上用蜡恢复缺损形态及咬合，使用硅橡胶制备导板，借助硅橡胶导板在口内直接使用树脂充填恢复缺损（图4）。

（2）清洁牙面，比色完成后，制备短斜面。唇侧斜面制备超出釉牙本质界，舌侧斜面在釉牙本质界以内。制备斜面后，钨钢车针抛光，使斜面表面光滑无飞边（图5）。把硅橡胶导板放入口内，确定腭侧边缘线（图6），用探针做记号。移开硅橡胶导板，牙面酸蚀粘接（图7~图9）。把腭侧釉质树脂置于硅橡胶导板上，超出记号处0.5~1.0mm，厚度0.5mm，然后把导板放回口内，光固化，完成腭侧牙釉质树脂的充填（图10~图12）。移除硅橡胶导板，在腭侧牙釉质上充填牙本质层，此步骤需要大致恢复牙体外形，包括发育叶和边缘嵴的形态，留出0.5mm唇侧牙釉质充填空间（图13），光固化。在牙本质层之上行特殊效果色充填，此病例在切缘点缀两处透明树脂（图14）。最后完整充填唇面牙釉质，使用邻面成型片隔离邻牙，貂毛笔使唇面充填更为贴合（图15、图16）。充填完成后，使用钨钢车针或金刚砂车针修形（图17），使用氧化铝和金刚砂抛光膏配合羊毛轮进行唇面抛光（图18、图19），腭侧使用抛光刷进行抛光（图20）。可见充填后即刻唇腭侧表现（图21~图25）。

（3）3个月后回访，可以看到无论是形态还是抛光效果均是比较满意的（图26、图27）。

二、结果

树脂充填3个月后复查，从功能及美观上，均达到了比较满意的效果。

病例6 树脂直接充填前牙切角缺损1例

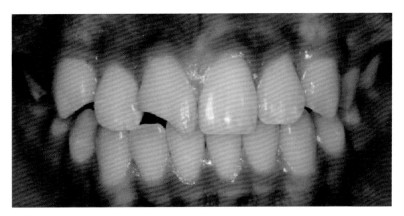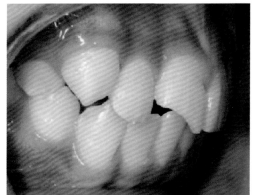

图1 术前口内像

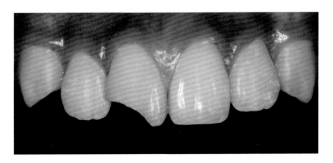

图2 术前唇侧像

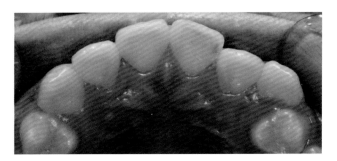

图3 术前腭侧像

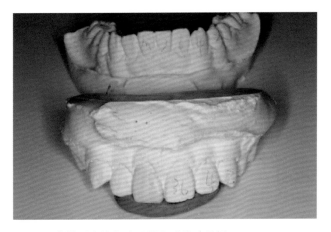

图4 石膏模型上恢复外形并取硅橡胶导板

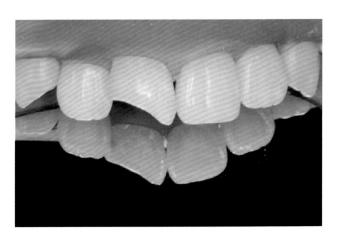

图5 制备斜面

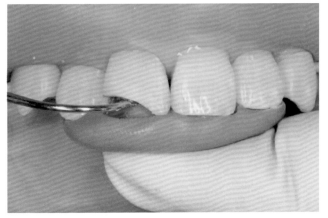

图6 硅橡胶导板确定缺损部位

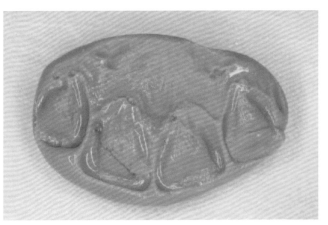

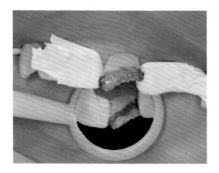

图7　先酸蚀牙釉质

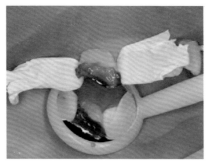

图8　再酸蚀牙本质

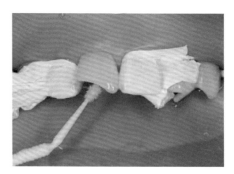

图9　涂布粘接剂

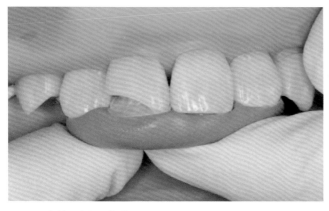

图10　充填腭侧牙釉质层

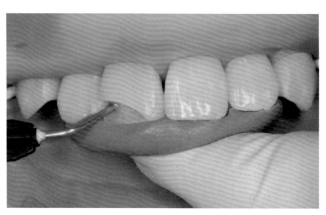

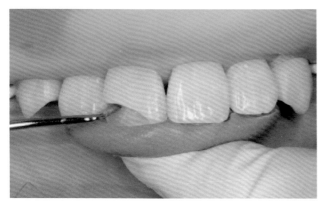

图11　充填腭侧牙釉质

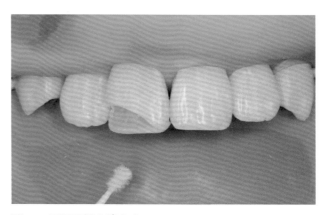

图12　舌侧导板充填完成

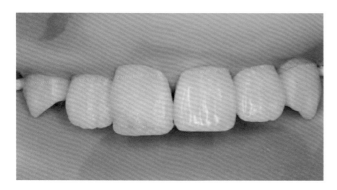

图13　充填牙本质层

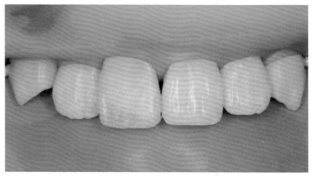

图14　透明区域充填

病例6 树脂直接充填前牙切角缺损1例

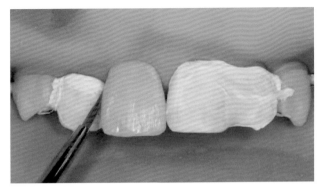

图15 充填唇侧牙釉质

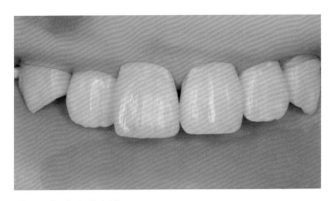

图16 初步完成充填

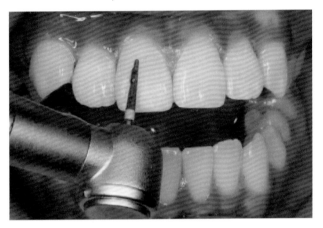

图17 修形

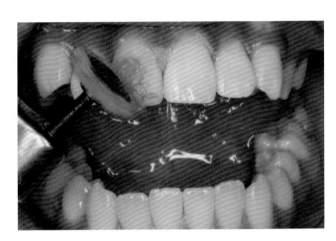

图18 唇面抛光1

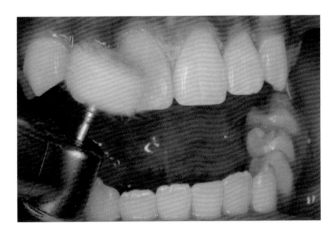

图19 唇面抛光2

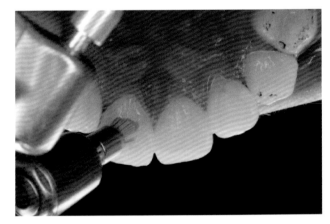

图20 腭侧抛光

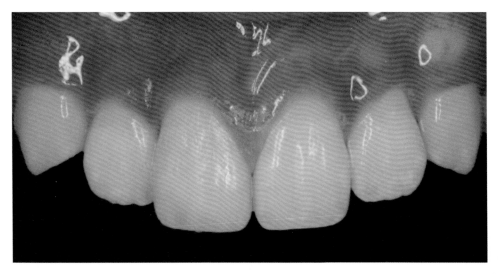

图21　术后即刻唇侧像

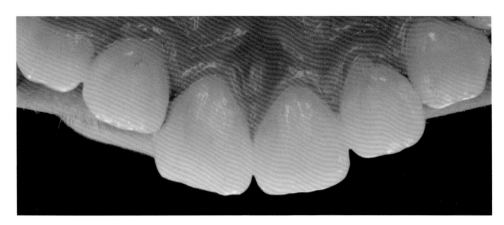

图22　术后即刻腭侧像

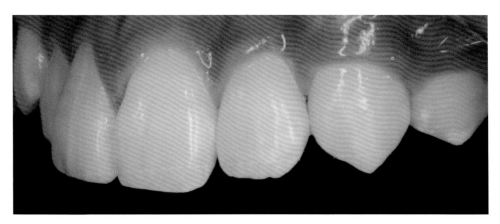

图23　术后即刻右侧像

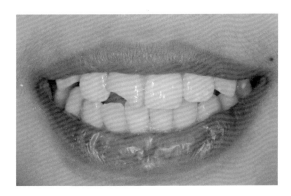

图24　术前微笑像

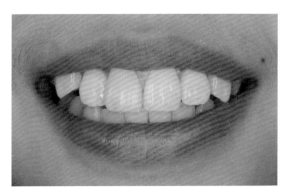

图25　术后即刻微笑像

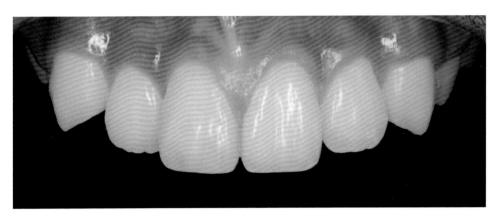

图26　术后3个月回访唇侧像

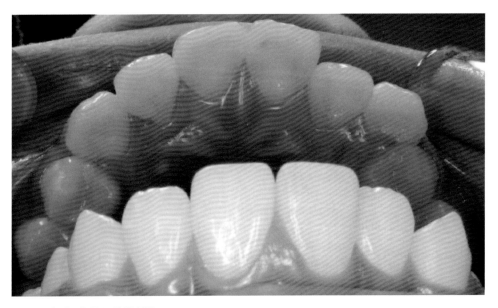

图27　术后3个月回访腭侧像

三、讨论

（1）树脂直接充填前牙Ⅳ类洞，10年成功率可达90%，是年轻恒牙外伤致牙体缺损的首选修复方式。对于大范围的切角缺损，可先在模型上恢复咬合关系，然后用硅橡胶复制，使用复制好的硅橡胶导板在口内做直接树脂充填。

（2）继发龋的发生与是否使用橡皮障有关，与其他因素无关。使用橡皮障可降低继发龋的发生率。

（3）树脂抛光非常重要，恢复形态后必须进行规范严谨的抛光步骤。树脂表面粗糙度主要取决于决定树脂机械性能的填料、硬度和数量。与即刻抛光还是延迟抛光没有相关性，但延迟抛光时树脂的硬度一般大于即刻抛光。对同一树脂使用不同的抛光方法，其表面粗糙度没有显著性差异，但多步抛光的效果要优于一步抛光。

（4）对患者进行术后医嘱，嘱患者勿啃硬物，口腔卫生宣教，保持口内卫生，定期回访。

四、结论

树脂直接充填年轻恒牙切角缺损，微创高效美观。

参考文献

[1] Yay A U J, Sau C W. Effects of finishing/polishing time on surface characteristics of tooth-coloured restoratives[J]. Journal of Oral Rehabilitation, 1998, 25:456-461.

[2] Reis A F, Ginanini M, Lovadino J R. Effects of various finishing and polishing systems on the surface roughness and staining susceptibility of packable composite resins[J]. Dent Mater, 2003, Jan 19(1):12-18.

[3] Watanabe T, Miyazaki M. Influence of polishing duration on surface roughness of resin composites[J]. Journal of Oral Science, 2005, 47:21-25.

[4] Siegward D, Heintze, Valentin Rousson. Clinical effectiveness of direct anterior restorations-A meta-analysis[J]. Dental Materials, 2015: 481-495.

病例7

上前牙内漂白瓷贴面修复牙体缺损1例

赵昱　杭州口腔医院特需科

摘要

目的：外伤变色所致的前牙切角缺损，在进行完善的根管治疗后采用根管内漂白加瓷贴面的微创修复方式能取得较好的美学修复效果。

方法：患者10年前外伤致右上前牙部分折断，未及时治疗，在这期间牙齿逐渐变黑，偶有轻微咬物不适感。现自觉影响美观，希望改变牙齿颜色，修复牙齿缺损。检查发现11近中切角缺损，斜折至舌侧中1/2，未探及露髓孔。牙体变色明显，呈深棕色，根尖区牙槽黏膜未见肿胀及窦道口，松动（－），叩诊（＋）。21近中切角唇面小范围釉质缺损，冷（－），松动（－），叩诊（－）。覆𬌗覆盖关系正常。牙龈轻微红肿，少量软垢附着。11完善根管治疗后进行根管内漂白，待变色牙体接近正常邻牙后行瓷贴面修复，复合树脂修复21少量牙体缺损。

结果：完善根管治疗后的根管内漂白技术很好地改善了患牙基色，保证了瓷贴面修复的美学效果。制作的美学蜡型改善患者切缘曲线，硅橡胶导板复制出改善后的蜡型效果。

结论：鉴于患牙已有根尖周炎，首先考虑根管治疗保存患牙，同时观察根管治疗效果1个月。因患牙严重牙体变色，计划完善根管治疗后行根管内漂白术改变患牙基色。对于修复患牙缺损的方式，可以考虑全瓷冠或全瓷贴面修复方式，从微创牙科的观念出发，患者同意选择备牙量更少的铸瓷贴面修复的方案。21牙体缺损少量，计划复合树脂直接修复。修复术前，制作了诊断蜡型，适当延长了11和21的切端长度1mm，这使得前牙切缘曲线更加协调。

关键词：前牙缺损；内漂白；瓷贴面

外伤变色所致的前牙切角缺损，完善的根管治疗后采用根管内漂白加瓷贴面的微创修复方式能取得较好的美学修复效果。

一、材料与方法

1. 病例简介　患者，男性，26岁。10年前，因外伤致右上前牙折断，未及时治疗。在这期间牙齿逐渐变黑，偶有轻微咬物不适感。现自觉影响美观，希望改变牙齿颜色，修复牙齿缺损。检查发现11近中切角缺损，斜折至舌侧中1/2，未探及露髓孔。牙体变色明显，呈深棕色，根尖区牙槽黏膜未见肿胀及窦道口，松动（－），叩诊（＋）。21近中切角唇面小范围釉质缺损，冷（－），松动（－），叩诊（－）。覆𬌗、覆盖关系正常。牙龈轻微红肿，少量软垢附着，根尖片显示：11根尖周及根侧透射影，边界清晰。21牙根未见明显异常。11、21牙槽骨高度正常，牙槽嵴顶影像清晰（图1~图5）。

2.诊断　11慢性根尖周炎；11、21牙体缺损；慢性牙龈炎。

3. 治疗方案　11根管治疗；11根管内漂白；11铸瓷贴面修复；21复合树脂修复。

4. 治疗过程

（1）11橡皮障隔湿下行开髓及根管预备，使用EDTA凝胶+机用Protaper镍钛器械预备至F3，根尖区继续预备到k-file70#，5%NaClO溶液冲洗，超声振荡根管并试主尖锉（图6）。干燥根管后，封氢氧化钙糊剂，暂时充填。

（2）1周后，患者无不适症状。橡皮障隔湿下行热塑牙胶垂直加压充填根管（图7），并去除根管中上段部分牙胶，用玻璃离子水门汀严密封闭根管，拍片保证玻璃离子充填的位置位于釉牙骨质界下方2mm。开髓口暂时充填。

（3）观察1个月后，患者无不适症状。去除暂时充填材料，超声清理根管及髓腔壁，使用25%过氧化氢凝胶置于根管和髓腔内，保证漂白剂完全接触牙本质壁，小棉球暂封（图8）。

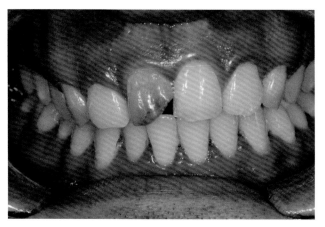

图1　术前口内照

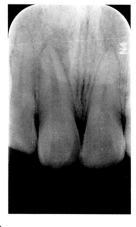

图2　术前根尖片

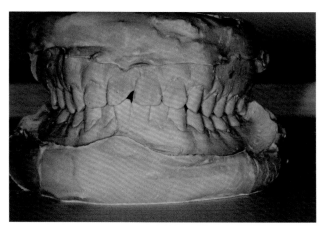

图3　术前模型

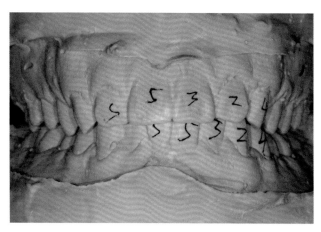

图4　诊断蜡型正面

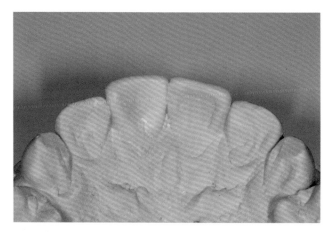

图5　诊断蜡型舌面

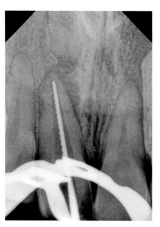

图6　试尖片

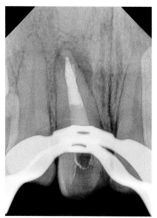

图7　根充片

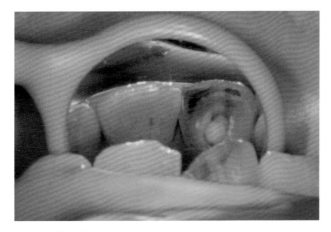

图8 根管内漂白

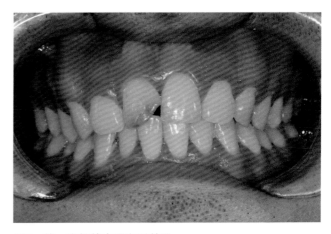

图9 第一次根管内漂白后效果

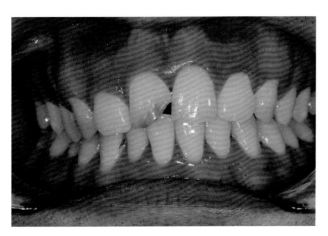

图10 第二次根管内漂白后效果

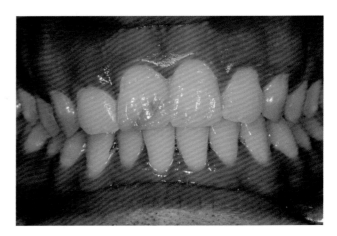

图11 诊断饰面

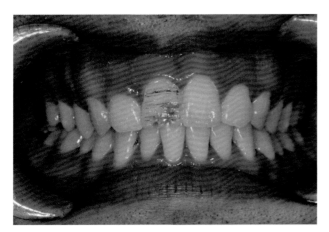

图12 瓷贴面预备前定深

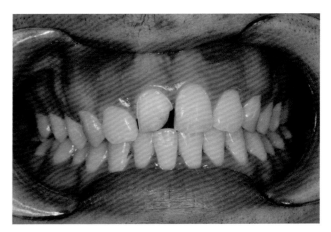

图13 瓷贴面牙体预备后

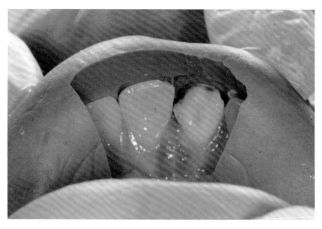

图14 硅橡胶导板检查预备空间

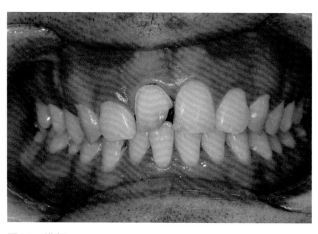

图15 排龈

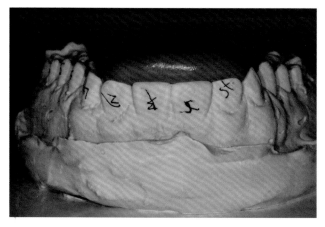

图16 制作硅橡胶树脂充填腭侧背板

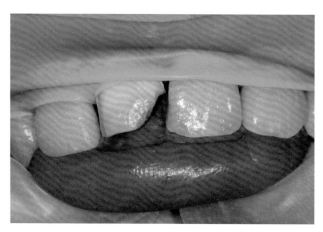

图17 导板在口内就位

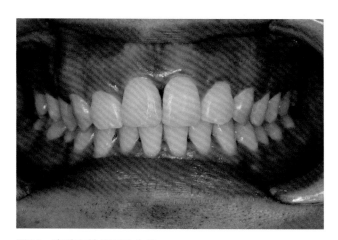

图18 瓷贴面粘接后咬合像

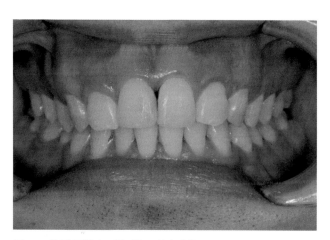

图19 瓷贴面修复后与邻牙明度比较1

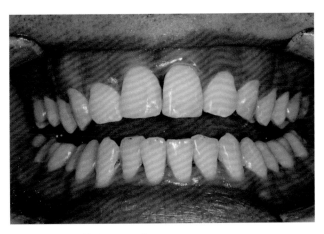

图20　瓷贴面粘接后开口像

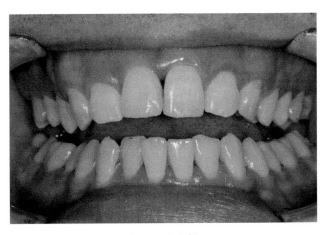

图21　瓷贴面修复后与邻牙明度比较2

（4）5日后复诊，可见11牙体颜色变浅（图9），但唇面中部及断端仍有较深染色，再次行根管内漂白术，暂封。

（5）1周后复诊，11牙体颜色基本恢复到与邻牙一致（图10）。在技工室完成牙体比色后，利用诊断蜡型制作硅橡胶导板，在患者口内翻制出树脂诊断饰面（图11）。再次与患者确认将来的修复效果，患者满意，直接在树脂罩面上行对接式瓷贴面的牙体预备，排龈，取模，临时贴面粘接（图12～图15）。

（6）1周后复诊，患者对于临时修复体完全适应，去除临时贴面，试戴全瓷贴面。制作硅橡胶导板，橡皮障隔湿下用复合树脂口内直接修复21牙体缺损和切端改形（图16、图17）。完成全瓷贴面的粘接和最终抛光（图18～图21）。

二、结果

完善根管治疗后的根管内漂白技术很好地改善了患牙基色，保证了瓷贴面修复的美学效果。制作的美学蜡型改善了患者的切缘曲线，硅胶导板复制出改善后的蜡型效果。

三、讨论

10余年来，因无明显自发痛，患者从未治疗患

牙11。现因工作需要，自觉影响形象，来我院特需科要求改变牙齿颜色及修复牙齿缺损。患者2015年5月初次就诊，将于2015年7月中旬被公司委派到国外长期工作，治疗时间紧迫。鉴于患牙已有根尖周炎，首先考虑根管治疗保存患牙，同时观察根管治疗效果1个月。因患牙严重牙体变色，计划完善根管治疗后行根管内漂白术改变患牙基色。对于修复患牙缺损的方式，可以考虑全瓷冠或全瓷贴面修复方式，从微创牙科的观念出发，患者同意选择备牙量更少的铸瓷贴面修复的方案。21的少量牙体缺损，计划复合树脂直接修复。修复术前，制作了诊断蜡型，适当延长了11和21的切端长度1mm，这使得前牙切缘曲线更加协调。

参考文献

[1] Samir E Bishara. Ceramic brackets and the need to develop national standards[J]. Am J OrthodDentofacial Orthop, 2000, 117(5):595-597.

[2] Tocchio R M, Willianms P T, Mayer F S. Laserdebonding of ceramic orthodontic brackets[J].Am J OrthodDentofacial Orthop,1993,103:155-162.

[3] Mollica F B, Camargo F P, Zamboni S C.Pulpaltempetature increase with high-speed handpiece, Er-YAG laser and ultrasound tips[J]. JAppl Oral Sci, 2008,16(3):209-213.

病例8

微创理念指导下的前牙美学修复

郭文成　杭州口腔医院特需科

摘要

目的： 研究和评估正畸治疗结束后微创瓷贴面修复上颌过小侧切牙的临床美学效果及意义。

方法： 对上前牙散在间隙伴上颌双侧侧切牙过小患者先正畸治疗，再采用瓷贴面修复过小侧切牙。

结果： 正畸联合瓷贴面修复更体现微创理念，治疗后患者满意。

结论： 采用正畸联合瓷贴面的方法对前牙美学修复能够更多保留患者的牙体组织，体现微创理念，在掌握适应证的前提下，牙科美学治疗中可采用这种治疗方式，疗效较好，值得临床推广使用。

关键词： 微创理念（MICD）；正畸；瓷贴面

随着口腔粘接技术的进步与发展，瓷贴面等相对微创治疗越来越多地运用到临床当中。瓷贴面相比树脂贴面具有颜色自然美观、不易着色、耐磨损、边缘适合性好等优点。与全冠相比具有磨除牙体组织少、对牙周潜在危害小、有利于减少牙髓刺激、保存活髓。正畸治疗可以获得更加良好的覆𬌗覆盖关系，针对前牙散在间隙伴过小牙，我们可通过正畸治疗后瓷贴面修复过小牙，获得稳定、良好的美学效果。

一、材料与方法

1. 病例简介　患者，女性，25岁。主诉：上前牙散在间隙影响美观，要求治疗。现病史：患者10余年来上前牙存在间隙，影响美观，甚至不敢大笑，偶有食物嵌塞。否认牙龈肿痛史、牙龈出血史。咨询过多家医院未曾治疗，现希望关闭间隙改善美观。既往史：无系统性疾病及药物过敏史。5年前左下后牙烤瓷冠修复。全身情况：体健。双侧颌面部左右对称，开口度、开口型正常，双侧颞下颌关节无弹响疼痛；瞳孔连线、口角连线与水平线基本平行，面中线与下牙列中线基本一致。上切牙中间线向右偏移0.5mm左右，上下牙列中线不齐，𬌗平面与口角连线平行，中位笑线；13、12、11、21、22、23散在间隙，12中度近中扭转。12、22过小牙，叩痛（–），不松动，牙龈健康。12、22长宽比例以及邻牙宽度比例等均不协调，35金属烤瓷冠修复，边缘密合，咬合良好。

影像学检查：上前牙散在间隙，牙槽骨高度未见明显吸收，35根管内未见充填物显影，冠修复，46见与受累牙牙根融合的团块状影像类圆形致密影，与周围骨质分界清晰。

2. 诊断　13～23散在间隙；12、22过小牙；12近中扭转牙；46成牙骨质瘤（图1～图4）。

3. 治疗设计思考

（1）在美学牙科制订设计方案时，我们应该充分考虑患者的主诉需求和其个性化特征。对于该患者，最迫切的主诉是改善上前牙间隙和美观问题。

（2）文献报道上颌中线与面中线偏离2.9mm以内，上下颌中线偏离2.1mm以内，大众均可接受。该病例上下颌牙列中线不对称，上颌中线向右偏移约0.5mm，患者并没发觉在意其中线偏移。综上考虑，如果不进行正畸治疗亦可单纯使用修复手段达到美学治疗效果。

（3）通过美学比例尺测定双侧侧切牙很明确

需要修复体改形，拍摄全景X线片排除牙周疾病风险，防止术后间隙复发。

（4）上中切牙颜色、大小符合前牙美学要点，其牙冠宽长比位于75%～85%，无须修复体改形中切牙，适合正畸关闭中切牙间隙。

方案一：最佳的治疗手段是先进行正畸治疗关闭前牙间隙，扭转12，在正畸治疗结束后再进行瓷贴面修复，恢复上前牙的美观，以满足患者的美观要求。难点在于关闭上颌中切牙间隙后预留侧切牙修复体空间大小，并要保持修复完成前中切牙间隙

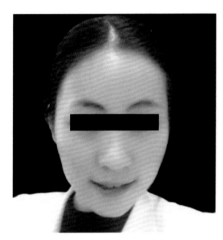

图1　术前正面微笑像

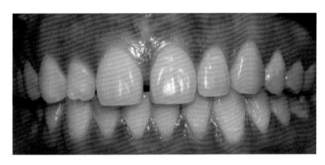

图2　术前正面咬合像

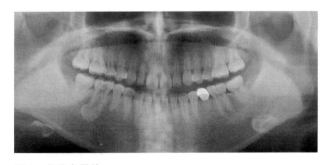

图3　术前全景片

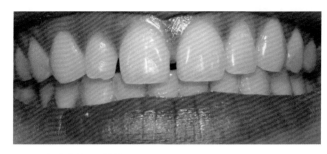

图4　术前局部口唇像

不能变大。告知患者优点：保留的两中切牙为自身牙体，不被磨除，12可以相对少量磨除；缺点：费用相对较高，治疗时间相对长。

方案二：瓷贴面修复4颗上前牙。优点：疗程短，费用相对较低。缺点：不可逆磨除需修复的牙齿。

综合各方面考虑和医患沟通结果，患者选择方案一。

4. 治疗方案　（1）全口超声波洁治，抛光，冲洗上药。（2）正畸治疗：排齐牙齿，关闭中切牙缝隙，扭转侧切牙；预留侧切牙修复间隙，保持中缝关闭。（3）修复：制作12，22e.max CAD全瓷贴面修复体。（4）外科：全景片显示46成牙骨质瘤，临床无表现症状，外科会诊建议观察，无须特殊处理。

5. 治疗过程

（1）制取上下颌研究模型。全口超声波洁治，抛光，冲洗上药。

（2）与正畸医师商讨术前该患者适合的正畸治疗计划及正畸结束后12、22瓷贴面所需预留空间。

（3）正畸治疗：排齐上颌牙列，关闭中切牙缝隙，扭转侧切牙（图5～图12）。

（4）将诊断蜡型用硅橡胶重体及双丙烯酸树脂临时冠材料在口内复制出诊断饰面，患者满意（图13～图17）。

（5）临时贴面评估，根据患者的要求和医师的建议修改微调患者满意的形态和要求，在诊断饰面上直接定深牙体预备，起到标准化预备的作用（图18）。

（6）根据评估情况进行精细化抛光，排龈，制取模型。一般建议双线排龈，制取的模型更清楚。

　　尽管我们竭尽全力使牙体预备局限在牙釉质内，也有暴露牙本质的风险在牙体预备以后、制取终印模以前即刻牙本质封闭，能及时封闭和保护牙髓－牙本质复合体，避免戴用暂时修复体期间的细菌微渗漏和牙齿过敏（图19～图24）。

　　（7）试戴已制作好的瓷贴面，微调，通过试色糊剂的试戴，选择相应颜色的树脂水门汀，9.5%HF处理瓷贴面组织面60秒，使用碱性氢氧化钙中和冲洗掉的氢氟酸，瓷贴面放入盛有蒸馏水的小盒中超声震荡3分钟，基牙表面清洁抛光，37%磷酸酸蚀牙面20～60秒，冲洗干燥，牙面呈现白垩色，基牙表面用Versa粘接剂严格处理，树脂水门汀放置在瓷贴面上再就位，将修复体边缘光照2～3秒预固化后及时去除多余的水门汀，各个面彻底光固化。各牙间可通过牙线，最后对瓷贴面调𬌗、抛光（图25～图38）。

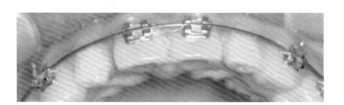

图5　12继续扭转，以利于微创牙体预备

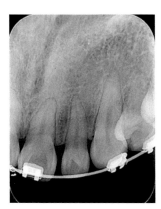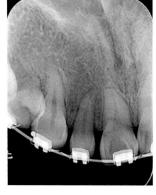

图6、图7　拍摄X线片确认12、22牙根有无损伤

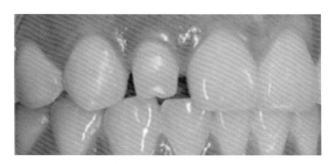

图8　正畸术后右侧面咬合像

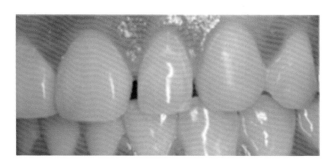

图9　正畸术后左侧面咬合像

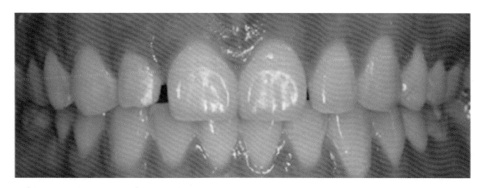

图10　正畸治疗结束后口内影像

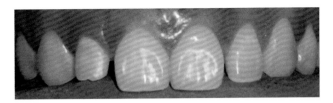

图11 上牙列唇面灰背景板下影像

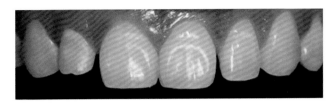

图12 上牙列唇面黑背景板下影像

二、结果

经治疗结束后回访，患者有非常高的满意度，尤其对颜色及前牙散隙关闭后的美观效果非常满意（图39～图44）。

三、讨论

随着社会水平的发展，患者对前牙修复的美观要求越来越高，各种修复材料如全瓷冠、瓷贴面、美学树脂等用于临床修复。瓷贴面色泽稳定，形态

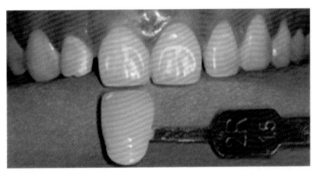

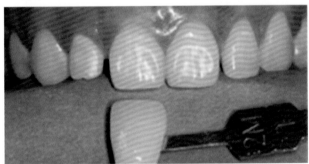

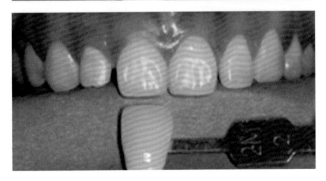

图13 术前比色

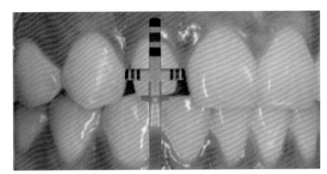

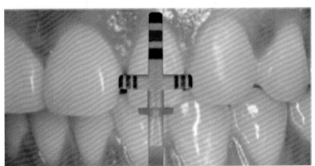

图14 使用美学比例尺通过照片与技工室沟通制作诊断蜡型

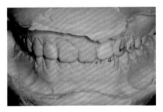

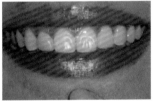

图15 诊断蜡型（wax-up）　图16 诊断饰面（mock-up）

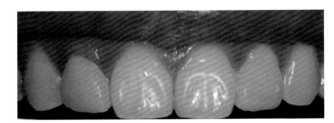

图17 诊断饰面放大像（mock-up）

逼真，抗着色能力较强，牙体预备较少，能更多地保留患者自身牙体组织。临床上若单独对前牙进行修复，有时难以达到最佳微创美学要求，正畸治疗为美学微创前牙修复创造条件，能更好地达到前牙正常覆𬌗覆盖，减少自身牙齿预备。瓷贴面的颜色

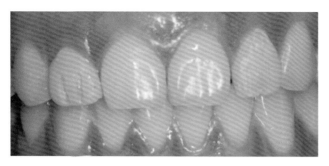

图18 定深0.4mm

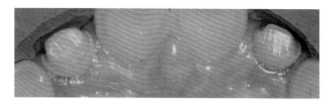

图19 硅橡胶导板指导下检查牙备量

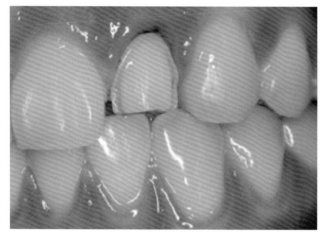

图20 22打算做"对接式",预备后检查咬合后改为"包绕式"

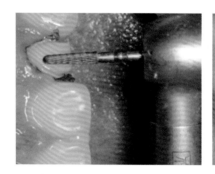

图21 钨钢车针及彩虹抛光碟精细抛光

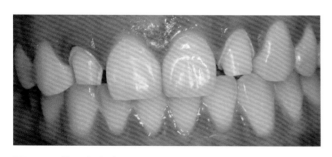

图22 牙体预备完成

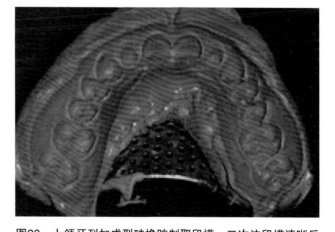

图23 上颌牙列加成型硅橡胶制取印模,二次法印模清晰反映口内情况

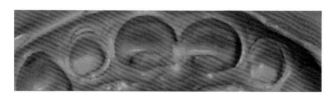

图24 印模中预备体局部区域预备体印模完整,边缘清晰

一次很难做到很完美,跟技师沟通,通过比色照片进行直接交流可以更加保证术后的医患满意度,为了增加术后满意度也可以先完成诊断蜡型(wax-up)。用硅橡胶重体或透明压膜复制诊断蜡型的形态,以此为导板,完成诊断饰面诊断饰面(用临时

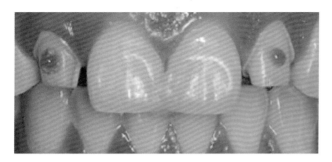

图25　点酸蚀戴临时贴面

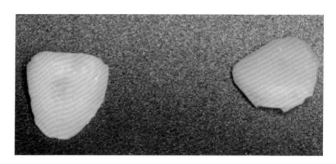

图26　临时贴面

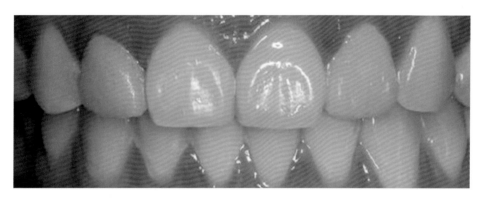

图27　点酸蚀后流动树脂粘接临时贴面

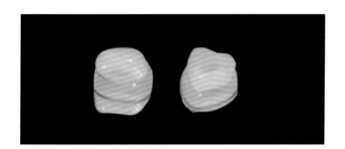

图28　瓷贴面修复体

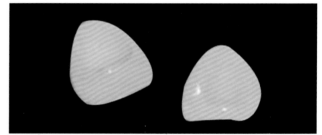

图29　9.5%HF酸蚀

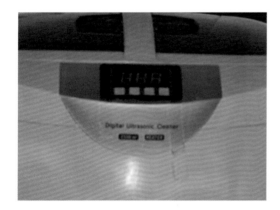

图30　超声震荡

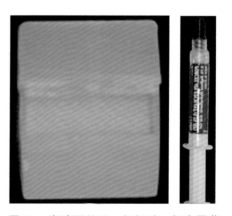

图31　瓷贴面处理：氢氟酸、超声震荡。（本例为e.max
CAD瓷贴面，其为二硅酸锂玻璃陶瓷类材料，若使用氧化铝
喷砂以及长时间的HF酸蚀处理则有可能降低其抗折强度，
要严格控制酸蚀时间）

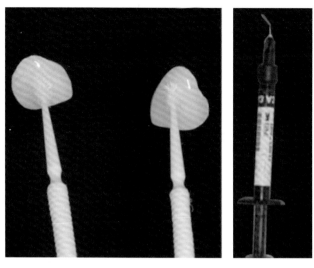

图32　用流动树脂和小棉棒制作小巧的把持棒，从唇面稳定把持修复体

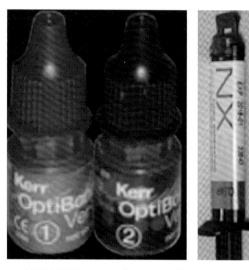

图33　基牙表面用versa1液、2液严格处理瓷贴面，组织面涂布versa2液

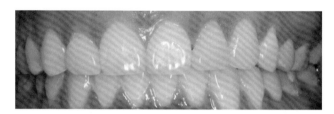

图34　术后当天牙列唇面影像

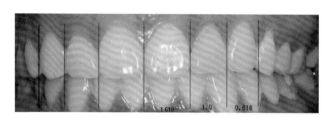

图35　基本符合牙冠在牙列中的视觉黄金比例

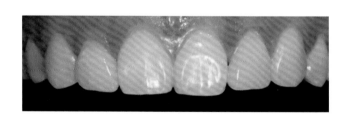

图36　术后当天上牙列唇面黑背景板下影像

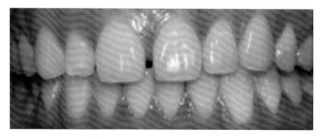

图37　治疗前牙列唇面影像

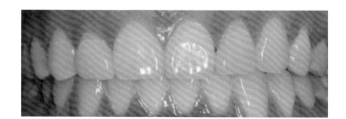

图38　治疗后牙列唇面影像

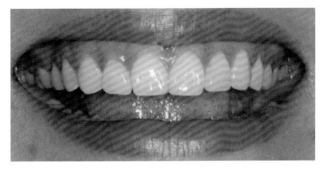

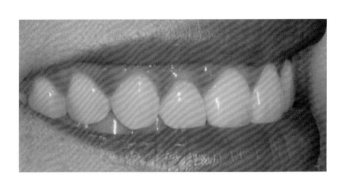

图39　术后1个月正面微笑像及侧面微笑像

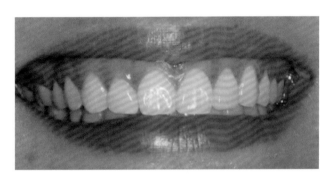

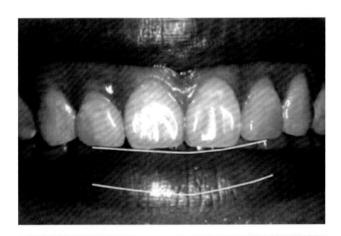

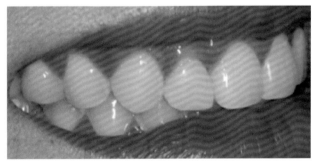

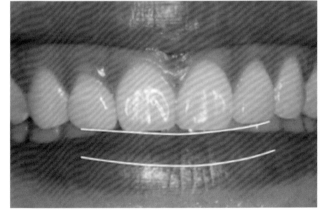

图40　术后6个月正面口唇局部微笑时正面及侧面像

图41　下唇线

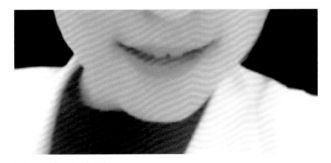

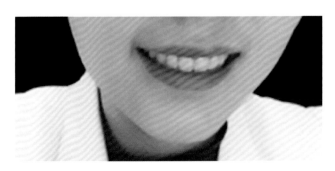

图42　术前口唇像

图43　术后口唇像

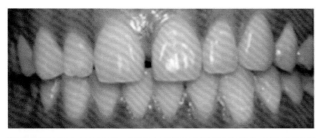

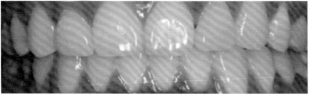

图44　治疗前后的改变对比

冠材料直接在口内制作树脂罩面）进行术前微笑体验（travel smile）。

　　侧切牙没使用复合树脂修复的原因：虽然目前许多被称为具有革新性的复合树脂技术系统已经在市场上应用，然而，在患者能察觉到的前牙修复方面，已经证实，使用瓷代替复合树脂能取得更良好的修复效果。瓷能够模拟和重建牙齿冠部的强度，在用瓷代替大量牙齿结构时，它是最具仿真的材料。复合树脂的热膨胀性和弹性较大，边缘完整性不稳定，使用寿命相对短。

　　综上所述，采用瓷贴面联合正畸治疗的方法对前牙进行美学修复，疗效较好，值得提倡微创美学修复。

参考文献

[1] Jun sang K, McConnell Steven. Enhancing natural aesthetics via porcelain laminate veneers. [J]. Practical Procedures and Aesthetic Dentistry, 2007, 19(6), 369–371.

[2] Gary M. Radz. Minimum Thickness Anterior Porcelain Restorations[J]. Dental Clinics of North America, 2011, 55(2), 353–370.

[3] 樊聪, 冯海兰. IPS-Empress铸瓷贴面的临床效果评价[J]. 现代口腔医学杂志, 2006, 20(2):139–141.

[4] 王新知. 前牙瓷粘接性仿生修复[M]. 1版. 北京: 人民军医出版社, 2011.

[5] 刘峰, 师晓蕊. 口腔美学修复策略[M]. 1版. 沈阳: 辽宁科学技术出版社, 2016.

[6] 王兴, 刘峰. 中国牙齿美学病例精选[M]. 1版. 北京: 人民卫生出版社, 2015.

[7] 于海洋. 美学修复的临床分析设计与实施[M]. 1版. 北京: 人民卫生出版社, 2014.

DSD指导前牙冠延长术后瓷贴面美容修复1例

徐锦文　杭州口腔医院VIP中心

摘要

目的： 研究和评估DSD指导前牙冠延长术结合瓷贴面修复美学病例，为前牙美容修复制作提供新方法。

方法： 术前数码照片数据采集，DSD设计和制作牙周手术导板，根据导板设计手术龈缘切口，指导前牙美学区牙龈手术。

结果： 精确完成冠延长术，前牙区龈缘（Z字点位置协调），软组织位置稳定后进行更为微创的瓷贴面修复，患者满意。

结论： 应用DSD指导前牙冠延长术能够稳定地确定龈缘位置，结合微创的瓷贴面修复能够更多地保留患者的牙体组织，并且有长期的疗效，值得临床推广使用。

关键词： 冠延长术；DSD设计；瓷贴面修复

一、材料与方法

1. 病例简介　患者，男性，24岁，多年来患者因喜欢喝雪碧，近半年自己上颌牙齿有蛀洞，伴有白色"脱钙"，刷牙时局部牙龈有出血，牙齿形态不美观来诊要求美容修复。2个月前右下后牙有就诊史，全身健康状况良好。检查如下：全口牙齿口腔卫生较差，牙石（+），软垢（+++），牙龈轻度红肿，BOP（+）；上颌6-6片状脱钙，靠近颈1/3区有块状釉质缺损，局部有龋损，上颌3-3（萌出不足）冠部长宽比失调，浅覆𬌗浅覆盖关系。开口度开口型正常；44颊𬌗面牙体缺损，局部发黑，𬌗面已开髓见暂封材，叩诊（-），无松动；17、

27颊侧龋损至牙本质层，探诊（-）、叩诊（-）、冷（±），无松动；18、28垂直阻生，冠部大部分龋损，探诊（±）、叩诊（±）、冷（+）；38垂直阻生，远中部分牙龈覆盖，探诊（-）、叩诊（-）、冷（-）；48近中阻生，探诊（-）、叩诊（-）、冷（-）；47未探及龋齿。X线影像检查（图13）显示18、28龋损至髓腔，38龋损至牙本质，48近中阻生，呈双根。

2. 诊断　酸蚀症；牙被动萌出不足；慢性牙龈炎；44慢行牙髓炎伴牙体缺损；17、27深龋；18、28垂直阻生伴慢行牙髓炎；38垂直阻生；48近中阻生。

3. 治疗方案　充填+牙冠延长术+瓷贴面修复；基础洁治；44RCT+瓷嵌体冠修复；17、27充填治疗；18、28、38、48拔除。

4. 治疗过程

（1）术前准备。对患者进行头面部（图1）和口内数码照片（图9、图10）采集，进行DSD美学分析：发现面中线与牙列中线基本一致（图2），𬌗平面与瞳孔线及口角线平行，口面关系基本协调（图3~图5）。为改善微笑时上前牙宽长比不协调、牙齿脱钙龋齿等问题，与患者沟通考虑充填、上前牙冠延长术、瓷贴面的治疗方案。

解决患者改善美观的主诉问题，进行全口超声洁治、口腔卫生宣教、树脂充填修复、贴面美容修复。使用DSD的方法分析唇齿关系（图6、图7），数字化模拟牙龈切除量（图11、图12），绘制配合冠延长术后的效果模型（图8）。

（2）手术导板。用1.0mm硬模片在石膏模型上制作压模导板（图14）。消毒后为整个冠延长手术

提供导向作用，包括切口设计、牙龈定点位置、去骨方向位置（图15）。

（3）牙周手术6个月后取研究模型（图16），制作硅橡胶导板，择期贴面牙备、取模、临时修复体制作、瓷贴面制作、2.5倍放大镜下粘接，精确调𬌗，抛光（图17~图39）。

（4）复查。牙龈健康，龈缘位置稳定，符合患者预期（图40）。

二、结果

从DSD设计开始，进行美学设计、呈现及沟通反馈，到诊断蜡型，通过诊断饰面实现口内模拟，进一步完善沟通并实现修复过程。

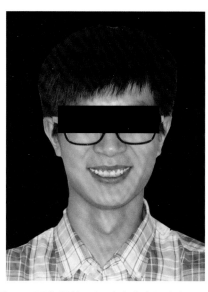

图1　术前DSD面像照片：经过术前沟通进行DSD美学照片拍摄，通过DSD分析设计，展示给患者预期效果

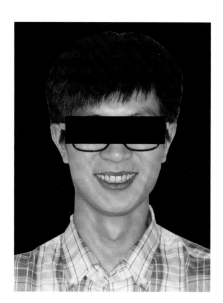

图2　DSD设计照片

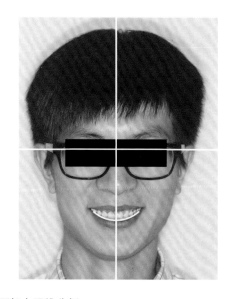

图3　面部水平线分析

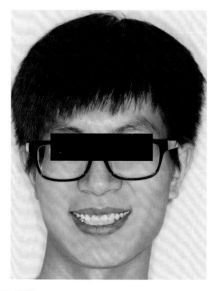

图4　宽微笑像

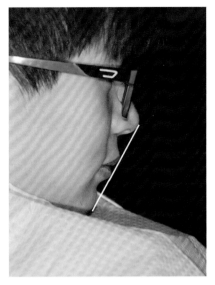

图5　侧面E线（审美平面）

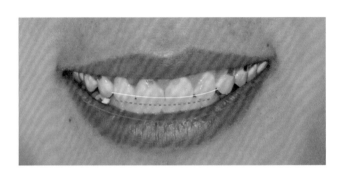

图6　宽微笑美学分析

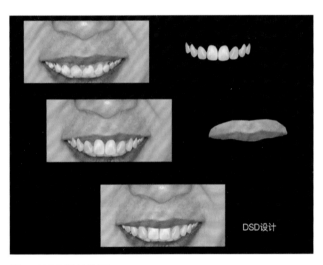

图7　DSD设计沟通

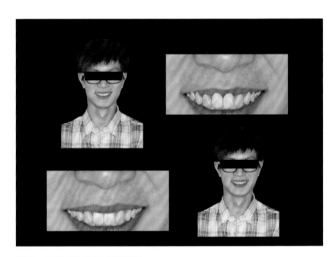

图8　DSD设计过程图解

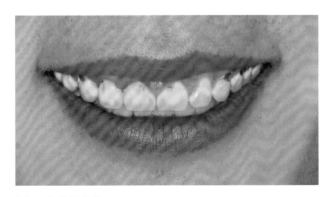

图9　术前微笑像

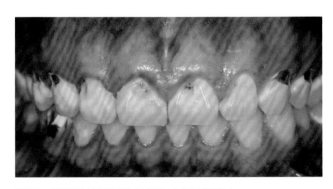

图10　测量临床牙冠的长宽比（初诊照片）

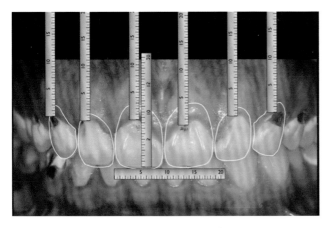

图11　模拟设计恢复理想长宽比例，计算牙龈修整量

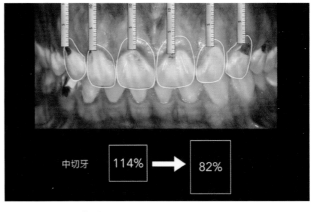

图12　DSD设计后

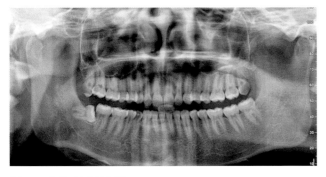

图13　术前曲面断层片

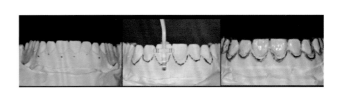

图14　研究模型设计制作透明压模导板

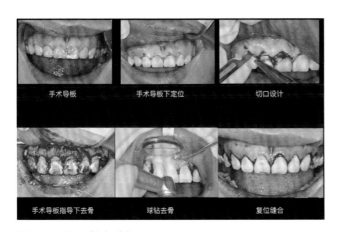

图15　牙冠延长术过程

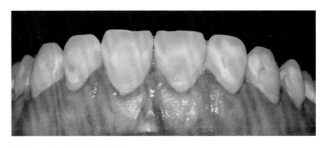

图16　牙周手术后复查

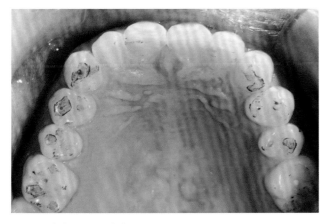

图17　咬合纸测试咬合受力区

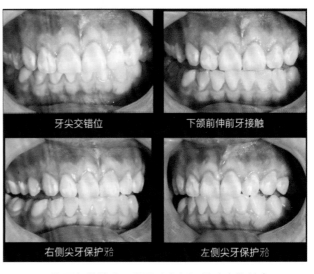

图18　牙体预备前检查，并用咬合纸记录咬合接触点

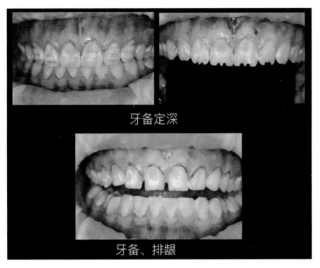

图19　牙体预备

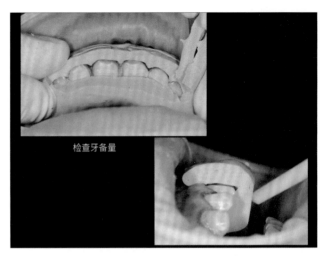

图20　检查牙备量：硅橡胶导板横切、纵切检查牙备量

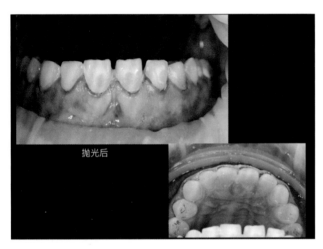

图21　抛光后（使用变速手机黄标车针抛光、慢速弯机矽离子抛光）使用格鲁玛脱敏剂即刻牙本质封闭后3M硅橡胶两步法取膜

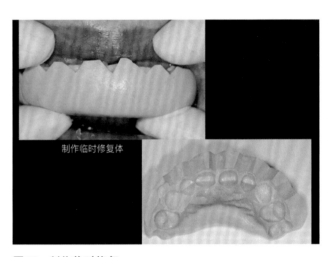

图22　制作临时修复

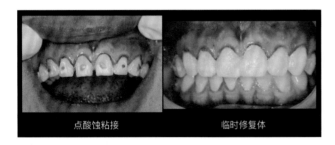

图23　粘接临时修复体

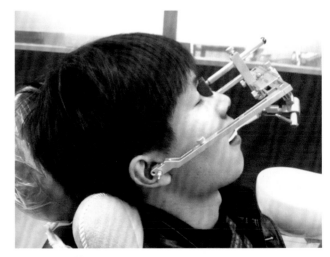

图24　面弓转移

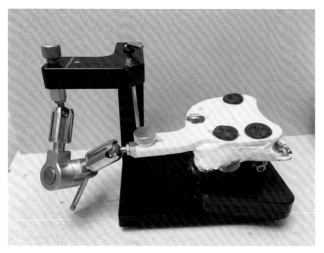

图25　上转移台：使用零膨胀石膏上转移台

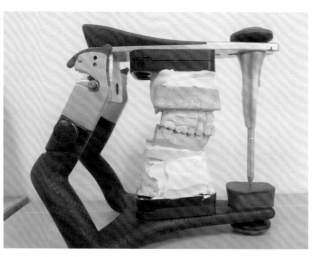

图26　上牙𬌗架

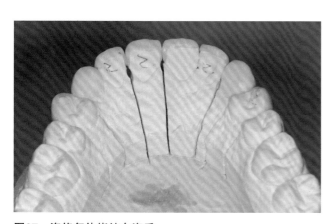

图27　瓷修复体烧结车瓷后

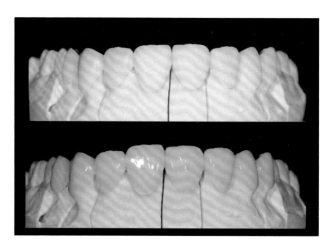

图28　修复体上釉前后

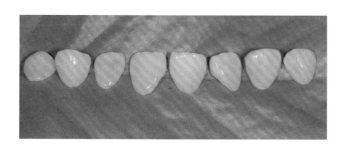

图29　修复体照片1

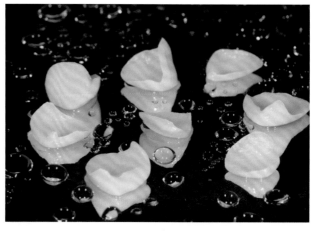

图30　修复体照片2

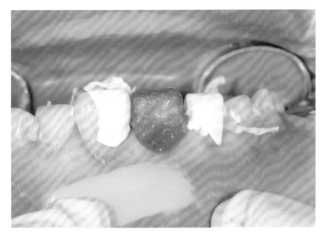

图31　去除临时修复体、排龈，慢速弯机抛光刷＋无氟抛光膏表面清洁，橡皮障下单颗粘接，特氟龙膜隔离，基牙磷酸酸蚀、冲洗，基牙粘接剂处理，瓷表面氢氟酸处理，超声震荡仪震荡，瓷表面粘接粘固剂处理

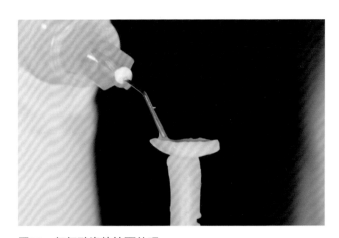

图32　氢氟酸瓷粘接面处理

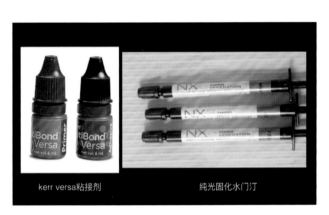

kerr versa粘接剂　　纯光固化水门汀

图33　粘接剂和树脂水门汀

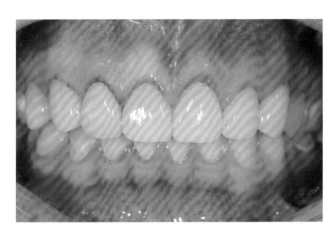

图34　戴牙后即刻口内照片

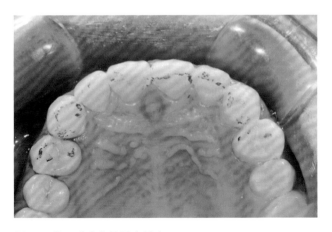

图35　戴牙后咬合接触点检查

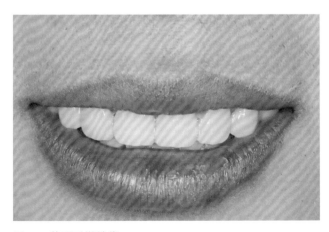

图36　戴牙后微笑像

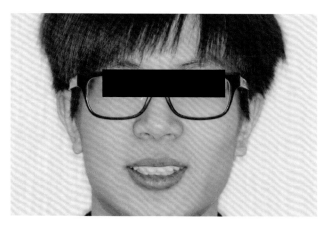

图37　修复体粘接后微笑像

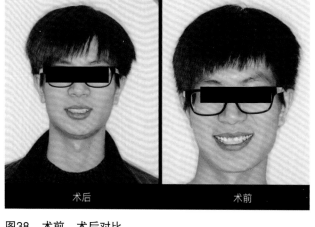

图38　术前、术后对比

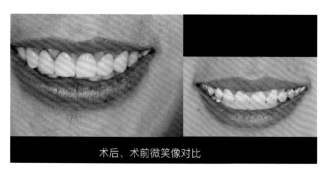

图39　术前、术后微笑像

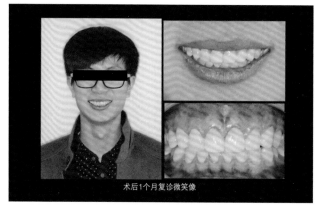

图40　复诊微笑像

三、讨论

（1）DSD设计指导：通过DSD进行可视化的医技沟通，达成共同美学治疗目标。利用诊断蜡型来制作透明导板，指导冠延长获得理想的宽长比例。

（2）牙周手术后修复时机的考量：一般认为，术后牙周组织达到临床愈合需6～8周的时间，而组织完全改建并达到最终的稳定状态则需4～6个月的时间。

（3）IDS：牙体预备后取模前使用牙本质粘接剂封闭牙本质小管，消除牙体敏感，减轻细菌微渗漏，增加牙本质粘接固位力。

参考文献

[1] 赵海燕, 李姣. 牙被动萌出异常的研究进展[J]. 国际口腔医学杂志, 2013, 40(1): 98–101.
[2] 王新知. 前牙瓷粘接性仿生修复[M]. 北京: 人民军医出版社.

第3章

正畸

病例1

凸面型双期不拔牙矫治

方建强　杭州口腔医院城西分院

摘要

目的： 本文报道1例侧貌严重前突的患儿，通过双期不拔牙正畸矫治，取得了理想的治疗效果。

方法： 针对该侧貌严重前突女性患儿，在正确诊断设计的前提下，进行双期矫治，第一期使用口外力抑制上颌骨发育，全口牙替换完毕后行不拔牙固定矫治，在治疗过程继续使用口外力进一步后移磨牙，创造间隙后进一步内收前牙，疗程共计30个月。正畸治疗前后使用X线头影测量评估治疗效果。

结果： 治疗结束后磨牙达到Ⅰ类关系，前牙覆𬌗覆盖关系正常，咬合关系良好，面型改善。6年后复查治疗效果依旧良好。

结论： 凸面畸形Ⅱ类患者，针对错𬌗畸形的形成机制和有利时机，采取正确的治疗策略，加上患者的高度配合能取得非常良好的效果。

关键词：双颌前突；不拔牙矫治

Ⅱ类错𬌗是发病率最高的错𬌗类型，常呈凸面畸形，通常表现为牙齿前突，严重影响美观。对于严重的前突常用的治疗策略有拔牙矫治，内收前牙纠正前突。对于轻中度的畸形，可以采用微创的种植支抗钉内收纠正深覆盖，改善面型。但对于拔牙和支抗钉，患者往往可能会有健康方面的顾虑或担心。无损伤的口外弓推磨牙治疗，可以满足患者在这方面的需求，但对患者的配合要求极高，否则难以取得理想的效果。

一、材料与方法

1. **病例简介**　患者，女性，9岁。主诉前牙前突2年求治。现病史：自检时发现前牙前突面就诊。既往史：既往体健，无过敏史，无鼻炎史，无口呼吸史，无家族史。专科检查：凸面型，唇突。骨性Ⅰ类，高角。远中磨牙、尖牙关系；前牙Ⅲ度深覆盖；Ⅰ度深覆𬌗；上下切牙唇倾；上、下间隙分别为3mm、3mm；Spee曲线3mm；下中线右偏2mm。

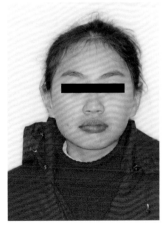 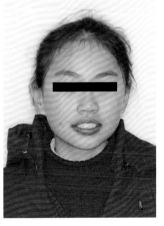 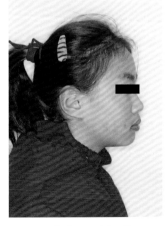

图1　治疗前正面像　　　　图2　治疗前微笑正面像　　　　图3　治疗前90°侧面像

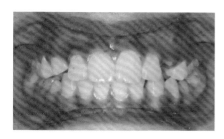
图4　治疗前口内正面像

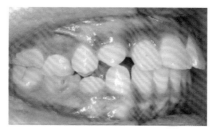
图5　治疗前右侧口内像

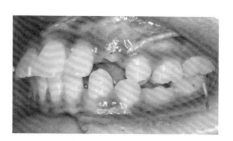
图6　治疗前左侧口内像

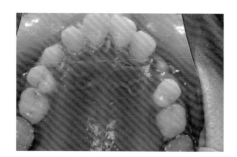
图7　治疗前上牙弓像

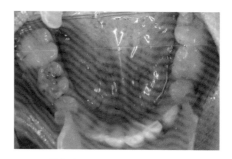
图8　治疗前下牙弓像

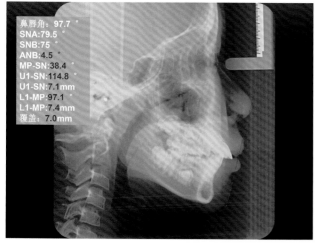

鼻唇角：97.7°
SNA：79.5°
SNB：75°
ANB：4.5°
MP-SN：38.4°
U1-SN：114.8°
U1-SN：7.1mm
L1-MP：97.1°
L1-MP：7.4mm
覆盖：7.0mm

图9　侧位X线片

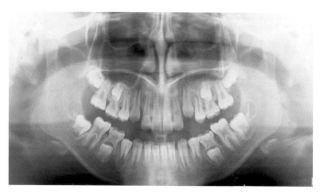
图10　全景片

2. **诊断**　凸面型；骨性Ⅰ类；安氏Ⅱ类。

3. **治疗方案**　双期连续矫治；第一期早期矫治——口外弓后推第一磨牙；第二期不拔牙矫治——固定矫治内收前牙，改善侧貌；保持。

4. **治疗过程**

（1）2007年8月，初诊，检查设计，拍照片、X线片（图10），取模型，X线头影测量（图9），制订矫治方案，拟行双期连续矫治。正面分析：面部左右基本对称，唇厚而前突，颏肌紧张。侧面分析：凸面型，上下唇前突，颏部后缩，闭口时颏肌紧张（图1～图3）。

口内检查情况：矢状向问题：上、下牙列轻度间隙，Ⅱ度深覆盖；垂直向问题：无；水平向问题：无。功能及颞下颌关节检查：开口度、开口型正常；颞下颌关节无异常。模型检查分析：上牙弓间隙3mm；下牙弓间隙3mm；Spee曲线深3mm；Bolton比（前牙）为79.6%（图4～图8）。

（2）第一期早期矫治——口外弓后推第一磨牙。16、26粘带环，联合牵引口外弓，力值300g/每侧，12h/d。2008年8月第一期治疗结束（图11～图20）。该患儿配合极佳，在近1年治疗期间仅复诊1次。两侧磨牙达到Ⅲ类关系，尖牙自发纠正到近Ⅰ类。上下颌广泛间隙，侧貌有改善。

（3）第二期不拔牙矫治——固定矫治阶段，口外弓强化支抗，TipEdge矫治器内收上下前牙，进一步改善侧貌（图21~图26）。

（4）治疗结束。2010年3月，拆除口内矫治器，戴活动保持器（图27~图37）。矫治后正面像评估：面部肌肉自然放松。侧貌重大改善，呈直面型。治疗前后头影测量数据比较见表1。疗效非常满意，软组织重大改善：由凸面型变为直面型，唇形富有美感，侧貌柔和。鼻唇角增大。骨性变化：SNA和SNB有轻微改变。牙性改善：切牙内收，覆盖正常，中线对正。磨牙过矫正到中性偏近中关系。根平行良好，无根吸收。

（5）6年后复查。2016年7月复查，27自行萌出建𬌗，治疗效果依然良好，因担心X线辐射，拒绝拍X线片（图38~图45）。

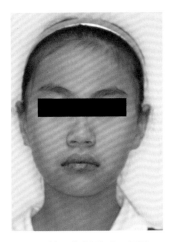 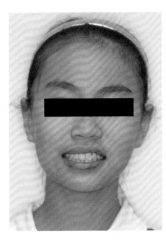 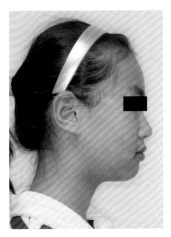

图11　第一期矫治后正面像　　　图12　第一期矫治后微笑正面像　　　图13　第一期矫治后90°侧面像

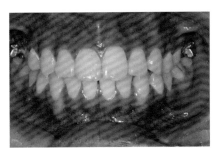 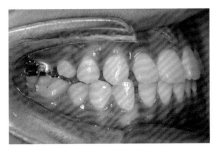 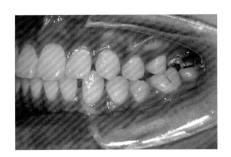

图14　第一期矫治后口内正面像　　　图15　第一期矫治后右侧口内像　　　图16　第一期矫治后左侧口内像

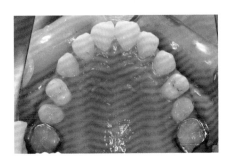 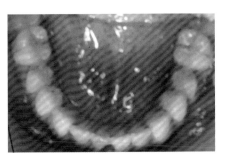

图17　第一期矫治后上牙弓像　　　图18　第一期矫治后下牙弓像

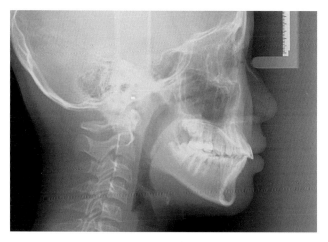

图19　第一期矫治后侧位X线片

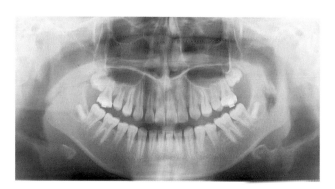

图20　第一期矫治后全景片

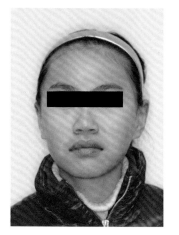

图21　第二期矫治中正面像

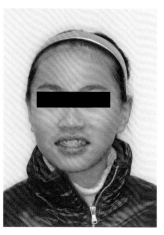

图22　第二期矫治中微笑正面像

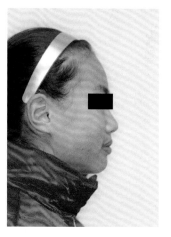

图23　第二期矫治中90°侧面像

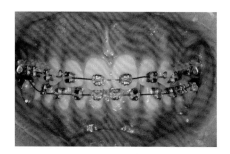

图24　第二期矫治后口内正面像

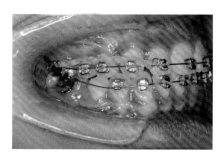

图25　第二期矫治后右侧口内像

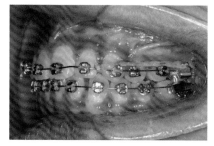

图26　第二期矫治后左侧口内像

病例1　凸面型双期不拔牙矫治

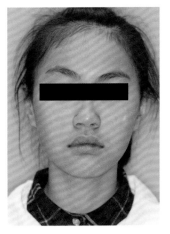

图27　结束正面像

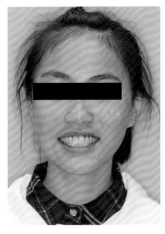

图28　结束微笑正面像

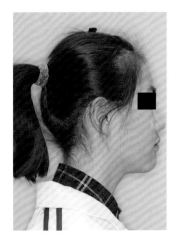

图29　结束90°侧面像

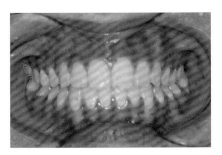

图30　结束口内正面像

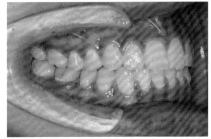

图31　结束右侧口内像

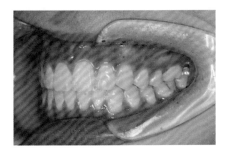

图32　结束左侧口内像

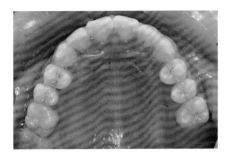

图33　结束上牙弓像

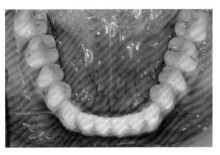

图34　结束下牙弓像

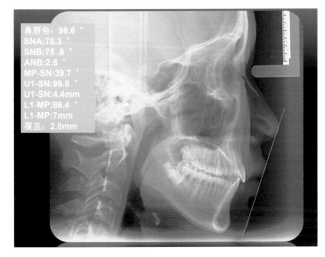

鼻唇角：98.6 °
SNA：78.3 °
SNB：75.8 °
ANB：2.5 °
MP-SN：39.7 °
U1-SN：99.8 °
U1-SN：4.4mm
L1-MP：86.4 °
L1-MP：7mm
覆盖：2.8mm

图35　结束侧位X线片

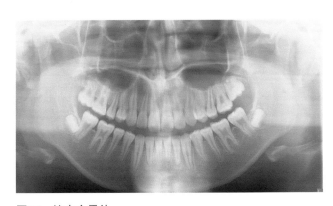

图36　结束全景片

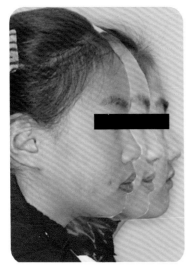

图37　治疗前中后面像对照

表1　治疗前后头影测量数据比较

侧位X线片测量项目	均值	治疗前	治疗后
SNA(°)	82.8±4.0	79.2	77.2
SNB(°)	80.1±3.9	75	75
ANB(°)	2.7±2.0	4.2	2.2
U1-SN(°)	104.8±5.3	114.8	103.7
U1-SN(mm)	5.8±2.3	7.1	5.1
L1-MP(°)	92.6±7.0	97.1	92.1
L1-MP(mm)	6.7±2.1	8.4	4
MP-SN	34.4±5.0	38	37.5

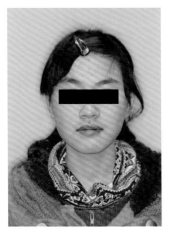

图38　6年后正面像

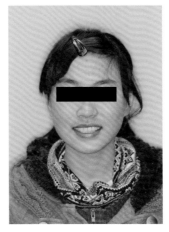

图39　6年后微笑正面像

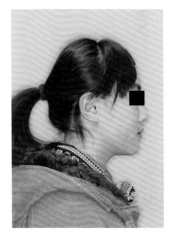

图40　6年后90°侧面像

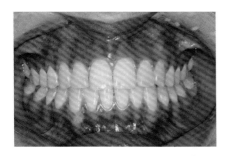

图41　6年后口内正面像

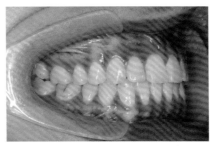

图42　6年后右侧口内像

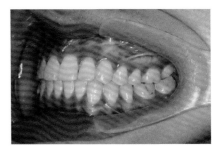

图43　6年后左侧口内像

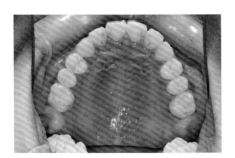

图44　6年后上牙弓像

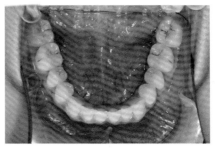

图45　6年后下牙弓像

二、讨论

口外弓是常用的后方牵引装置，使用向后的力使牙齿远中移动或抑制牙槽、颌骨向前生长的口外支抗装置，用来矫治骨性或牙性安氏Ⅱ类错𬌗。口外装置的选择标准主要是面部的生长型。根据牵引方向，可分为高位、低位、联合牵引3种类型。力的大小、方向、作用点与作用时间是力发挥效能的四大因素。临床应用中，最为重要的是调整口外弓作用力线与所作用部位的阻抗中心之间的关系。一般每天力的作用时间不应低于12～14小时。联合牵引的作用原理：基本水平的牵引力不产生垂直向分力，所以对上颌骨只抑制其向前生长而不伴有垂直向的抑制或刺激生长作用；对后牙只促进其向后移动而不伴有伸长或压低作用。本患者采用此种牵引方式。

该患者能产生如此重大的软组织改善实属不易！原因在于，患者的高度配合和及时的早期治疗，以及把握了患者有利的生长阶段，利用了生长的作用，才能在使用简单装置的前提下取得非常良好的效果。针对患者的错𬌗形成机制，采取相应的治疗策略，最终达到了理想的治疗效果，体现了在全面诊断分析基础上针对不同患者进行个性化矫治的重要性。

三、结果

（1）软组织重大改善：由凸面型变为直面型，唇形富有突感，侧貌柔和，鼻唇角增大。

（2）骨性变化：SNA和SNB有轻微改变。

（3）牙性改善：切牙内收，覆盖正常，中线对正。磨牙过矫正到中性偏正中关系。根平行良好，无根吸收。

（4）6年后复查，效果依然良好。

四、结论

凸面畸形Ⅱ类患者，针对错𬌗畸形的形成机制和有利时机，采取正确的治疗策略，加上患者的高度配合才能取得非常良好的效果。

参考文献

[1] Oosthuizen L, Dijkman J F, Evans W G. A mechanical appraisal of the Kloehn extraoral assembly[J]. Angle Orthod, 1973, 43(3): 221-232.

[2] Eser Tu, Samuel B, Allen A M, et al.Current trends in headgear use for the treatment of Class Ⅱ malocclusions[J]. Angle Orthod ,2016,86(4):584-589.

[3] 罗颂椒. 当代实用口腔正畸技术与理论[M]. 北京: 科学技术文献出版社, 2010.

[4] 白玉兴. 临床正畸治疗中的生物力学与美学设计原则[M]. 北京: 人民军医出版社，2011.

病例2

1例前牙反𬌗伴后牙锁𬌗患者的治疗

王鹏越　宁波口腔医院正畸中心

摘要

目的：探索前牙反𬌗伴后牙锁𬌗青少年患者的治疗，快速高效地解决此类错𬌗畸形。

方法：术前对患者进行全面的检查，包括临床检查、X线投影测量、模型测量等，进行精准的诊断。该患者为安氏Ⅰ类错𬌗患者，且骨性无明显畸形。上下牙弓匹配度差，前牙存在个别牙反𬌗，后牙有锁𬌗，并且有严重的深覆𬌗。针对这个情况，采用全口固定矫正，早期利用𬌗垫打开咬合解决前牙反𬌗，同时在锁𬌗侧制作特殊𬌗垫来辅助锁𬌗的快速解决。

结果：获得了很大的咬合关系及美观度的改善，X线片显示牙根基本平行且无明显根吸收，并在之后的随访中表现出了很好的稳定性。患者对治疗结果非常满意。

结论：采用后牙个性化𬌗垫的方式配合后牙交互牵引可以快速解决锁𬌗，并利用这个阶段的咬合打开作用快速排齐上下前牙来解决前牙反𬌗，交互牵引之后通过精细调整来达到比较稳定紧密的咬合。

关键词：前牙反𬌗；后牙锁𬌗；个性化𬌗垫

口腔矫正技术已经成为解决牙齿错𬌗畸形的常规手段。正锁𬌗畸形属于错𬌗畸形中治疗起来费时费力的Ⅰ类错𬌗。如何在临床治疗中快速有效地解决此类错𬌗一直是很多临床医师所思考的。

一、材料与方法

1. 病例简介　患者，男性，12岁，因牙齿错乱来我院就诊。检查：11反𬌗，26锁𬌗，上牙弓过宽且上前牙存在不同程度的唇舌向错位。覆𬌗5mm。上下牙列中线略有偏斜。颜面基本对称，开口度开口型基本正常，双侧关节区无弹响无压痛；X线片检查无明显颌骨畸形（图1~图9）。

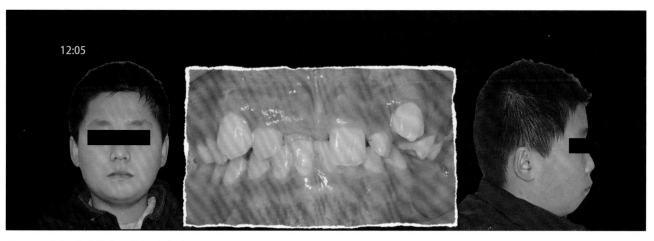

图1　患者初诊时基本面像、咬合像

病例2　1例前牙反𬌗伴后牙锁𬌗患者的治疗

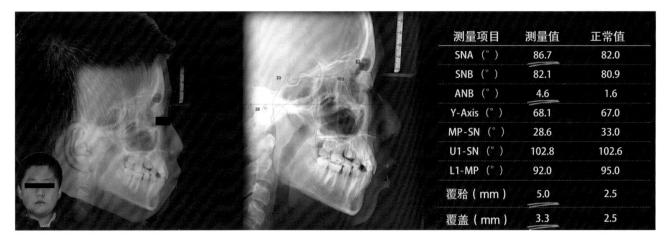

测量项目	测量值	正常值
SNA（°）	86.7	82.0
SNB（°）	82.1	80.9
ANB（°）	4.6	1.6
Y-Axis（°）	68.1	67.0
MP-SN（°）	28.6	33.0
U1-SN（°）	102.8	102.6
L1-MP（°）	92.0	95.0
覆𬌗（mm）	5.0	2.5
覆盖（mm）	3.3	2.5

图2　患者侧貌及头影测量分析

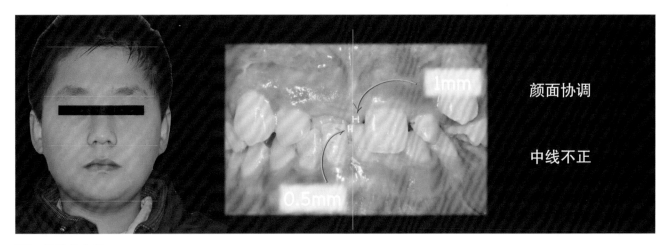

图3　对称性分析

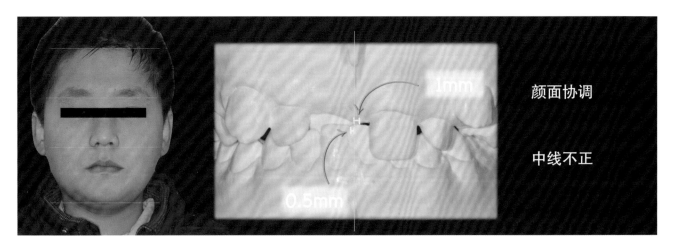

图4　模型比对

2. 诊断：安氏Ⅰ类错𬌗畸形、骨性Ⅰ类；11反𬌗，26锁𬌗；深覆𬌗。

3. 治疗方案　全口固定矫治；制作个别后𬌗垫；交互牵引；摇椅弓整平。

4. 治疗过程

（1）初戴后上0.014英寸镍钛丝排齐，同时于16做普通𬌗垫，26制作特殊𬌗垫，使46的腭尖能咬合于该𬌗垫上，同时配合(3/16，2oz)皮筋进行交互

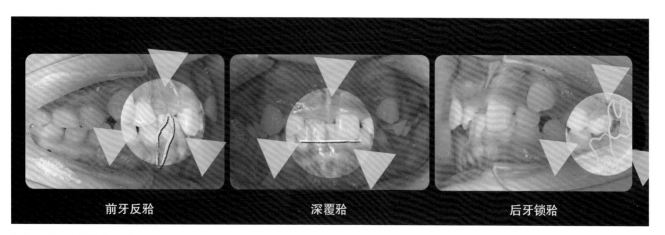

图5　患者口内咬合情况

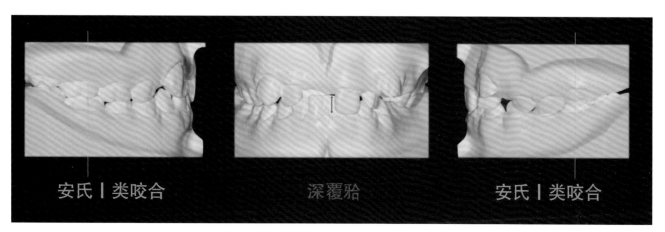

图6　模型比对咬合情况

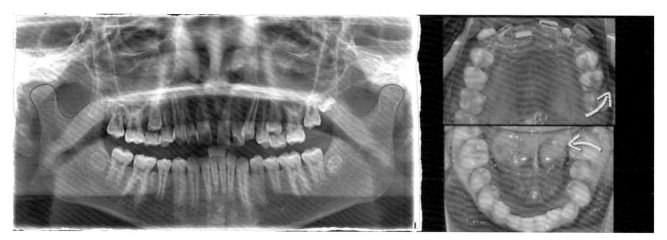

图7　全景片及牙𬌗面像

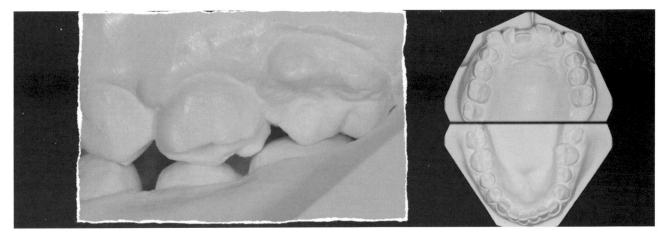

图8 模型上可以直观地发现后牙的锁𬌗情况

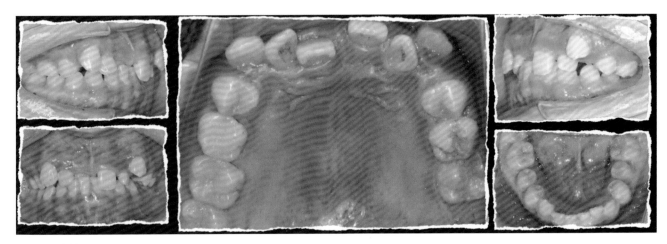

图9 口内情况汇总

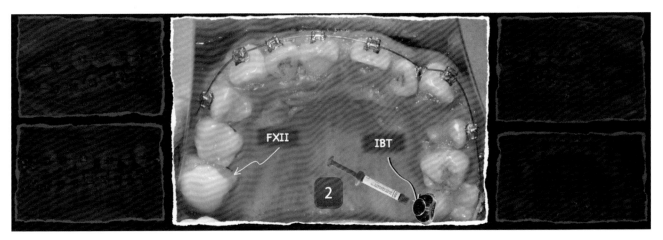

图10 利用舌侧扣和光固化树脂制作特殊𬌗垫

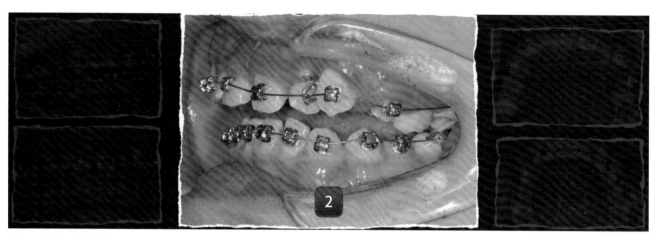

图11　配合皮筋的交互牵引

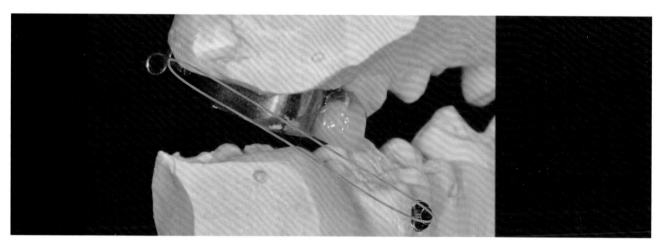

图12　后牙个性化𬌗垫配合交互牵引

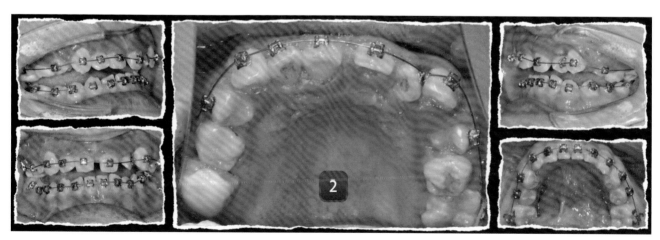

图13　2个月时的口内情况

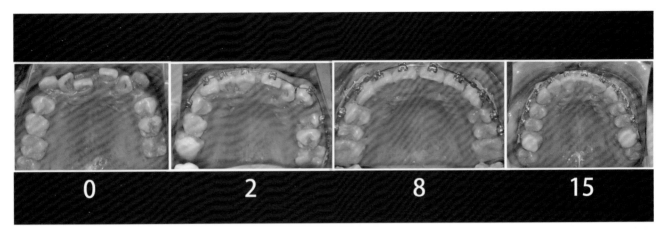

图14　治疗各阶段的上颌殆面像

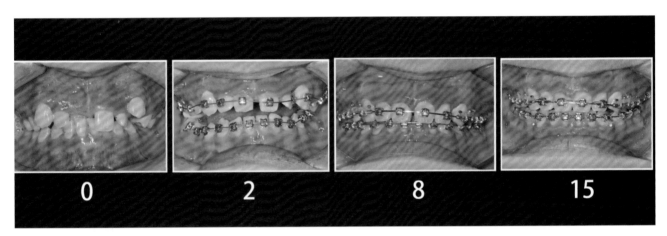

图15　治疗各阶段的正面口内像

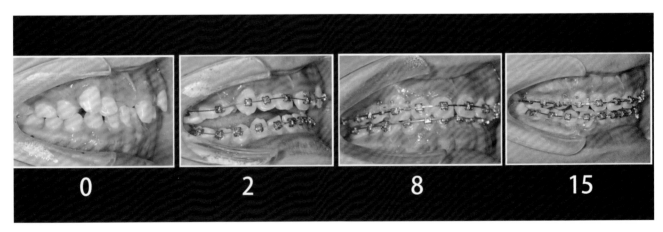

图16　治疗各阶段的右侧口内像

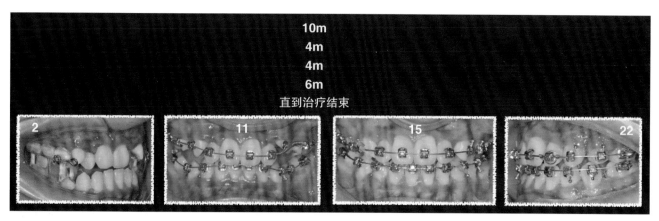

图17 治疗各阶段的左侧口内像

牵引（图10～图12）。（2）2个月时上前牙个别牙反𬌗解除。（3）4个月锁𬌗解除，换用0.018英寸镍钛丝继续排齐。8个月换用0.016英寸×0.025英寸镍钛丝加摇椅加大整平牙弓的力度。（4）15个月换用0.017英寸×0.025英寸不锈钢丝进行弓形的最终定型（图13～图17）。

二、结果

患者最终获得了良好的咬合关系及颜貌改善。X线片头影测量显示各项数据渐趋正常。1年后的随

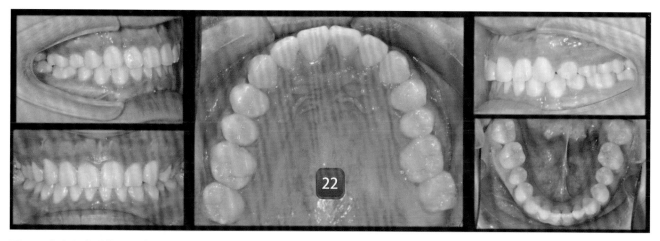

图18 治疗完成时的口内情况

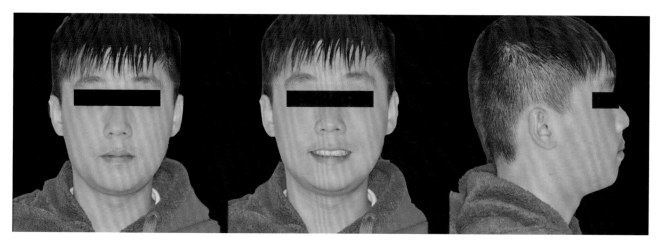

图19 治疗完成时的面像

测量项目	测量值	正常值
SNA（°）	86.4	82.0
SNB（°）	81.5	80.9
ANB（°）	4.9	1.6
Y-Axis（°）	69.8	67.0
MP-SN（°）	28.7	33.0
U1-SN（°）	105.7	102.6
L1-MP（°）	99.8	95.0
覆殆（mm）	2.6	2.5
覆盖（mm）	3.1	2.5

图20　治疗完成时的头颅侧片及头影测量

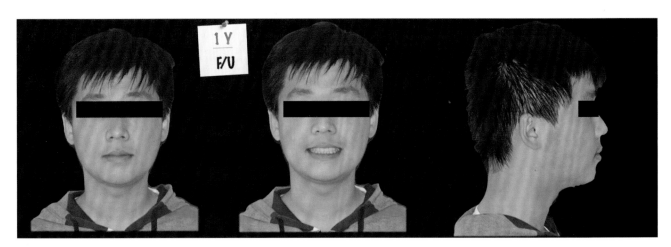

图21　1年后随访的面像

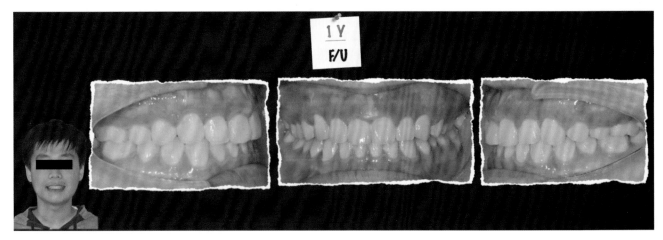

图22　1年后随诊的口内像

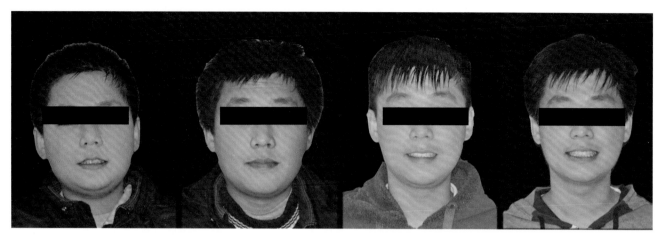

图23 初诊至随访1年的面部软组织变化

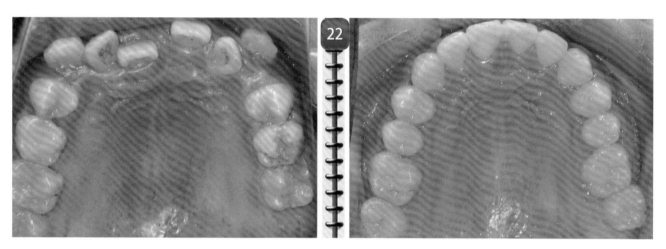

图24 11转矩问题

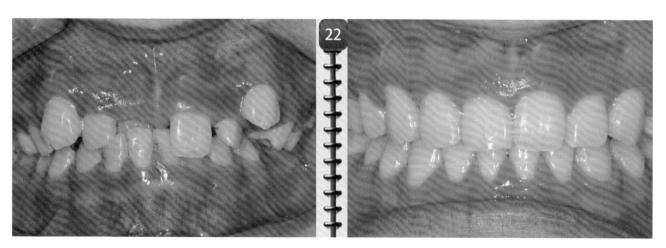

图25 中线不正问题

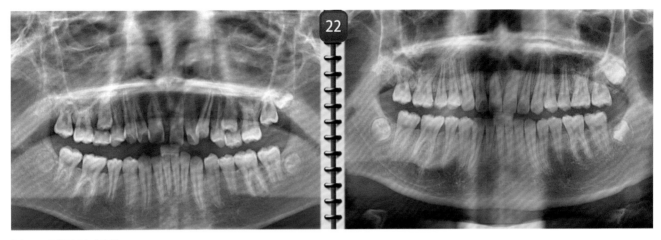

图26　牙根平行问题

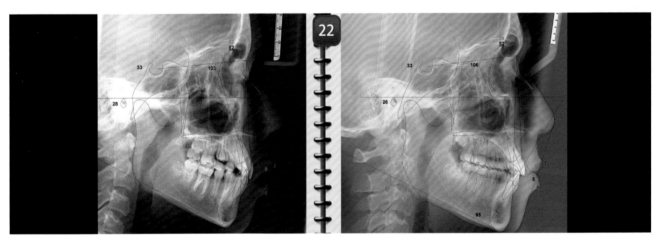

图27　下颌平面控制问题

访显示患者咬合更加紧密，且颜面软组更加自然协调（图18～图23）。

三、讨论

这是1例临床中常见的简单病例，但如何将常规病例快速有效地完成，并获得很好的结果是我们需要思考的。由于后牙锁殆解决起来相对个别前牙反殆难度较大，所以针对这个情况设计了特殊的、解决锁殆的个性化殆垫，并取得了良好的疗效。在最后的精密调整过程中因为患者上下牙弓宽度的不协调用了大量的时间去调整，最终还是获得了比较满意的疗效。但从最终结果去分析我们还是发现了以下4个方面的缺陷：（1）上前牙转矩问题。（2）中线协调问题。（3）根平行问题。（4）下颌平面控制问题。针对这四方面我们还会继续去探索获得更佳治疗结果的方法（图24～图27）。

四、结论

利用个性化殆垫这种特殊装置可以快速高效地治疗牙齿锁殆。常规病例更需要对过程、结果的苛求。

病例3

1例骨性Ⅲ类错𬌗的掩饰性治疗

王鹏越　宁波口腔医院正畸中心

摘要

目的： 通过对1例严重骨性Ⅲ类患者的治疗，探索骨性Ⅲ类错𬌗患者的合适治疗方法的选择，在患者拒绝正畸正颌联合治疗时有更行之有效的方法解决此类错𬌗畸形。

方法： 首先针对患者的实际情况进行全面的检查，包括口内检查、X线片检查、𬌗功能检查、模型测量等。发现该患者主要表现为上颌骨发育不良，且为均角患者。鉴于患者正处于生长高峰期，先采用了头帽前方牵引的矫形治疗来协调患者的颌骨畸形。在矫形结束后根据患者的拥挤度、磨牙关系、Spee曲线等参数决定采用拔牙全口固定矫治。

结果： 获得了良好的咬合关系及一定的颜貌改善，并在1年的随访中表现出了很好的稳定性。

结论： 在与患者充分沟通后，若患者拒绝手术方案，头帽前方牵引配合拔牙矫正的掩饰性治疗的方式也能有效解决部分青少年患者严重骨性Ⅲ类错𬌗的情况。

关键词： RPHG拔牙矫治；转矩控制；稳定性

一、材料与方法

1. **病例简介**　患者，男性，11岁，因牙齿错乱及下牙前突来我院就诊。检查：面中部凹陷，磨牙近中关系，骨性Ⅲ类错𬌗，严重拥挤，前牙反𬌗，多生牙，下前牙代偿性舌倾。下颌能基本退到对刃位，存在一定功能性因素。有家族反𬌗史（图1~图8）。

2. **诊断**　安氏Ⅲ类错𬌗，骨性Ⅲ类。

3. **治疗方案**　拔除多生牙；头帽前方牵引10个月；拔除14、24、35、45；全口固定矫治；保持。

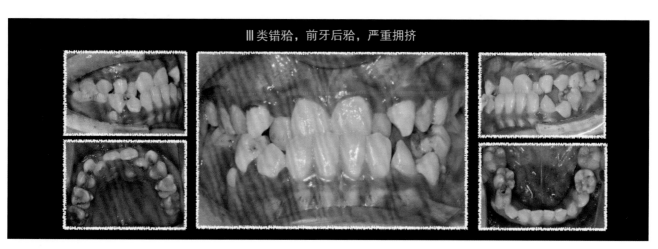

图1　初诊时患者口内像

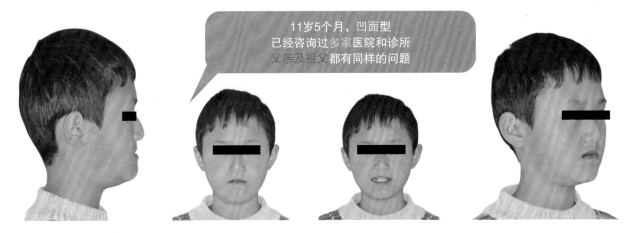

图2　初诊时患者的面像

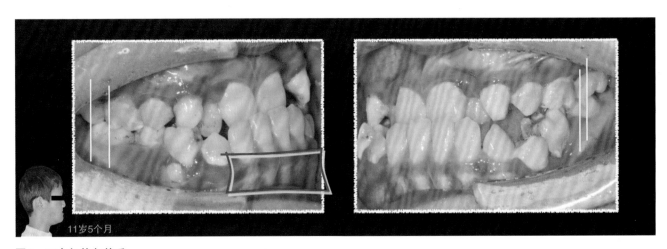

图3　口内矢状向关系

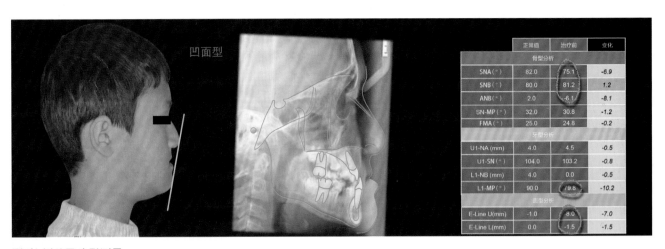

图4　侧貌及头影测量

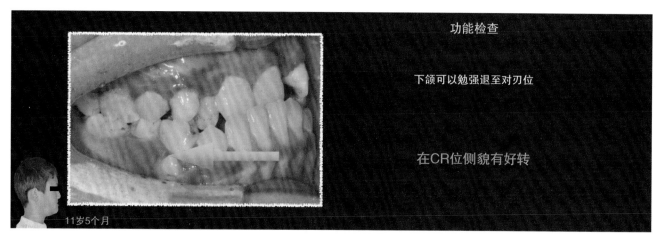

功能检查

下颌可以勉强退至对刃位

在CR位侧貌有好转

11岁5个月

图5　功能检查

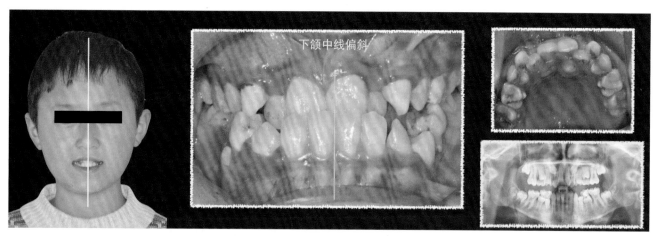

下颌中线偏斜

图6　对称性检查

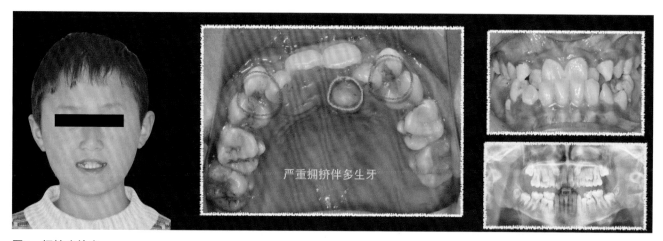

严重拥挤伴多生牙

图7　拥挤度检查

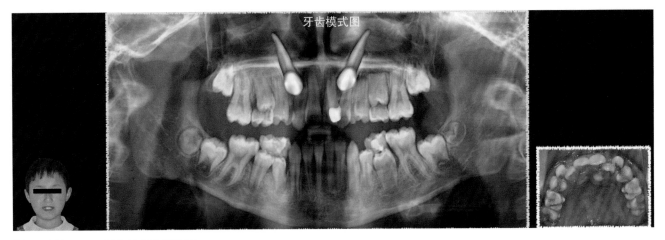

图8　确认13，23阻生及多生牙位置

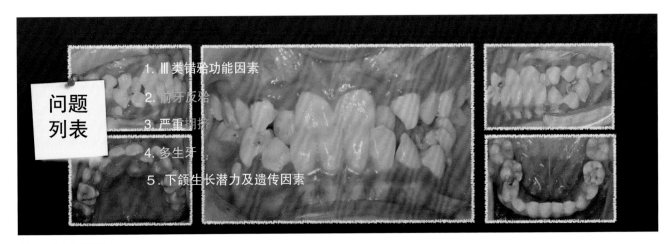

图9　患者问题列表

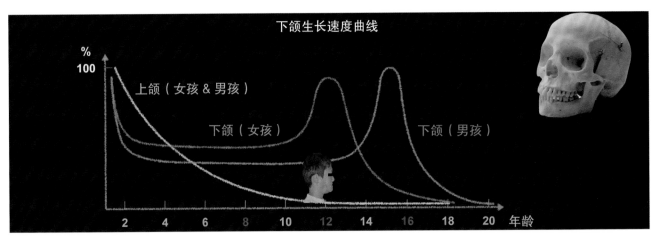

图10　下颌生长速度曲线

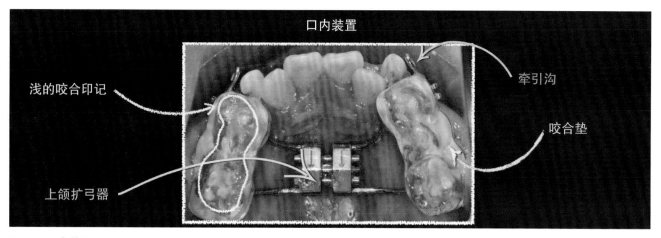

图11　口内装置

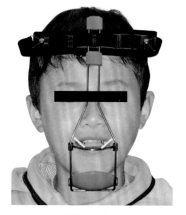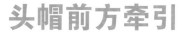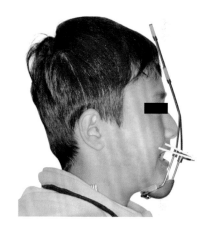

图12　口外装置

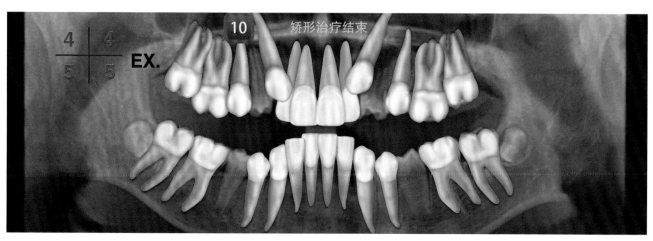

图13　10个月矫形治疗结束，决定拔除14、24、35、45全口固定矫治

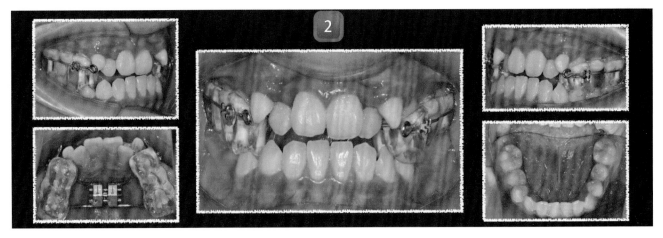

图14　2个月口内像

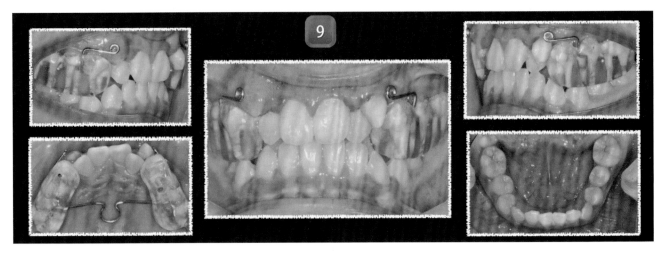

图15　9个月口内像

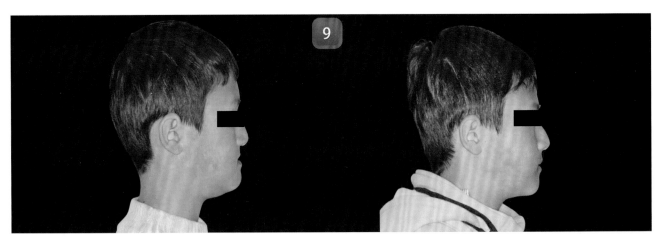

图16　9个月侧面像

处置	持续时间	额外工作
1. 头帽前方牵引	10m	上颌扩弓
2. 0.014英寸铜镍钛	4m	咬合垫和轻力牵引
3. 0.014英寸×0.025英寸铜镍钛	4m	全景片和托槽定位
4. 0.016英寸×0.025英寸铜镍钛	6m	预成转矩弓丝，转矩簧
5. 0.016英寸×0.025英寸不锈钢	直到治疗结束	关闭间隙，个别弓丝弯制，垂直牵引

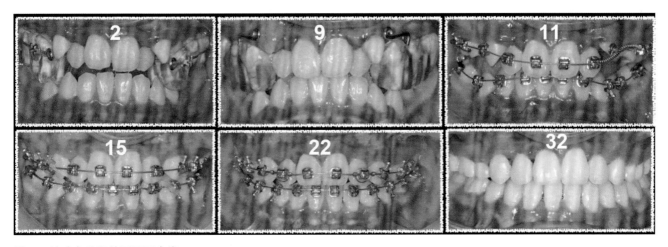

图17　治疗过程及主要操作

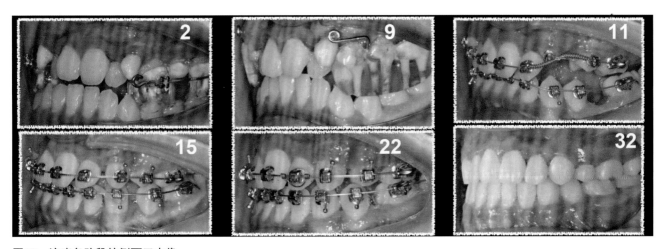

图18　治疗各阶段的正面口内像

图19　治疗各阶段的侧面口内像

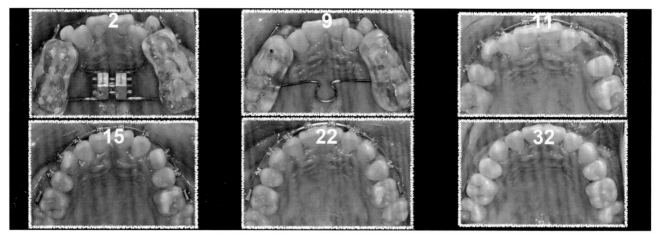

图20　治疗各阶段的上颌牙合面像

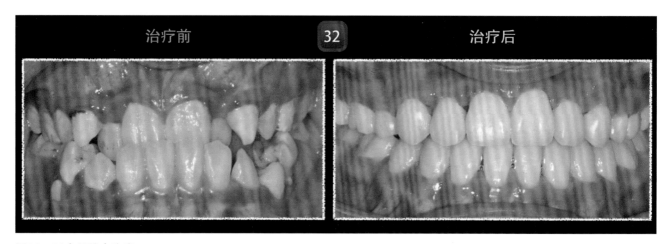

图21　32个月结束治疗

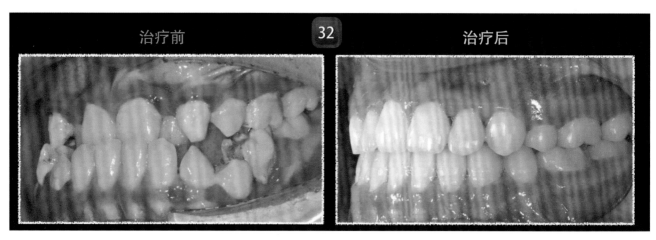

图22　32个月结束治疗

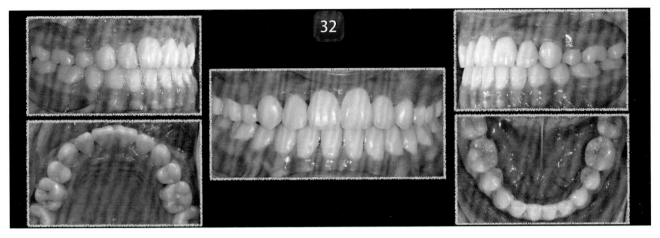

图23　治疗完成时口内像

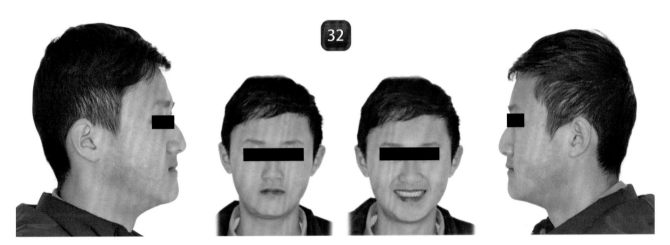

图24　治疗完成时面像

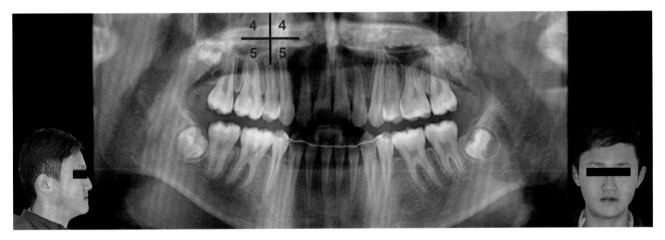

图25　治疗完成时全景片

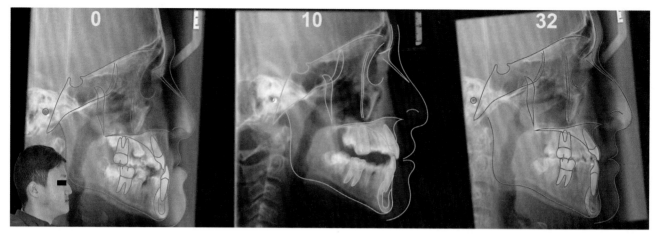

图26　初始、矫形后、治疗完成的头颅侧位片

重叠图

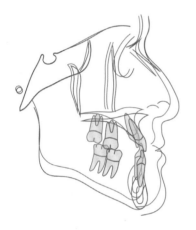

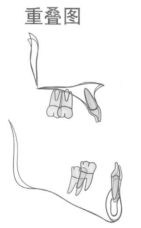

图27　治疗前后重叠图及头影测量

头影测量			
骨型分析			
	治疗前	治疗后	变化
SNA°	75.1°	79.5°	4.4°
SNB°	81.2°	82.5°	1.3°
ANB°	-6.1°	-3.0°	3.1°
SN-MP°	30.8°	30.1°	-0.7°
FMA°	24.8°	24.5°	-0.3°
牙型分析			
U1- SN°	103.2°	108.9°	5.7°
L1- MP°	79.8°	77°	-2°
面型分析			
E-LINE UL	-8 mm	-6 mm	2 mm
E-LINE LL	-1.5 mm	-3.5 mm	-2 mm

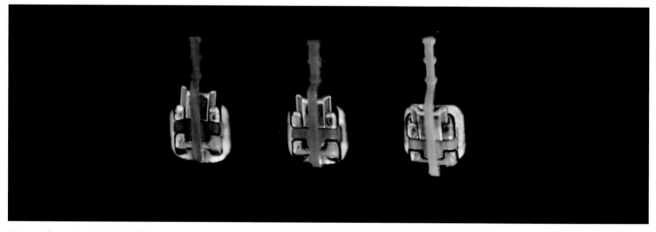

图28　高、中、低转矩托槽

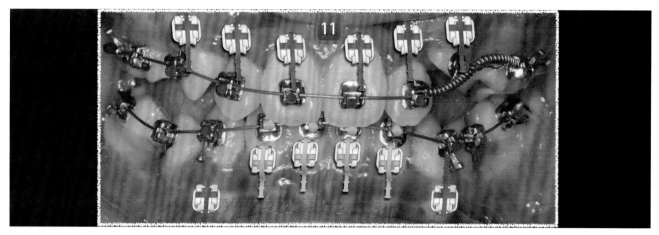

图29　高转矩托槽的选择

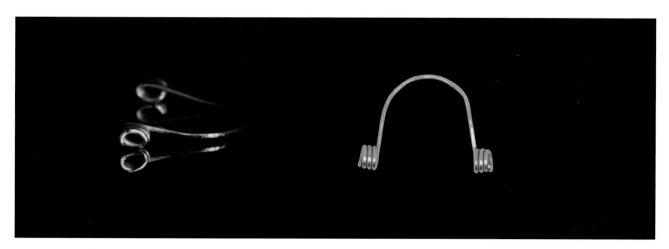

图30　转矩簧

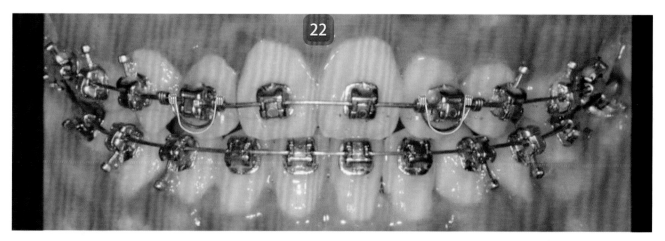

图31　转矩簧的应用

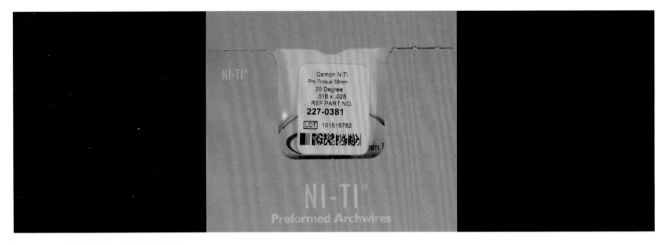

图32　预成转矩弓丝（镍钛方丝）

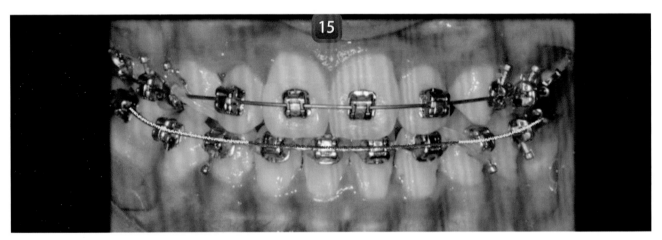

图33　下颌预成转矩弓丝的应用

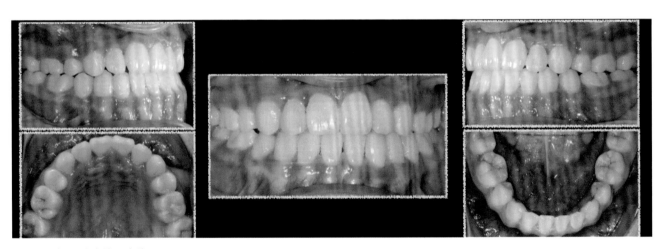

图34　1年后随访的口内像

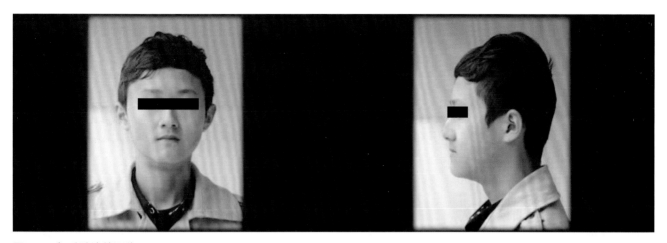

图35 1年后随访的面像

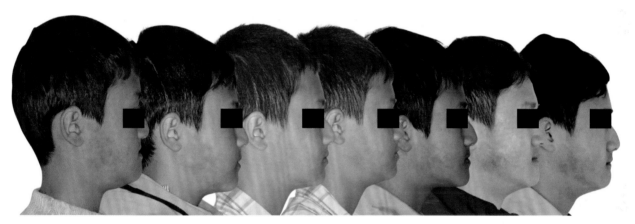

图36 整个治疗过程及随访的侧貌变化

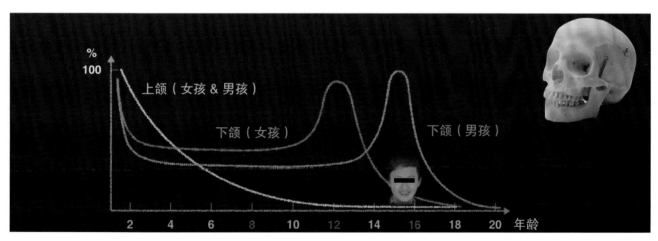

图37 此类患者需长期随访

4. 治疗过程

（1）拔除位于21舌侧的多生牙。

（2）考虑到患者生长的因素，决定首先采用头帽前方牵引的矫形治疗来协调骨骼畸形。口内设计了粘固式的𬌗垫扩弓装置，我们认为该装置能更好地控制下颌平面并且在治疗初期能更好地打开咬合便于反𬌗的解除。口外采用了单杆式的面弓进行每晚10小时以上的牵引（图9~图12）。

（3）10个月后拆除矫形装置，针对患者口内的拥挤情况、磨牙情况、Spee曲线情况决定采用拔牙矫治，拔除患者14、24、35、45，初戴全口固定矫治器（图13）。

（4）前4个月0.014英寸镍钛丝排齐，并应用轻力的颌间牵引来快速解决后牙段小开𬌗。4~8个月换0.014英寸x0.025英寸镍钛丝，并对个别托槽进行重新定位。8~14个月换0.016英寸x0.025英寸镍钛丝，并着重对转矩进行控制。最后阶段应用0.016英寸x0.025英寸不锈钢丝关闭间隙精细调整并结束治疗（图14~图19）。

二、结果

最终获得了非常良好且紧密的咬合，侧貌也有明显改善。X线片示根平行度佳且无牙根吸收。头影测量结果显示上颌有明显的向前生长，骨性畸形严重程度降低（图20~图26）。

三、讨论

该患者治疗的难点在于第二期的拔牙矫治，怎么去控制已经舌倾代偿的下前牙，怎么去建立紧密的咬合是治疗的重点、难点。本文中采用了预置转矩托槽、预成转矩弓丝、个别牙转矩簧等方法去控制（图27~图32），并辅助早期的轻力短牵引来帮助后牙快速建𬌗来达到后牙稳定咬合的早期建立。

临床中我们常常会碰到这样的青少年骨性畸形，而家长又是明确拒绝手术的，在这个阶段怎么去决定治疗的方式一直是比较困扰医师的问题。若选择等待正畸正颌联合矫治，则患者需要保持这样错乱的咬合状态6~7年，对患者的口腔卫生情况、关节情况、心理情况均会产生较大影响。若在此阶段进行矫治，下颌生长情况难以估计，长期稳定性受到考验。此病例中通过对患者存在问题的仔细分析考虑，最终制订了双期矫治方案，又在二期选择了较为激进的拔牙矫正。在治疗过程中针对骨性Ⅲ类错𬌗的特点，对前牙的转矩进行了适当的控制，最终使患者在这个阶段即获得了比较稳定的咬合及良好的排列。患者1年的随访显示稳定性良好（图33~图36），但最终是否稳定还需要长期随访（图37）。

四、结论

部分青少年骨性Ⅲ类错𬌗患者，在进行完善的分析、精确的诊断的前提下，选择掩饰性矫治不失为一种行之有效的治疗方式。

病例4

拔除上下颌第二前磨牙矫治骨性下颌后缩

刘萌萌　杭州口腔医院正畸中心

摘要

目的: 对于成人骨性下颌后缩病例,探讨通过拔除上下颌第二前磨牙,应用直丝弓矫正技术,并结合在前牙区及后牙区植入种植支抗的临床效果及意义。

方法: 患者为19岁年轻女性,主诉要求矫正牙齿前突及不齐,渴望改善面型。正畸减数拔除上下颌第二前磨牙,应用直丝弓矫治器,并在前牙区及后牙区植入种植支抗,控根内收前牙,垂直向控制,以达到𬌗平面逆时针旋转,改善患者前突的面型。

结果: 逆时针旋转𬌗平面,磨牙达到I类关系,前牙覆𬌗覆盖关系正常,咬合关系良好,面型改善。

结论: 对于成年骨性下颌后缩病例,应用拔牙减数和种植支抗联合控制矢状向和垂直向的方式,可以逆时针旋转𬌗平面,改善面型。

关键词: 骨性下颌后缩;拔牙矫治;下颌逆时针旋转;垂直向控制

一、材料与方法

1. **病例简介** 患者,女性,19岁。以"牙齿前突及不齐"为主诉来我院就诊。否认家族遗传病史,否认口腔不良习惯。颜面部检查(图1)可见面部左右基本对称,颏部居中,面下1/3偏长,凸面型,上下唇前突,颏部后缩,闭口时颏肌紧张,鼻唇角偏小。口内检查(图2)可见口腔卫生情况可,两侧尖牙磨牙中性关系,前牙覆𬌗覆盖正常,上中线正,下颌中线左偏1.0mm,上下颌牙弓协调对称,软组织未见明显异常。术前拍摄锥形束CT(CBCT)(图3)显示:颞下颌关节无异常,开口型、开口度正常。模型检查分析(图4):上牙弓拥挤度0mm;下牙弓拥挤度1.5mm;Spee曲线深2.5mm;Bolton比(前牙)为79.6%;Bolton比(全牙)为91.7%。全景片(图5)所示12、11、24、25牙冠见高密度影像,上下颌牙槽骨轻度水平吸收。头颅侧位片测量结果显示上颌骨前突,下颌骨后缩,发育不足,下颌前牙唇倾代偿,下颌平面角

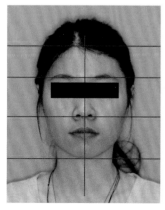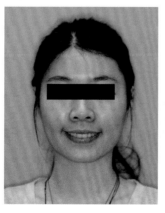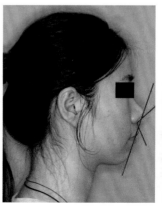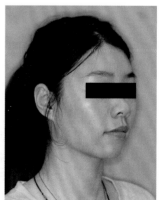

图1　临床检查——口外检查

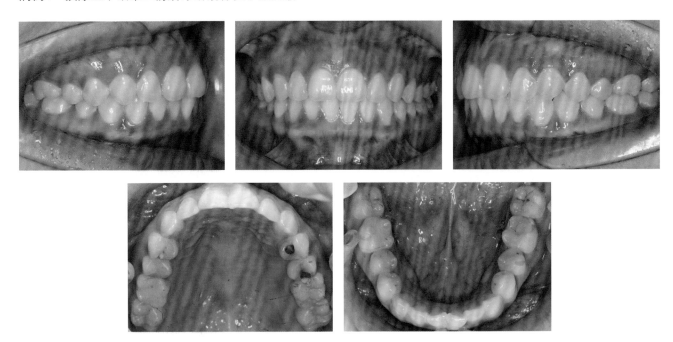

图2　临床检查——口内检查

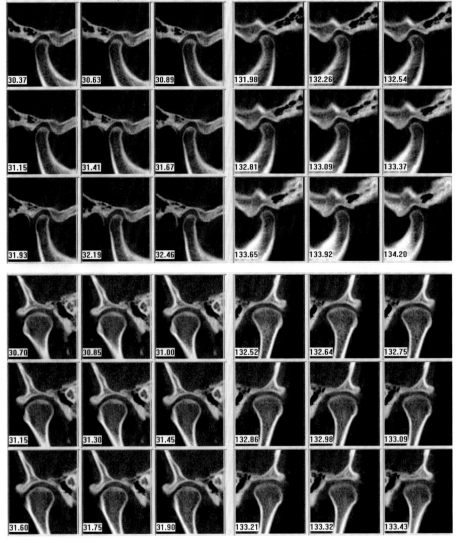

图3　术前锥形束CT示TMJ

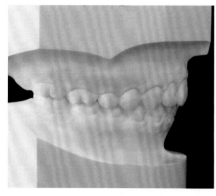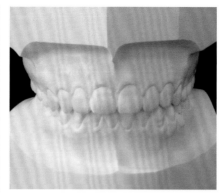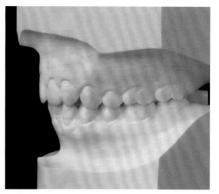
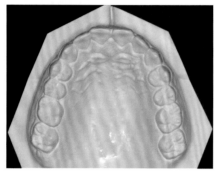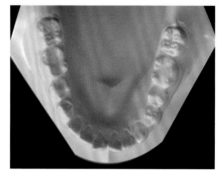

图4 模型检查分析

偏小（图6，表1）。

问题列表

（1）侧貌突，骨性下颌后缩。

（2）颏肌紧张。

（3）下牙列轻度拥挤。

2. 诊断 牙型：安氏I类错𬌗；骨型：Ⅱ类错𬌗。

3. 治疗方案 （1）拔除15、25、35、45位点，直丝弓矫治技术进行正畸治疗。（2）双侧上颌后牙区种植体支抗控制垂直向。（3）上颌前牙

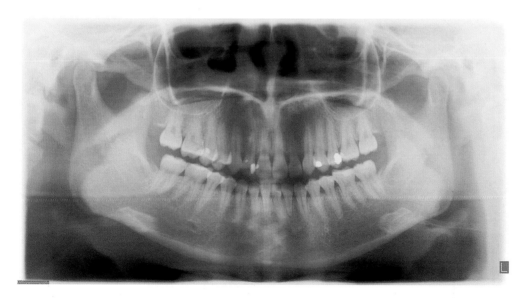

图5 初诊全景片

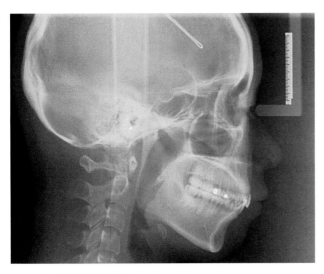

图6　治疗前头颅侧位片

表1　治疗前头影测量分析

测量项目	恒牙期	矫治前
SNA	82.8° ± 4.0°	86.2°
SNB	80.1° ± 3.9°	78.5°
ANB	2.7° ± 2.2°	7.7°
OP-SN	14° ± 3.8°	23.0°
U1-PP	28.0° ± 2.0mm	28.8mm
FIMA	65°	48.1°
IMPA	90°	105.2°
UI-SN	105.7° ± 6.3°	103.7°
U1-L1	125.4° ± 7.9°	121.2°
A-Nper	1.0mm	1.0mm
Pog-Nper	−4~−2mm	−10.5mm
上唇-E Line	−1.2 ± 1.63mm	1.6mm
下唇-E Line	0.5 ± 1.79mm	2.5mm
Z角	71.0° ± 5.0°	63.7°
鼻唇角	90°~110°	94.5°

区种植体支抗控根内收前牙，同时配合垂直向控制逆时针旋转𬌗平面。

4. 治疗过程

拔除15、25、35、45位点，应用直丝弓矫治器，粘接上下颌Damon Q矫治器，上颌选择高转矩系统，下颌选择低转矩系统，同时在上颌两侧侧切牙与尖牙之间分别植入8.0mm长度的种植钉2颗，在上颌第一与第二磨牙的颊舌侧各植入10.0mm长度的种植钉1颗（图7）。上下颌顺序换丝，排齐整平上下牙列，应用上颌前牙区种植体支抗控根内收前牙，双侧上颌后牙区种植体支抗控制垂直向，逆时针旋转𬌗平面（图8~图10）。

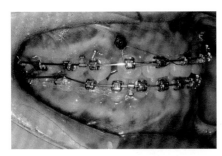
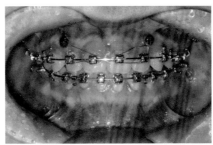
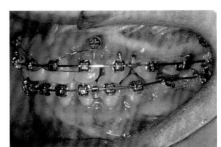
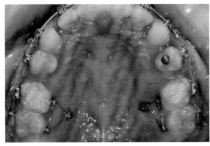
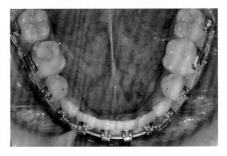

图7　矫治过程——口内治疗过程1

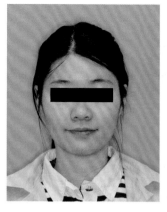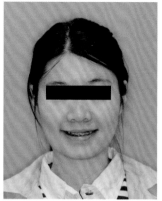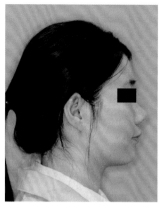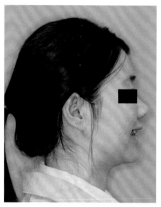

图8　矫治过程——过程中面像1

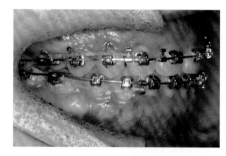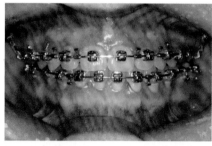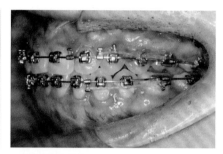

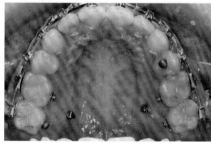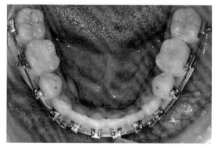

图9　矫治过程——口内治疗过程2

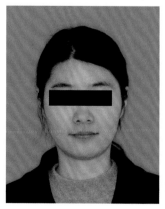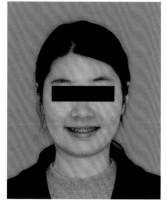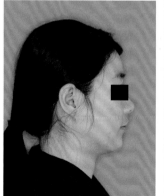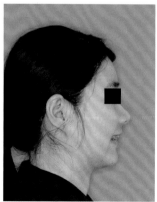

图10　矫治过程——过程中面像2

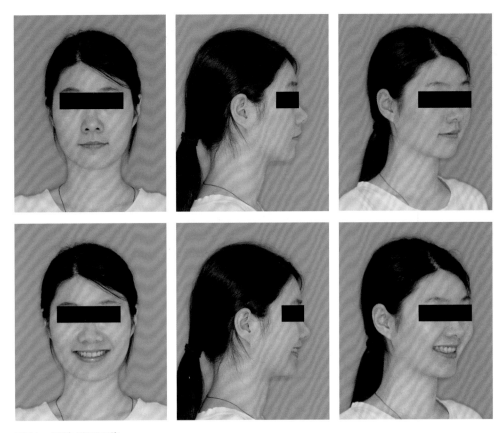

图11　矫治后正面像

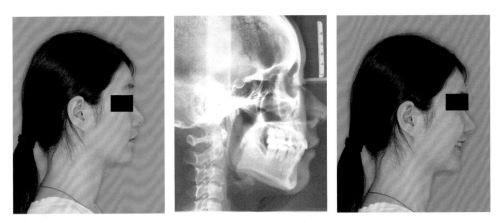

图12　矫治后侧面像

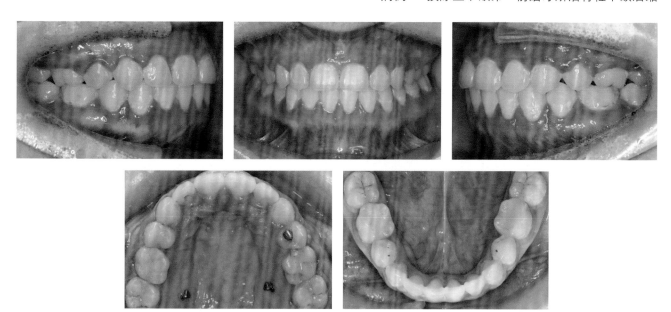

图13 矫治后口内像

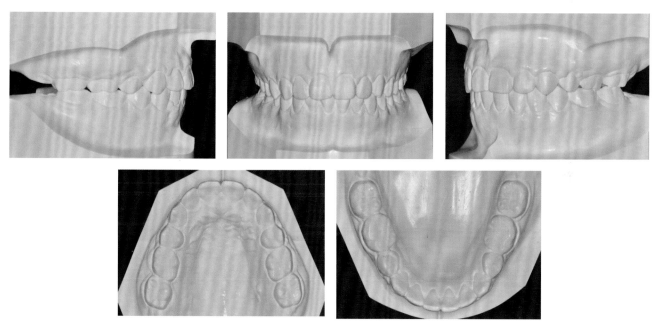

图14 矫治后模型

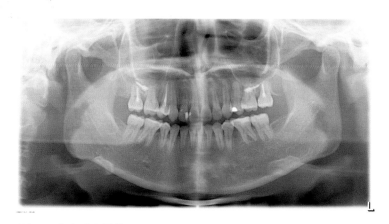

图15 治疗后全景片

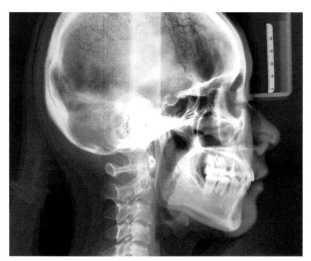

图16　治疗后头颅侧位片

表2　治疗后头影测量分析

测量项目	恒牙期	治疗后
SNA	82.8° ±4.0°	85.5°
SNB	80.1° ±3.9°	79.8°
ANB	2.7° ±2.2°	5.7°
OP-SN	14° ±3.8°	19.7°
U1-PP	28.0 ±2.0mm	26.5mm
FIMA	65°	60.2°
IMPA	90°	95.2°
UI-SN	105.7° ±6.3°	102.2°
U1-L1	125.4° ±7.9°	129.8°
A-Nper	1.0mm	0.8mm
Pog-Nper	−4~−2mm	-3.6mm
上唇-E Line	−1.2 ±1.63mm	−1.0mm
下唇-E Line	0.5 ±1.79mm	−0.9mm
Z角	71.0° ±5.0°	72.8°
鼻唇角	90°~110°	98.1°

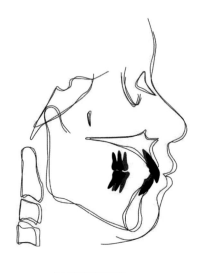

以SN平面重叠

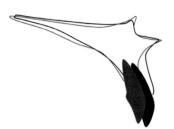

上颌重叠（以PP平面重叠）

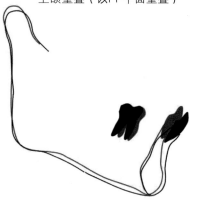

下颌重叠（以MP平面重叠）

图17　治疗前后头影测量重叠描迹图（黑色治疗前，红色治疗后）

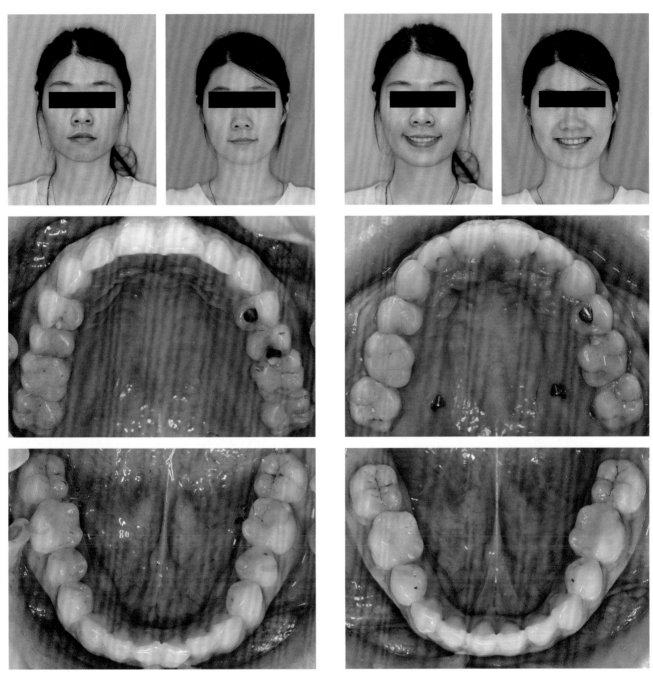

图18　治疗前、后对比

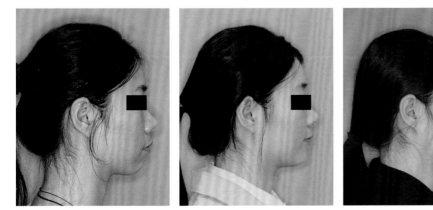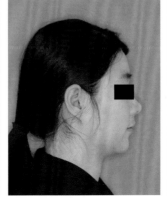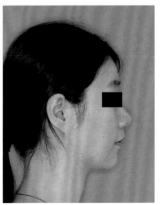

图19　矫治前后侧貌的动态变化

二、结果

矫治结束，面部肌肉自然放松，正面观更为柔美（图11），侧貌改善，下颌逆时针旋转，颏部前移（图12），上下颌排齐，两侧尖牙磨牙中性关系，上下颌前牙内收（图13~图16，表2）。

三、讨论

（1）患者侧貌稍突，通过减数+种植钉的模式进行垂直向控制，前牙区利用种植钉轻度压低前牙，𬌗平面发生逆时针旋转，下颌颏部后缩得到改善，颏肌得以放松。另一方面，在内收过程中，同时利用前牙区种植钉控制前牙转矩，控根内收前牙，上颌突度得到改善（图17）。随着侧貌突度的改善，上下唇及周围肌肉放松，面部线条展现更为柔和（图18、图19）。

（2）利用种植钉控制前牙转矩及后牙压入时，负载力要小，并适当延长加力间隔时间，降低牙根吸收风险。

病例5

多学科联合治疗成人牙列缺损及前牙区微笑恢复

陈威　陈庆生　杭州口腔医院城西分院正畸科

摘要

目的: 探讨长距离牙移动及复杂前牙区微笑修复的临床效果和意义。

方法: 30岁女性,主诉要求矫正牙齿不齐,修复前牙不美观,后牙不好吃东西的问题。21、27缺失多年,21两侧牙齿向中间移位,上中线向左侧偏斜,加上Ⅲ类骨面型,患者正面微笑像不美观。另外,患者多颗牙齿龋坏严重,也增加了治疗的复杂性。计划拔除14、34、38、45、47后应用直丝弓矫正技术进行矫正。患者上中线左偏严重,在治疗过程中使用种植体矫正不齐的中线。同时,使用种植体支抗关闭45及47拔除后的间隙。治疗结束后转至综合科对11、22、23进行美学修复,并行27种植修复。其后,转至牙周科对23进行翻瓣手术,整个疗程共计34个月。

结果: 磨牙达到Ⅰ类关系,前牙覆𬌗覆盖关系正常,面型改善。

结论: 在牙周科监管情况下,结合轻力牵引对一些患者能够实现长距离牙齿移动。同时,多学科配合能够完美解决前牙区美学问题。

关键词: 牙列缺损;多学科治疗

在牙周问题的患牙长距离移动以及前牙美学修复在临床工作中会经常遇到,如何比较好地解决这些问题都需要我们多学科的会诊以及列出完美方案。本病例就是很典型的一例复杂的成人病例,通过多学科的联合治疗,解决了患者的所有口腔问题。

一、材料与方法

1. **病例介绍**　成人女性患者,主诉牙齿不美观,不好咬。病史无殊。如图1所示,患者正面观面部左右基本对称,正面笑像下牙露较多,上中线不正,面中1/3发育不足。侧面分析:凹面型,下唇相对上唇偏前。图2显示的是患者口内检查情况:21、27缺失,22远中、23近中树脂充填修复,14烤瓷冠修复,17、47𬌗面树脂充填修复,35、36、45、46𬌗面银汞充填修复。矢状向上,上牙列轻度拥挤,下牙列中度拥挤,22、32反𬌗;垂直向上,覆𬌗浅;水平向问题:无。功能及颞下颌关节检查:开口度、开口型正常;颞下颌关节无异常。模型检查分析:双侧第一磨牙均为Ⅰ类关系;上牙弓拥挤度1.0mm;下牙弓拥挤度4.5mm;Spee曲线深2.5mm;Bolton比(前牙)为80.7%(缺失21用24代替);Bolton比(全牙)为93.1%(去除14、35、45后计算所得)。初诊全景片:21、27缺失;45、47远中邻𬌗面龋已达龈下;35根尖下有阴影;48牙冠、牙根形态良好(图3)。头颅侧位片显示患者面中部发育不足(图4)。

2. **诊断**　牙型:安氏Ⅰ类错𬌗;骨型:Ⅲ类错𬌗

3. **问题列表**　①面中部发育不足;②微笑时上前牙暴露不足,且中线不正;③21、27缺失;④17、22、23、35、36、45、46、47不同程度缺损充填治疗,且17、35、45、47缺损较大;⑤14根管治疗后烤瓷修复。

4. **矫治目标**　恢复上唇丰满度,改善微笑;拔除一些龋坏严重的牙齿,关闭间隙,调整咬合关系;种植修复缺失牙。

病例5　多学科联合治疗成人牙列缺损及前牙区微笑恢复

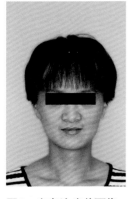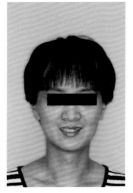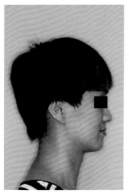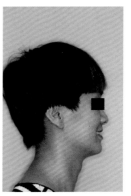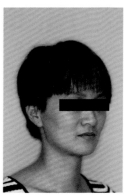

图1　患者治疗前面像

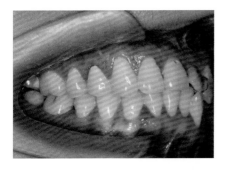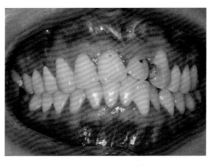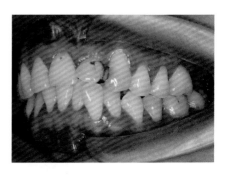

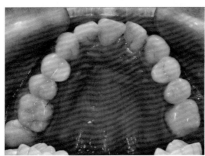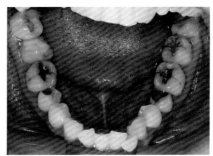

图2　患者治疗前口内像

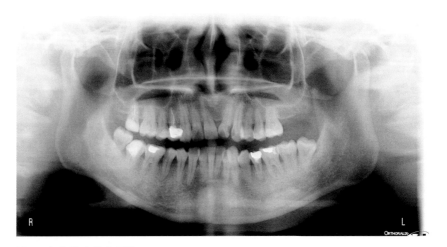

图3　患者治疗前全景片

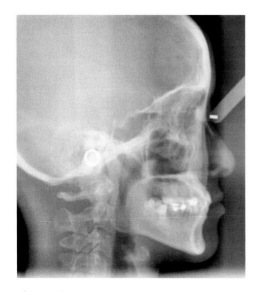

图4　患者治疗前头颅侧位片

5. 正畸治疗计划　①拔除14、35、38、45、47后直丝弓矫治技术进行正畸治疗；②右侧上颌后牙区种植体支抗矫正上中线；③右侧下颌中部种植支抗关闭45、47间隙；④22近远中留间隙以便后期修复改型，27区域后期种植修复。

6. 矫治过程　排齐整平上下牙列，使用种植支抗矫正上中线，在牙周科监控下轻力关闭4区间隙。正畸完成后转修复科完成前牙复杂美学修复。

二、结果

患者正畸结束后，上下牙列整齐，磨牙关系中性，上下中线正，覆𬌗、覆盖正常，侧面型基本

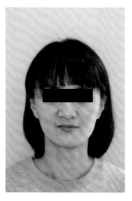 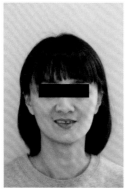 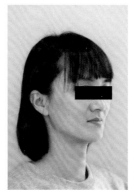 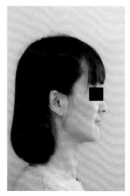 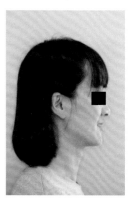

图5　治疗后修复前面像

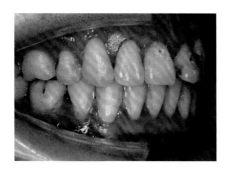 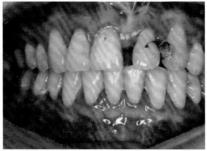 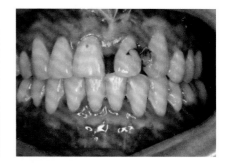

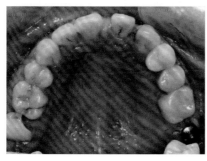 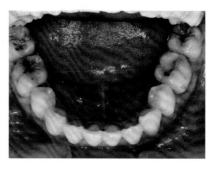

图6　治疗后修复前口内像

病例5 多学科联合治疗成人牙列缺损及前牙区微笑恢复

不变。但是22尚未修复，27位置还未种牙（图5、6）。后续，通过美学修复恢复了前牙区的美观，以及种植修复了27的缺失（图7、8）。修复后的全景片及头颅侧位片都无明显异常（图9、10）。重叠图显示为了保持面型，都是后牙向近中移动（图11）。

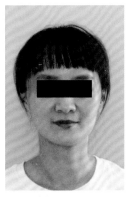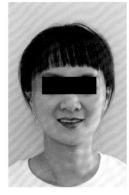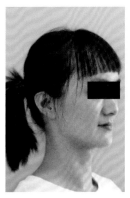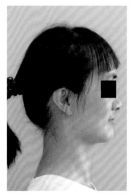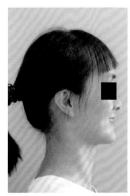

图7 治疗修复后面像

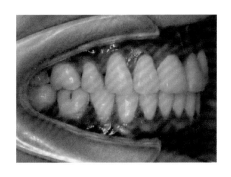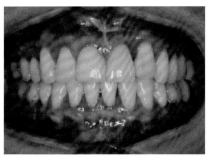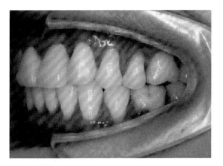

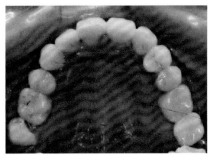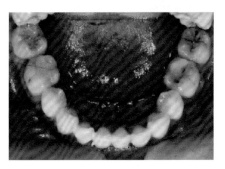

图8 治疗修复后口内像

三、讨论

该患者由于前牙不美观结合后牙咀嚼效果不佳来我院就诊。拔除14、35、38、45、47后直丝弓矫治技术进行正畸治疗，使用种植体支抗矫正上前牙中线以及关闭右下后牙区间隙。

该患者治疗前由于21的缺失，导致前牙美学极差，正畸治疗恢复了前牙丰满度以及为后期美学修复创造了良好的条件。同时，患者在正畸结束后，行21贴面修复，23改形治疗，23翻瓣手术以及种植修复了17区的缺失牙。通过多学科联合治疗达到比较完美的效果。

患者正畸治疗结束后一直到修复完成，大概4个月时间未能很好佩戴保持器，仅在42发生稍许扭

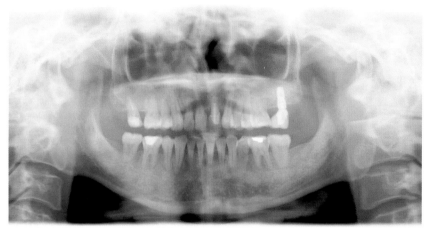

图9　治疗后全景片

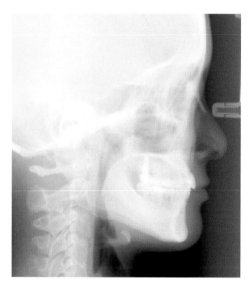

图10　治疗后头颅侧位片

转，说明矫正咬合良好对保持的重要性。

多学科联合治疗后患者牙齿排列及咬合关系良好，面中部恢复一定丰满度，恢复了患者自信的微笑。

四、结论

在牙周科监管情况下，结合轻力牵引对一些患者能够实现长距离牙齿移动。同时，多学科配合能够完美解决前牙区的美学问题。

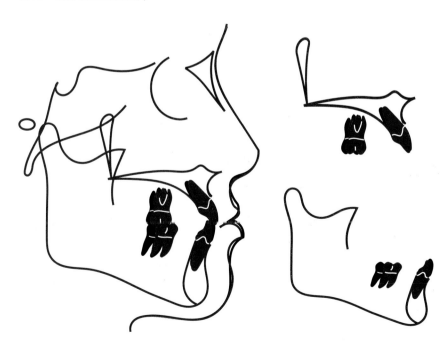

图11　治疗前后重叠图

病例6

拔除上颌第一前磨牙和下颌第二磨牙矫治反殆和拥挤

李建华　杭州口腔医院正畸中心

摘要

在正畸临床中，骨性反殆是属于一类较为多见并且治疗难度较大的错殆畸形，其主要表现为面中1/3凹陷，上颌后缩而下颌前突。对于恒牙期的治疗措施目前主要是拔牙矫治掩饰患者上下颌骨的不协调症状，包含双颌拔牙以及下颌单颌拔牙等方式。双颌拔牙的患者必须合并上颌中、重度拥挤才考虑拔除上颌的2颗前磨牙，否则将导致上颌内收，破坏患者的面型审美。而单颌拔牙适用于上颌轻度拥挤及以下的有轻中度骨性反殆的患者。对于严重的骨性反殆应通过正颌外科手术方可获得较好的治疗效果。

关键词： 反殆；拥挤拔牙矫治

一、材料与方法

1. 病例简介　患者，女性，16岁。主诉要求矫正牙齿不齐。否认家族遗传史，否认口腔不良习惯。颜面部检查（图1）：面中部凹陷，面部左右基本对称，面下1/3偏长，下唇厚，凹面型，下颌前突。口内检查（图2）：口腔卫生良好，恒牙列，矢状向上牙列中度拥挤，反覆盖；垂直向反覆殆；水平向磨牙尖牙近中关系。功能及颞下颌关节检查：下颌开口度、开口型正常；颞下颌关节无弹响和压痛。模型检查分析：上牙弓拥挤度5mm；Spee曲线深2mm；Bolton比（前牙）为82.6%；Bolton比（全牙）为90.5%。初诊全景片：18、28、38、48位点牙胚存在（图3）。头颅侧位片测量结果显示：上下前牙角度基本正常，下颌骨发育过度，Ⅲ类骨面型（图4，表1）。

问题列表

（1）下颌前突。

（2）前牙反覆殆反覆盖。

（3）上牙列中度拥挤。

2. 诊断　牙型：安氏Ⅲ类错殆；骨型：Ⅲ类骨面型。

3. 治疗方案　①上颌拔除14、24位点后直丝弓矫治技术排齐整平上牙列。②下颌拔除37、47，内

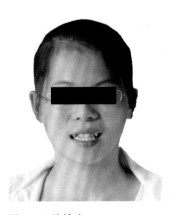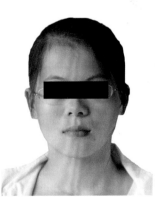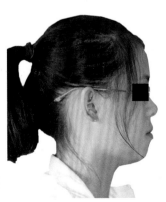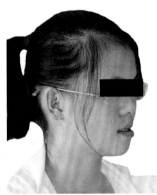

图1　口外检查

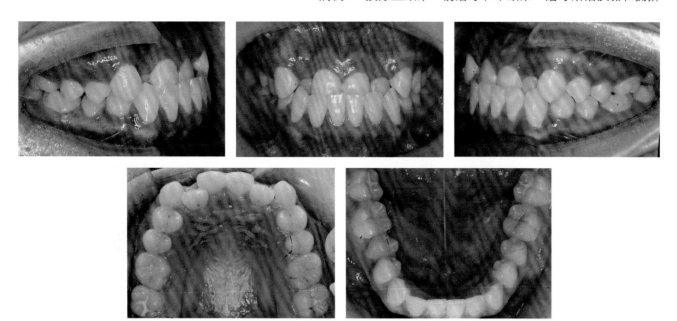

图2 口内检查

收后移下牙列解除前牙反𬌗。

4. 治疗过程

上下经0.012英寸、0.016英寸、0.018英寸、0.019英寸x0.025英寸镍钛排齐整平，配合轻力Ⅲ类牵引，解除前牙反𬌗，在0.019英寸x0.025英寸SS上关闭间隙。

待38、48萌出，经0.012英寸、0.016英寸镍钛排齐直立，纳入牙弓（图5、图6）。

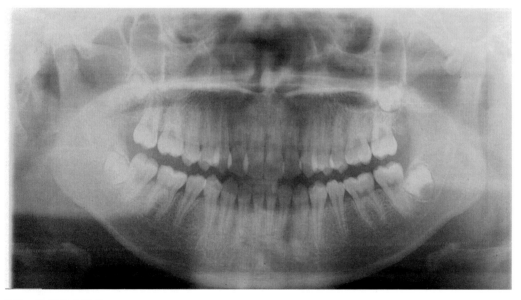

图3 治疗前全景片

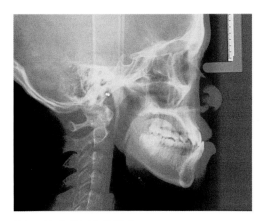

图4　治疗前侧位片检查

表1　治疗前头影测量分析

测量项目	正常值		测量值
	均值	标准差	
SNA（°）	82.80	4.00	83.7
SNB（°）	80.10	3.90	84.3
ANB（°）	2.70	2.00	−0.6
FH-NP（°）	85.40	3.70	83.7
NA/PA（°）	6.00	4.40	0.2
U1-NA（mm）	3.50	6.50	3.2
U1/NA（°）	22.80	5.70	23.7
L1-NB（mm）	6.70	2.10	6.1
L1/NB（°）	30.50	5.80	22.9
U1/L1（°）	124.20	8.20	136.9
U1/SN（°）	105.70	6.30	104.7
MP/SN（°）	32.50	5.20	35.5
FMA（°）	31.10	5.60	35.0
IMPA（°）	93.90	6.20	78.5
FMIA（°）	55.0	6.0	66.5
Y（°）	66.30	7.10	66.5
Pg-NB（mm）	1.00	1.50	0.5

二、结果

疗程共计28个月。治疗结束后面部肌肉自然放松，侧貌明显改善，趋于直面型（图7）。磨牙Ⅱ类关系，前牙覆殆覆盖正常，咬合关系良好（图8）。治疗后全景片显示：牙根平行，38,48直立（图9）。侧位片头影测量数据显示下颌前牙内收，SNB明显减小（图10，表2）。保持6个月后，牙齿排列维持稳定，咬合更紧密（图11）。面型更趋于自然和谐，维持直面型（图12）。

三、讨论

该患者因牙齿不齐，地包天就诊。经临床检查诊断为骨性Ⅲ类，下颌发育过度。通过与患者的充分沟通，患者拒绝手术治疗，同时临床检查下颌能后退到接近切对切，生长发育评估显示生长潜力较

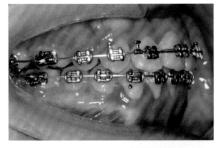
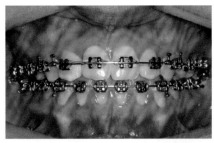
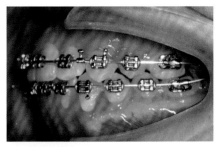
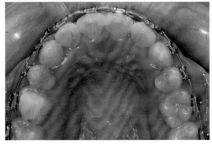
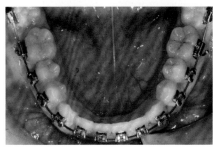

图5　治疗过程中的口内检查

小。因此，我们决定采用正畸代偿治疗。拔除14、24、37、47后应用直丝弓矫正技术，排齐上颌牙列，纠正前牙反𬌗，建立正常的覆𬌗、覆盖；同时将38、48纳入矫正体系，排齐入列代替37、47。治疗结束后患者牙齿的排列和咬合关系良好，功能运动协调，从治疗前到治疗后及保持半年后的静态、动态面型对比可见侧貌得到了较大的提升（图13、图14）。治疗前后头影描迹重叠显示：上下前牙得到了明显的内收和直立，从而使得前突的下颌牙槽骨发生改建，改善了下颌前突（图15）。

四、结论

对于轻度骨性Ⅲ类的患者，只要诊断明确，与患者进行充分沟通，将各个方案利弊分析到位，把握治疗时机，采用正确的治疗手段和工具，掩饰性代偿治疗也能明显改善患者的面型，免去患者接受全麻正颌手术的痛苦和风险。

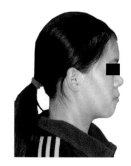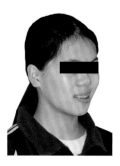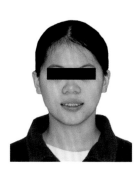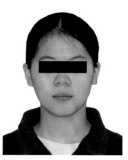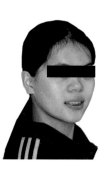

图6　治疗过程中的口外检查

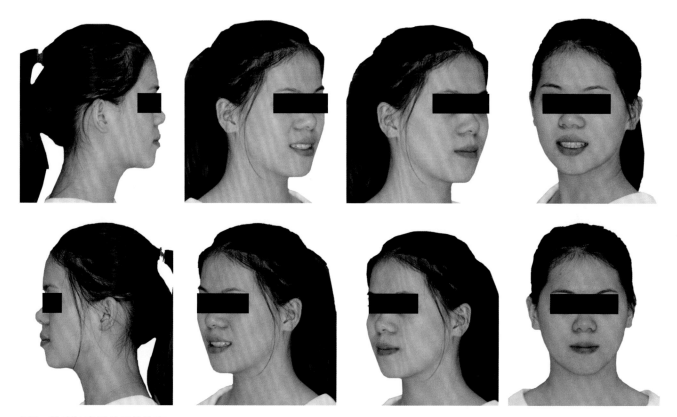

图7　治疗结束后的口外检查

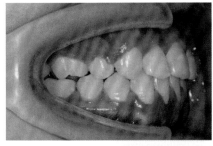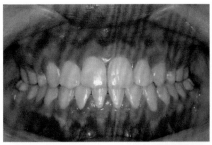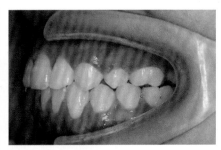

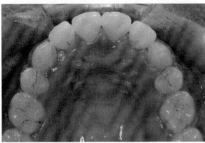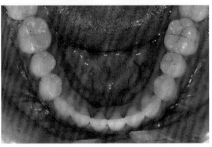

图8　治疗结束后的口内检查

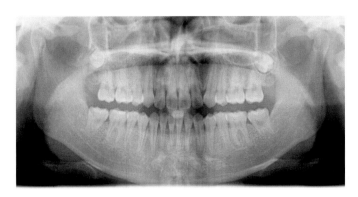

图9　治疗后全景片

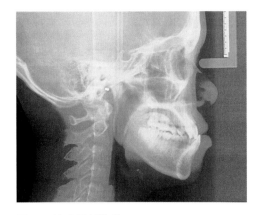

图10　治疗后侧位片

表2　治疗后头影测量分析

测量项目	正常值		测量值
	均值	标准差	
SNA（°）	82.80	4.00	83.0
SNB（°）	80.10	3.90	81.9
ANB（°）	2.70	2.00	1.1
FH–NP（°）	85.40	3.70	89.6
NA/PA（°）	6.00	4.40	6.4
U1–NA（mm）	3.50	6.50	4.2
U1/NA（°）	22.80	5.70	28.2
L1–NB（mm）	6.70	2.10	3.6
L1/NB（°）	30.50	5.80	15.7
U1/L1（°）	124.20	8.20	133.0
U1/SN（°）	105.70	6.30	110.0
MP/SN（°）	32.50	5.20	37.5
FMA（°）	31.10	5.60	29.5
IMPA（°）	93.90	6.20	79.8
FMIA（°）	55.0	6.0	70.7
Y（°）	66.30	7.10	62.1
Pg–NB（mm）	1.00	1.50	2.5

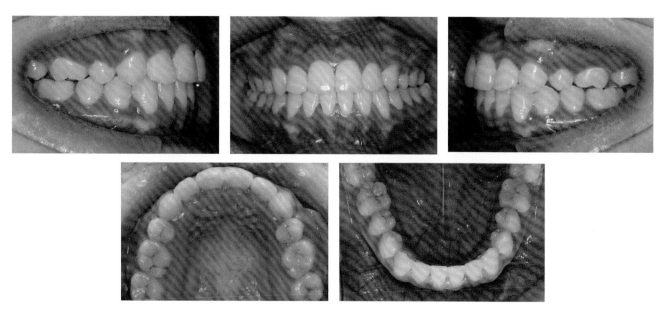

图11　保持半年后的口内检查

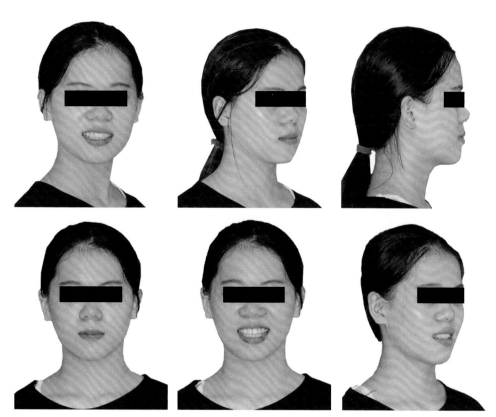

图12　保持半年后的口外检查

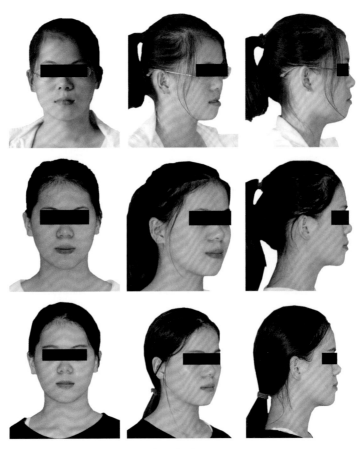

图13　治疗前、后、复查静态面像对比

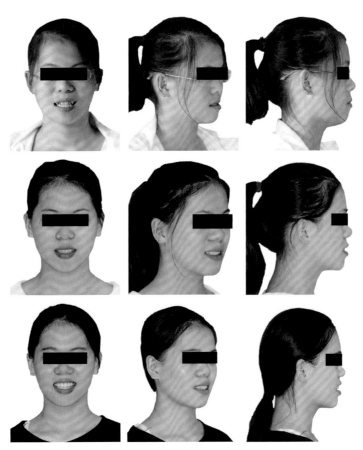

图14　治疗前、后、复查动态面像对比

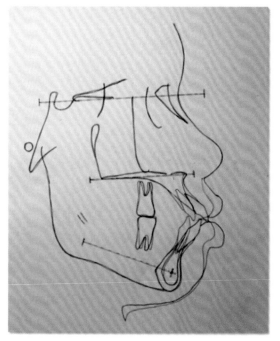
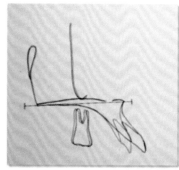
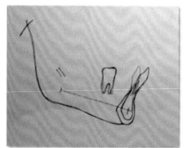

图15　治疗前后头影描记图重叠

参考文献

[1] Patrick K , Turley. Evolution of esthetic consideration in orthodontics [J]. Am J Orthod, 2015,148(3):374–379.

[2] Peter N,Won M. Evolution of Class Ⅲ treatment in orthodontics [J]. Am J Orthod, 2015,148(1):22–36.

[3] Farret M M, Benitez Farret M M. Skeletal class Ⅲ malocclusion treatment using a non–surgical approach supplemented with mini–implants a case report[J]. Journal of Orthodontics, 2013, 40(3):256–263.

[4] Janson G, de Souza J E, Alves F de A, et al. Extreme dentoalveolar compensation in the treatment of Class Ⅲ malocclusion. Am J Orthod Dentofacial Orthop, 2005, 128:787–794.

[5] Johnston C, Burden D, Kennedy D, et al. Class Ⅲ surgical–orthodontic treatment: a cephalometric study[J]. Am J Orthod Dentofacial Orthop, 2006,130:300–309.

病例7

1例安氏Ⅰ类骨性Ⅱ类双颌前突的病例

郭萍　杭州口腔医院正畸中心

摘要

目的：实现患者的主诉要求，改善患者面型。

方法：拔除上下颌第一前磨牙和4颗第三磨牙后应用直丝弓矫正技术并配合种植体支抗进行矫正。

结果：治疗结束后磨牙达到Ⅰ类关系，前牙覆𬌗覆盖关系正常，咬合关系良好，面型改善巨大。

结论：采用种植体支抗能够实现最大支抗的要求，最大程度内收前牙改善患者的面型。

关键词：双颌前突；种植钉支抗

一、材料与方法

1. 病例简介　患者，女性，17岁，主诉上下牙突，要求正畸治疗。否认系统性疾病，否认不良习惯。颜面检查可见面部左右基本对称，唇厚，开唇露齿，颏肌紧张，凸面型，上下唇均位于E线外，颏部后缩，闭口时颏肌紧张（图1）。口内检查可见上下颌牙列轻度拥挤；双侧磨牙中性关系；前牙浅覆𬌗，浅覆盖；26、36、46、47龋坏已充填；12、42对刃（图2）。功能及颞下颌关节检查发现，张口度正常，张口型正常，TMJ无弹响、无压痛、无杂音。模型检查（图3）显示上牙弓拥挤

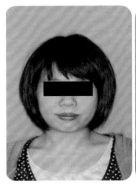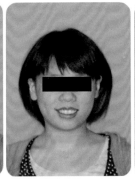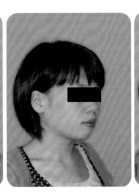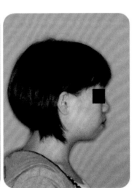

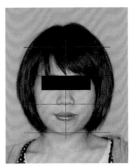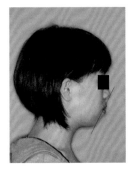

图1　临床检查——口外检查

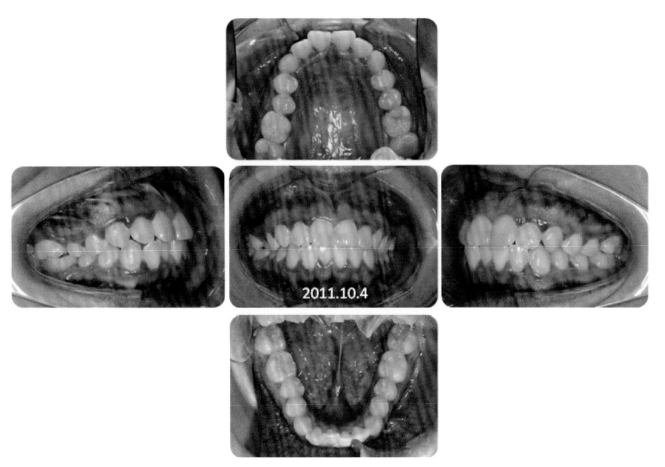

图2　临床检查——口内

度3mm；下牙弓拥挤度2mm；Spee曲线深2mm；Bolton比（前牙）为79.6%；Bolton比（全牙）为91.8%。全景片可以看到18、28、38、48存在，其中38、48近中阻生，同时26、36、46、47龋坏已充填（图4）。治疗前头影测量分析显示ANB为5.4°，下前牙唇倾（图5）。

问题列表

（1）面部基本对称，凸面型，下颌后缩，颏肌紧张。

（2）ANB：5.4°，FMA：31°，FMIA：44.7°。

（3）上、下颌轻度拥挤。

（4）上颌牙轴正常，下颌前牙唇倾代偿。

（5）前牙浅覆盖，浅覆𬌗。

（6）12、42对刃。

（7）18、28、38、48存在，其中38、48近中阻生。

（8）26、36、46、47龋坏已充填。

2. 诊断　牙型：安氏Ⅰ类错𬌗；骨型：Ⅱ类错𬌗；毛氏Ⅱ5+Ⅰ。

3. 治疗计划

（1）拔除14、24、34、44、18、28、38、48后采用直丝弓矫治技术进行矫正。

（2）排齐整平上下牙列后，上颌植入2颗种植钉增加支抗，内收上下前牙的同时需要使上前牙向上向内整体移动，以改善开唇露齿和侧貌。由于上前牙牙轴直立，故更需密切关注其控根情况。矫治过程中需避免因磨牙伸长而导致的下颌顺时针旋转。

（3）维持目前中性的磨牙关系，建立正常的覆𬌗覆盖。

（4）治疗时间约2.5年，需患者密切配合，注意口腔卫生。

4. 治疗过程

使用Tomy自锁托槽，排齐整平上下牙列后，在上颌第二前磨牙和第一磨牙间植入种植体支抗，内收上下前牙（图6、图7）。

二、结果

我们看到患者在矫治后侧貌改善，趋于直面型（图8、图9）。在矫正后的口内像和模型上，我们可以看到，患者的拔牙间隙完全关闭，双侧磨牙保持中性的咬合关系，尖窝关系良好（图10、图11）。治疗后全景片中我们看到患者的牙根平行度非常好，根尖并没有发生牙根吸收（图12）。治疗后头影测量分析结果我们看到，上下前牙趋于直立（图13）。我们将患者矫治前、中、后侧面像进行对比，能够看到患者侧貌发生了非常大的变化（图14）。治疗前后的头影重叠，我们看到患者的上前牙进行了向上、向后的移动，下前牙进行了直立，上下颌的磨牙由于种植钉强支抗的应用并没有发生矢状向上的移动（绿色为治疗前，橙色为治疗后）（图15）。

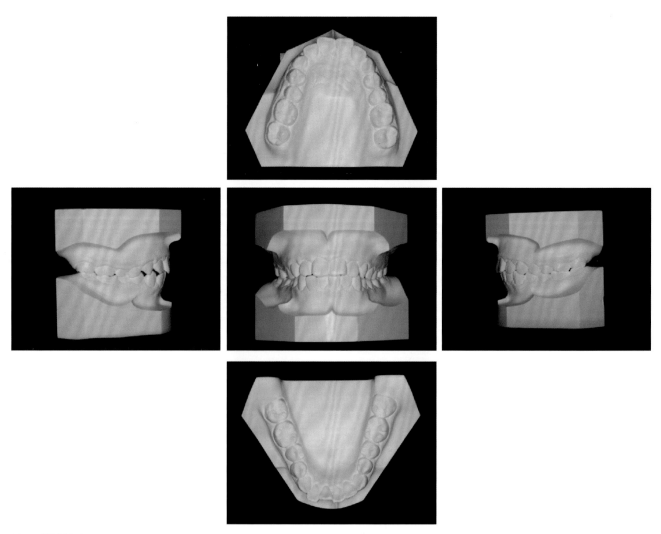

图3 模型检查

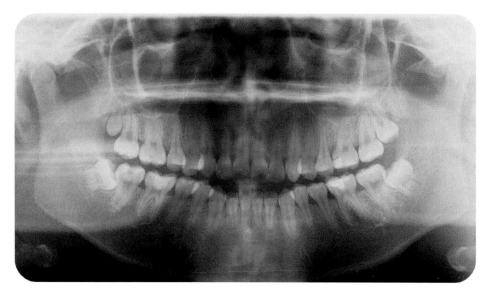

图4　X线片检查分析

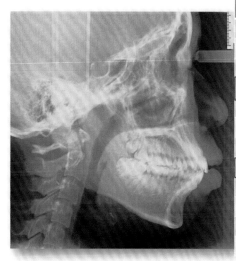

测量项目	正常值	矫正前
NLA（°）	80-110	85.2
SNA（°）	82.3±3.5	79.8
SNB（°）	77.6±2.9	74.4
ANB（°）	4.7±1.4	5.4
FMA（°）	31.8±4.4	31
Y-Ax（°）	65.5±2.9	76.4
1-SN（°）	104.8±5.3	104.7
Ī-MP（°）	94.7±5.2	104.0
1-NA（°）	3.1±1.6	7.3
Ī-NB（°）	6.0±1.5	12.0
1-Ī（°）	122.0±6.0	114.0
FMIA（°）	54.9±6.1	44.7

图5　治疗前头影测量分析

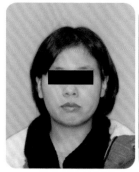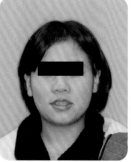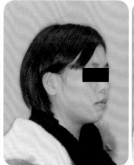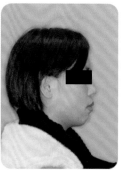

图6　矫治过程——过程中面像

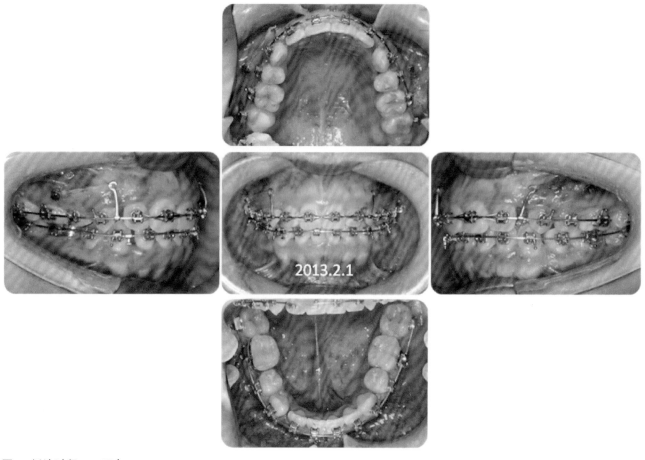

图7　矫治过程——口内

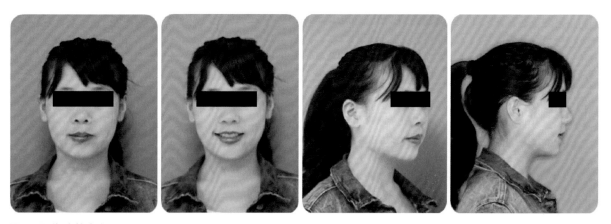

图8　面像（静态）

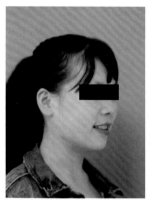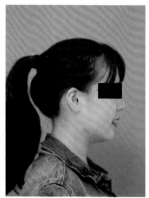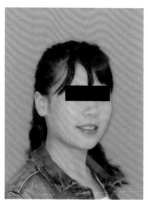

图9 面像（动态）

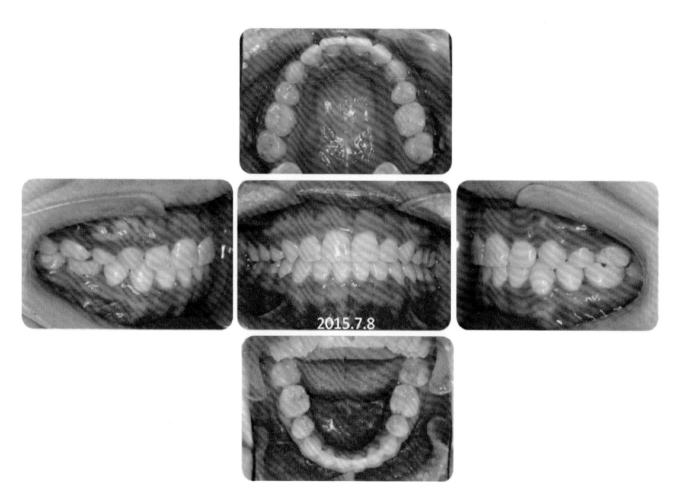

图10 矫治后口内像

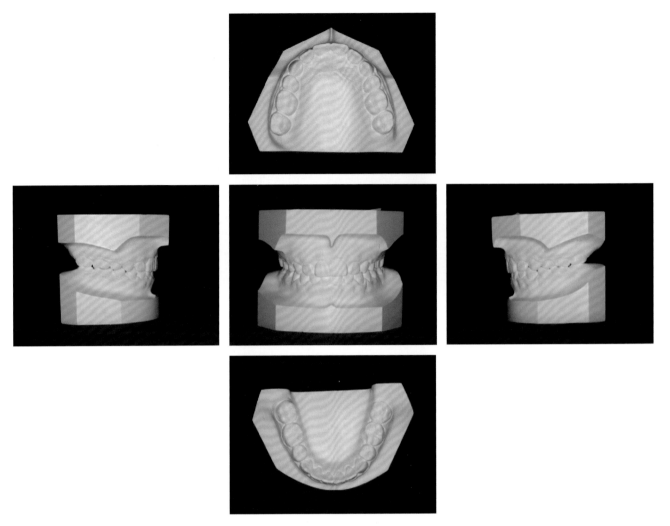

图11　矫治后模型

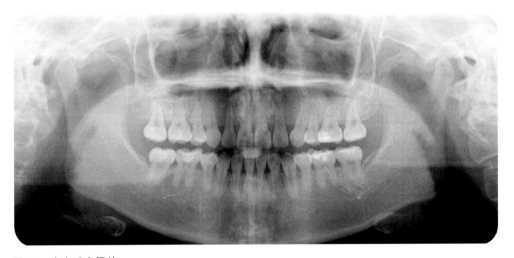

图12　治疗后全景片

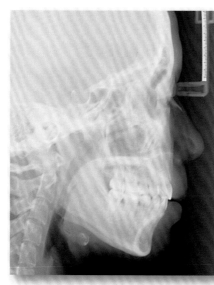

测量项目	正常值	矫正后	矫正前
NLA (°)	80-110	95.6	85.2
SNA (°)	82.3±3.5	78.2	79.8
SNB (°)	77.6±2.9	73.2	74.4
ANB (°)	4.7±1.4	5.0	5.4
FMA (°)	31.8±4.4	31.2	31.0
Y-Ax (°)	65.5±2.9	75.2	76.4
1-SN (°)	104.8±5.3	95.3	104.7
$\overline{1}$-MP (°)	94.7±5.2	89.7	104.0
1-NA (°)	3.1±1.6	1.2	7.3
$\overline{1}$-NB (°)	6.0±1.5	6.5	12.0
1-$\overline{1}$ (°)	122.0±6.0	138.1	114.0
FMIA (°)	54.9±6.1	63.3	44.7

图13　治疗后头影测量分析

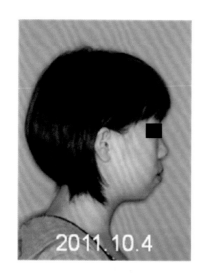

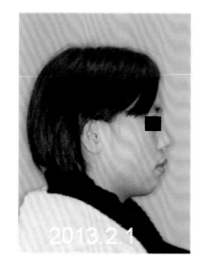

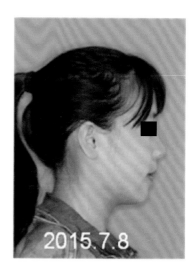

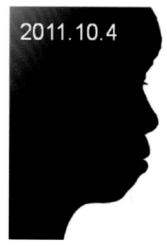

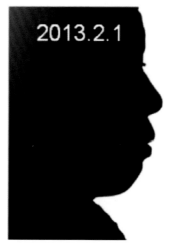

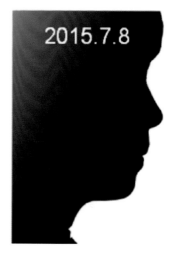

图14　矫治前、中、后侧面像对比

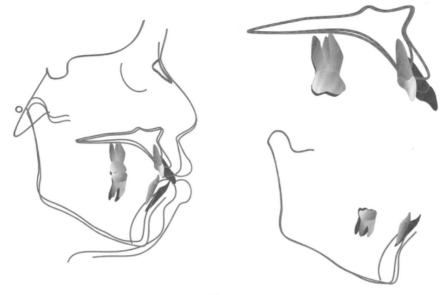

图15　治疗前后的头影重叠（绿色为治疗前，橙色为治疗后）

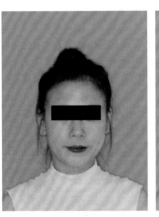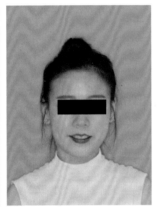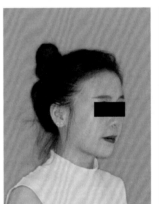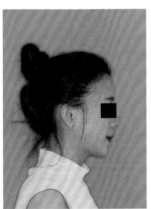

图16　面像静态

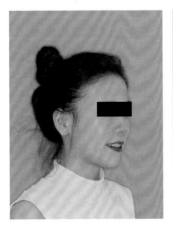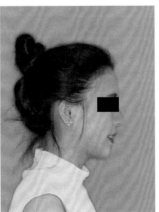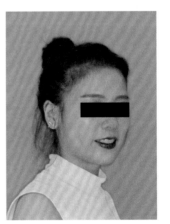

图17　面像动态

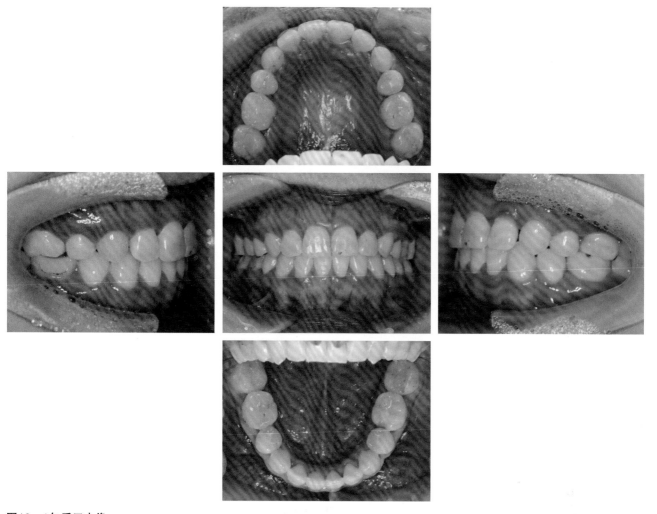

图18　1年后口内像

治疗结束1年以后，我们对患者进行了随访。患者的面型变得更为柔和，咬合关系依然非常稳定，拔牙间隙没有任何复发的趋势（图16～图18）。

三、讨论

（1）精雕。每一个正畸病例都像一块原石，需要正畸医帅和患者一起努力，原本2.5年可以完成的治疗由于患者经历高考和异地求学，耽误了复诊，延长了治疗的时间。

（2）拔牙。拔除8颗牙齿，利用拔牙间隙内收上下前牙，奠定了侧貌改变的基础。

（3）工具。利用直丝弓矫治器结合种植钉支抗，使得上下磨牙在近远中方向上保持不动，保证了前牙得以大幅度地内收，同时非常好地进行了垂直向的控制。种植钉结合长牵引钩的高位牵引保证上前牙向上向内移动，实现了前牙较好地控根。

（4）美学。笔者非常赞同FaceFirst的观点，对每一个人来讲，美的第一印象是脸，其次才是眼睛和牙齿，牙齿整齐但嘴很突，那并不会带来美感。治疗结束后患者牙齿的排列和咬合关系良好，功能运动协调，侧貌得到了极大的提升。

病例8

SGTB结合DamonQ不拔牙治疗殆位型上颌牙槽前突下颌后退

郭萍　杭州口腔医院正畸中心

摘要

目的：实现患者主诉，关闭牙列散隙，改善患者面型。

方法：采用SGTB，上颌扩弓，推上颌后牙段向后的同时，刺激下颌向前下生长。在功能矫形治疗的同时，排齐上颌前牙，关闭上颌前牙散在间隙，解决患者主诉问题。在I期功能矫形治疗结束后，再次进行诊断分析，决定利用替牙间隙进行不拔牙矫治，II期采用直丝弓矫正器排齐整平上下牙列，建立后牙中性的咬合关系及正常的覆殆覆盖。

结果：患者咬合关系良好，面型改善较大。

结论：在正确诊断的基础上，选择合适的工具，能够起到事半功倍的效果。

关键词：上颌前突；下颌后退；SGTB

一、材料与方法

1. **病例简介**　患者，女性，10周岁2个月。主诉门牙前突，且门牙有缝。否认系统性疾病。患者面部左右略不对称；面下1/3偏短；开唇露齿；自然状态下，下唇位于上前牙腭侧。上切牙切缘与下唇吻合度不佳，前磨牙段与口角处的距离较小（颊旁暗影小）。患者为凸面型，鼻唇角为锐角 上颌略前突，下颌后退，下唇外翻，颏唇沟深，上下唇位置均位于E线外（图1~图3）。口内检查情况：患者为替牙晚期，上下牙列存在少量散隙，Ⅲ深覆盖，Ⅲ度深覆殆，上颌尖牙舌倾（图4）。颞下颌关节检查显示开口度、开口型正常，颞下颌关节无异常。模型检查分析（图5）前牙Bolton比81.4%，全牙Bolton比94.3%。上颌牙弓宽度为40mm，下颌牙弓宽度为43mm，下颌Spee曲线深4mm。全景片检查显示（图6）患者正处于替牙晚期，18、28、38、

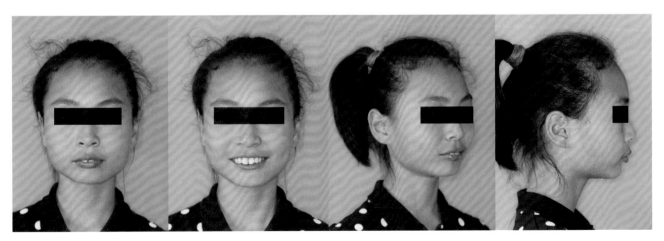

图1　口外检查1

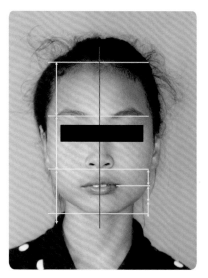
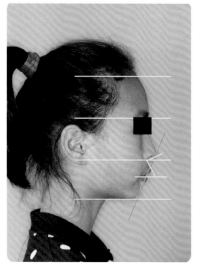
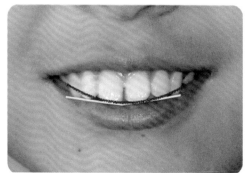

图2　口外检查2

图3　口外检查3

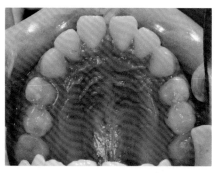

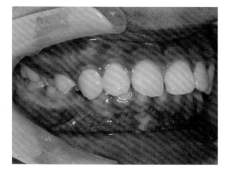
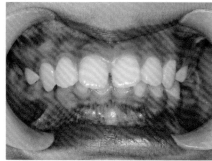
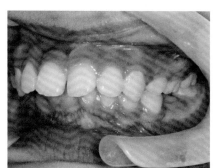

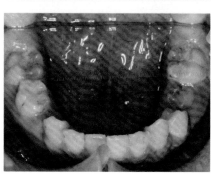

图4　口内检查

病例8　SGTB结合DamonQ不拔牙治疗骀位型上颌牙槽前突下颌后退

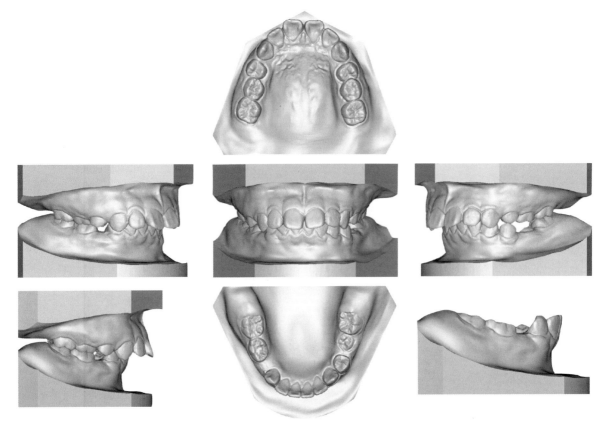

图5　模型检查分析

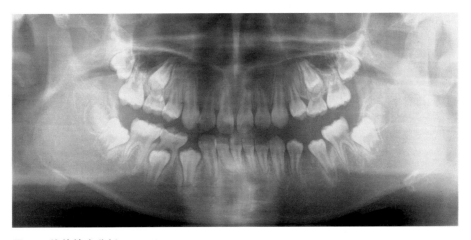

图6　X线片检查分析

48牙胚存在，34、44根尖孔未闭。头影测量分析
（图7）显示ANB为5°，下颌平面角为20.1°。

　　2.**诊断**　安氏Ⅱ类上颌前突，下颌后退。

　　3.**治疗方案**

　　（1）先采用SGTB，上颌扩弓调整上下颌骨
宽度，同时推上颌磨牙段向后，刺激下颌向前向下
生长。在功能矫形治疗期间，利用SGTB作为强支

抗，结合固定矫正关闭上前牙散在间隙，内收上前
牙，改善突面型。

　　（2）利用SGTB解决横向和矢状向问题后，需
再次进行诊断设计，拔牙情况待定。采用上颌高转
矩下颌低转矩的DAMON直丝弓矫治器，排齐整平
上下牙列，调整咬合，建立中性的磨牙关系及覆骀
覆盖。

（3）预计功能矫形治疗约1年时间，固定矫正为1年半时间。

（4）要求患者在治疗期间注意口腔卫生。

4.治疗过程

个性化订制的SGTB（图8），上颌磨牙处同时包埋颊面管，以便于矫形期间关闭上前牙散隙。在佩戴SGTB，并且上颌扩弓到位后，开始粘接上颌3-3，开始进行上颌前牙的排齐整平及控制上颌尖牙的转矩（图9）。在佩戴1年固定式TwinBlock后，拆除功能矫形器，再次进行诊断分析，开始进行固定矫正（图10、图11）。I期治疗结束时的全景片及侧位片检查（图12、图13）显示，上下颌牙

列的替牙间隙得到了非常好的保留，ANB角变为了1.4°。

二、结果

患者达到一个非常标准的直面型，微笑像也非常漂亮，口内看到双侧磨牙达到中性关系，前牙正常覆𬌗正常覆盖，牙齿排列整齐。咬合非常紧密。由于患者Bolton比不协调，在家长不同意片切的情况下，将牙量不调留在了下颌的Spee曲线上。由于生理情况下，下颌允许留有0.5~1.0mm的Spee深度，故也是符合生理条件的（图14~图16）。治疗后的全景片显示牙根平行度良好。18、28、38、48

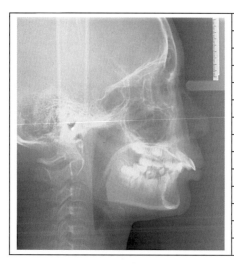

测量项目	正常值	测量值
facial angle（°）	88.5±3.0	81.9
SNA（°）	82.8±4.0	77.2
SNB（°）	80.1±3.0	72.2
ANB（°）	2.7±2.0	5.0
FMA（°）	31.1±5.6	20.1
PP-OP（°）	10.0±4.0	4.7
OP-MP（°）	16.8±5.0	9.4
FMIA（°）	64.1±8.5	53.9
Y（°）	66.3±7.1	72.7
U1-SN（°）	105.7±6.3	116.2
U1-NA（°）	5.1±2.4	7.9
L1-MP（°）	92.6±7.0	106.0
L1-NB（°）	6.7±2.1	4.2

图7　治疗前头影测量分析

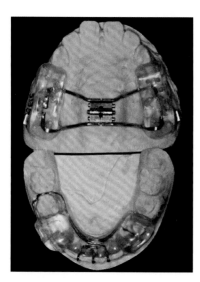
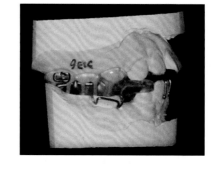
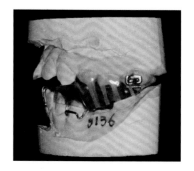

图8　过程1

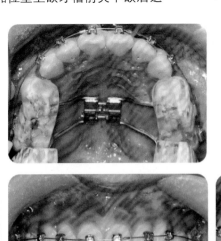

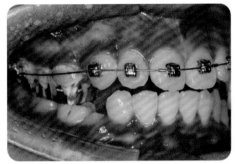
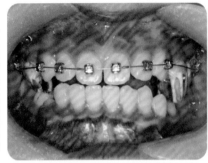
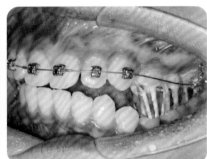

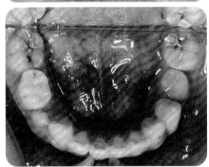

图9　过程2

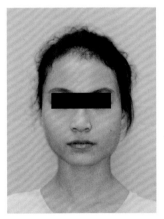
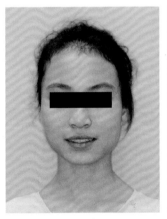
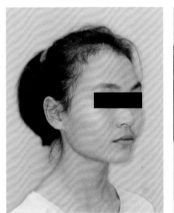
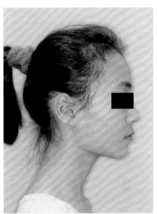

图10　面像

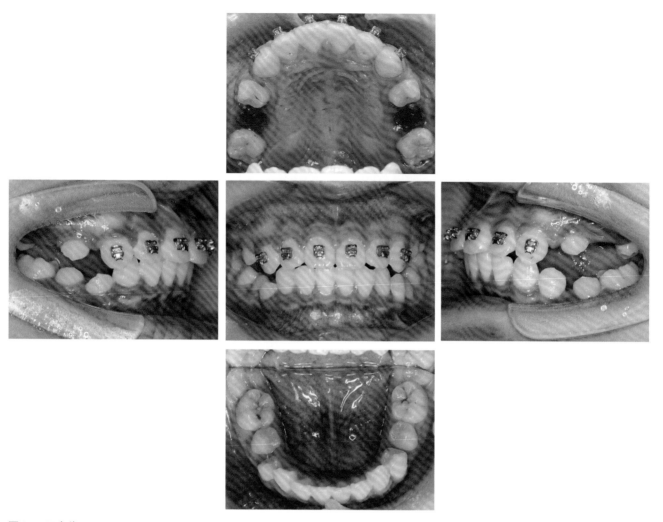

图11 口内像

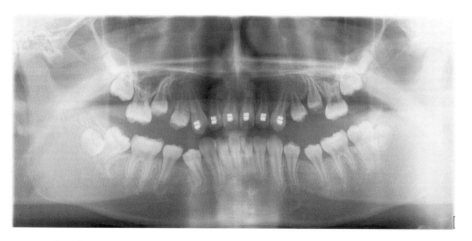

图12 I期治疗结束时的全景片

测量项目	治疗前	治疗中
facial angle（°）	81.9	82.2
SNA（°）	77.2	77.6
SNB（°）	72.2	76.2
ANB（°）	5.0	1.4
FMA（°）	20.1	21.0
PP-OP（°）	4.7	11.2
OP-MP（°）	9.4	9.9
FMIA（°）	53.9	50.1
Y（°）	72.7	70.4
U1-SN（°）	116.2	119.3
U1-NA（°）	7.9	9.5
L1-MP（°）	106.0	108.9
L1-NB（°）	4.2	6.6
S-Go/N-Me（°）	71.5	74.2
Go-Gn（°）	74.5	78.9
Ar-Go-Me（°）	107.2	108.2
Ar-Go（°）	48.8	53.0

图13   治疗前头影测量分析

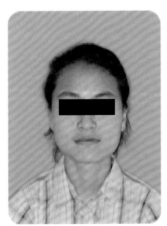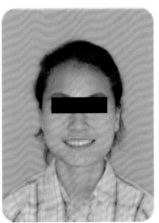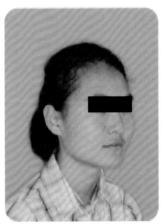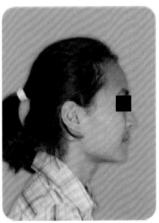

图14   面相

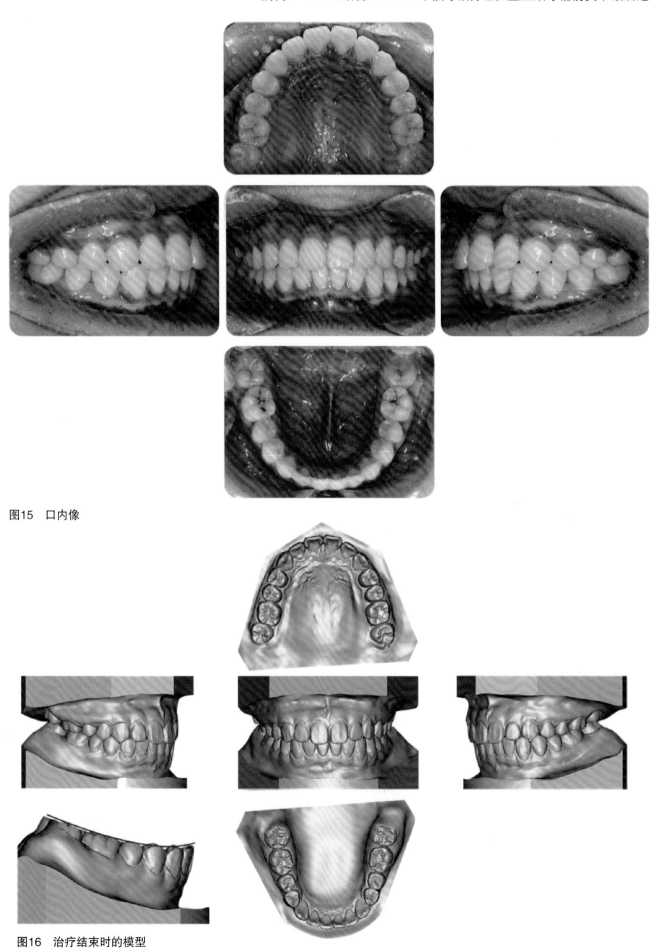

图15 口内像

图16 治疗结束时的模型

正在萌出中（图17）。头影测量分析显示上下颌前牙唇倾度正常，下前牙比治疗前更为直立（图18）

我们将患者治疗前、中、后的侧貌进行对比，可以看到患者的侧貌发生了非常大的变化（图19）微笑弧度非常完美，同时颊旁出现少量暗影（图

20）。Rickeet 5项重叠（图21）显示上颌后牙通过远中移动实现了磨牙关系的纠正，下颌后牙进行了伸长实现了Spee曲线的整平。基质重叠（图22）显示，下颌骨发生了明显的前移和生长。

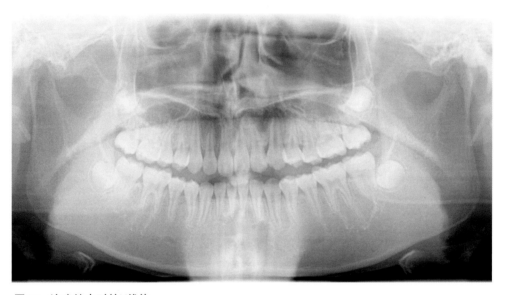

图17　治疗结束时的X线片

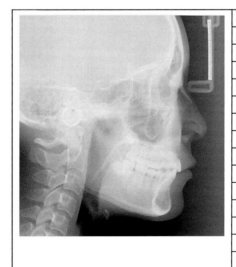

测量项目	治疗前	治疗后
facial angle（°）	81.9	84.1
SNA（°）	77.2	75.8
SNB（°）	72.2	74.6
ANB（°）	5.0	1.2
FMA（°）	20.1	21.2
PP–OP（°）	4.7	8.3
OP–MP（°）	9.4	11.0
FMIA（°）	53.9	57.0
Y（°）	72.7	72.5
U1–SN（°）	116.2	103.1
U1–NA（°）	7.9	5.7
L1–MP（°）	106.0	101.7
L1–NB（°）	4.2	4.3
S–Go/N–Me（°）	71.5	71.9
Go–Gn（°）	74.5	83.8
Ar–Go–Me（°）	107.2	107.0
Ar–Go（°）	48.8	54.3

图18　头影测量分析

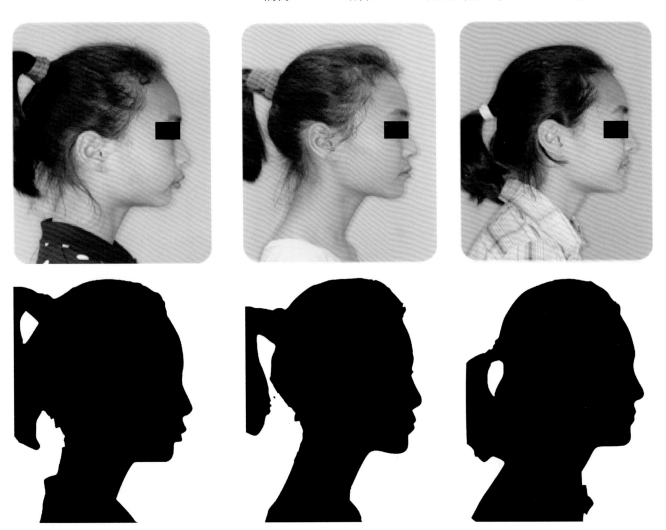

图19　治疗前、中、后的侧貌

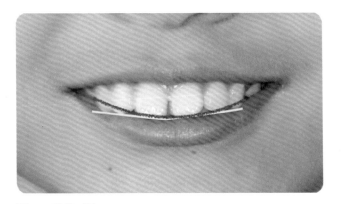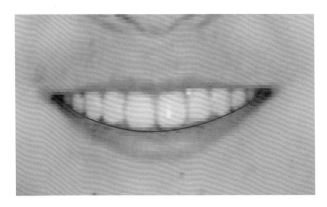

图20　微笑对比

三、讨论

（1）重视患者的主诉问题和心理因素。患者初诊年龄10岁，尚处于替牙晚期，但是对于前牙有缝及面型的不佳非常在意，因此需要在早期就先解决主诉问题，才能获得患者及家长的配合。

（2）充分阅读患者本人及家长的信息，明确诊断。患者属于低角，且其下颌骨是一个方形下颌骨，这提示术者患者的生长型是逆时针方向的。同时患者的颈椎读片告诉术者患者正处于CVMS IV期，即患者正处于生长发育高峰期1年内。而陪同而来的父母面型非常好，排除了患者的遗传因素。

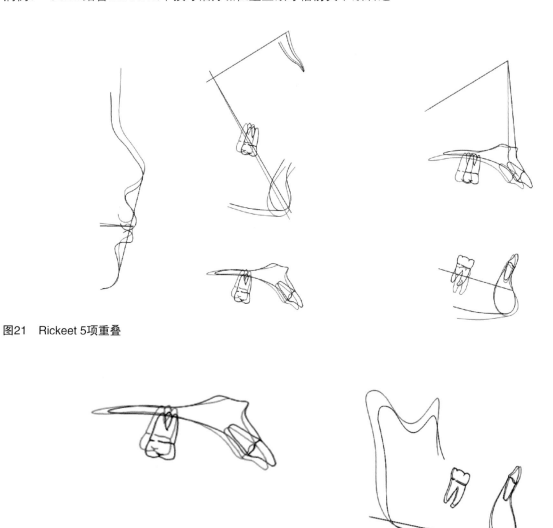

图21   Rickeet 5项重叠

图22   基质重叠

同时患者的上颌牙弓宽度较下颌窄3mm，上颌左右的尖牙舌倾并伸长。这些信息告诉术者患者的下颌存在𬌗位问题。因此我们需要充分利用患者正处于生长发育高峰期这一优势，因势利导，释放下颌。

（3）选择合适的工具，扬长避短，化繁为简，缩短疗程。传统的II期矫正一般都需要3年，而本病例只用了2年多的时间。因为SGTB可以很好地和固定矫正结合在一起，同时术者选择了上颌高转矩、下颌低转矩的托槽，充分发挥了托槽对牙齿的控制。防止了下颌前牙的唇倾，为下颌的进一步释放生长提供了有利条件。

病例9

1例成人下颌后缩的不对称拔牙矫治

郭萍　杭州口腔医院正畸中心

摘要

目的：实现患者主诉，改善前突的面型。

方法：拔除12、24、34，采用直丝弓矫正器排齐整平上下牙列，上颌植入2颗种植钉，以进行上颌前牙的内收和垂直向控制。目标为促使下颌骨逆时针旋转，建立后牙中性的咬合关系及正常的覆𬌗覆盖，最大程度改善面型。

结果：患者咬合关系良好，面型改善较大。

结论：对于无生长潜力的成人来说，垂直向控制对于下颌的逆时针旋转非常重要。

关键词：成人；下颌后缩；不对称拔牙

一、材料与方法

1. **病例简介**　患者，女性，25岁。主诉上牙前突，否认家族遗传史，否认口腔不良习惯。面部检查显示左右略不对称，颏点右偏；面下1/3稍长；开唇露齿，颏肌紧张，凸面型，上颌前突，下颌后缩，双唇位于E线外侧（图1）。口内检查（图2）显示12过小牙，34残冠，36、37𬌗面龋坏，46缺失，47近中倾斜；前牙Ⅲ深覆盖，左侧磨牙远中尖对尖，左侧尖牙远中关系，右侧尖牙完全远中关系；16与47成反𬌗关系；前牙Ⅱ度深覆𬌗。患者的开口度、开口型正常，颞下颌关节无异常。模型

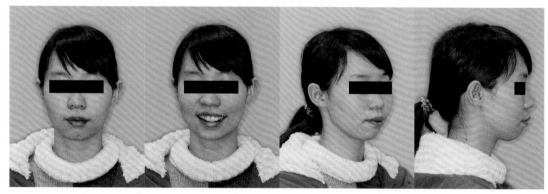

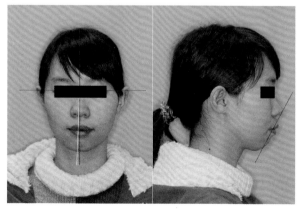

图1　口外检查

检查分析（图3）发现上颌5mm拥挤，下颌2mm拥挤；下颌Spee曲线深5mm。Bolton比例不协调，前牙Bolton比为83.5%，全牙列为95.8%。全景片显示（图4）18、28、38、48存在，其中38近中阻生，47近中倾斜。治疗前头影测量分析我们看到患者的ANB为10.5°（图5）。正位片示患者上颌𬌗平面偏斜，双侧下颌升支高度有长短，颏点右偏（图6）。

问题列表

（1）面部左右不对称，颏点右偏；面下1/3稍长；开唇露齿，颏肌紧张。

（2）凸面型，上颌前突，下颌后缩，双唇位于E线外侧。

（3）12过小牙，Bolton比例不协调。

（4）34残冠，36、37𬌗面龋坏。

（5）46缺失，47近中倾斜。

（6）左侧磨牙远中尖对尖，左侧尖牙远中关系，右侧尖牙完全远中关系。

（7）前牙III深覆盖。

（8）16与47成反𬌗关系。

（9）II度深覆𬌗。

（10）下颌Spee曲线深5mm。

（11）上颌中度拥挤，下颌轻度拥挤。

2. **诊断**　安氏II类，骨性II类（上颌前突，下颌后缩）。

3. **治疗方案**　（1）转牙体牙髓科治疗36、37龋齿。（2）方案一：正畸正颌联合治疗，以纠正颜面偏斜及下颌后缩。患者拒绝手术。（3）方案二：单纯正畸掩饰性治疗。拔除14、24、34。12过小牙在正畸治疗结束后，进行贴面或者全冠修复。

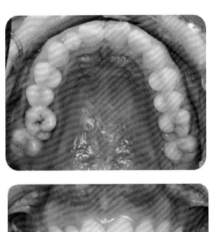

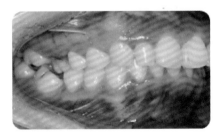 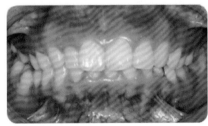 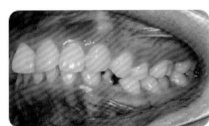

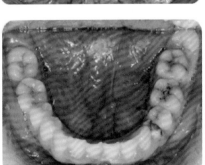

图2　口内检查

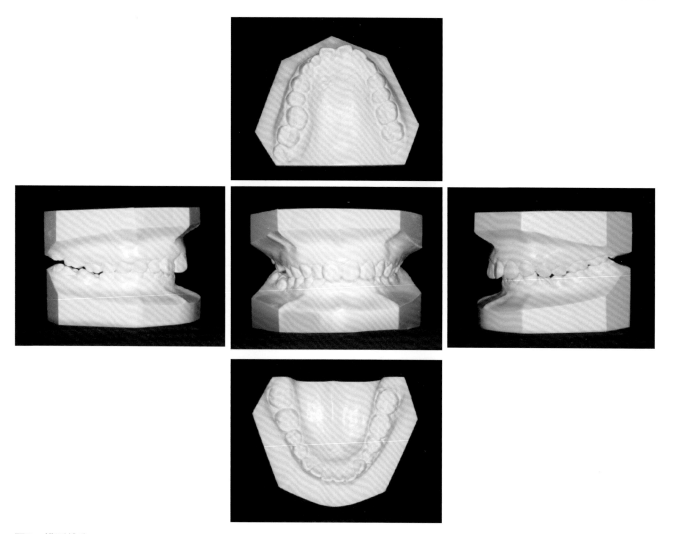

图3 模型检查

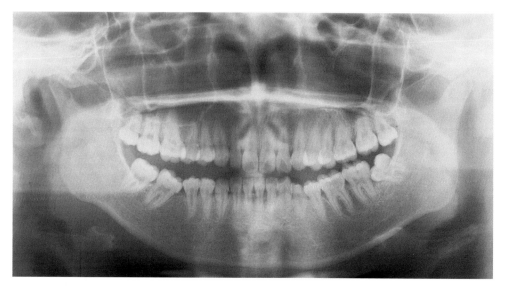

图4 X线检查

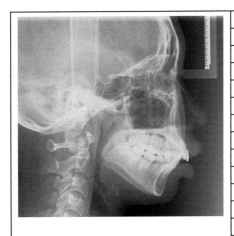

测量项目	正常值	测量值
SNA	82.8 ± 4.0	88.2
SNB	80.1 ± 3.0	77.6
ANB	2.7 ± 2.0	10.5
Wits	−1.0 ± 1.0	8.1
FMA	23.9 ± 4.5	36.1
FMIA	64.1 ± 8.5	45.6
Y	66.3 ± 7.1	69.4
U1–SN	105.7 ± 6.3	101.5
U1–NA	5.1 ± 2.4	2.2
L1–MP	92.6 ± 7.0	98.3
L1–NB	6.7 ± 2.1	10.9
S–Go/N–Me	65.0 ± 4.0	62.2
Upper lip–E plane	−6.0 ± 2.0	3.9
Lower lip–E plane	−2.0 ± 2.0	7.5

图5　治疗前头影测量分析

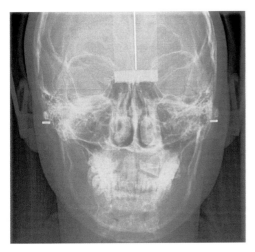

图6　正位片示患者上颌𬌗平面偏斜，双侧下颌升支高度有长短，颏点右偏

患者因拒绝后期的修复治疗而拒绝此方案。（4）方案三：拔除12、24、34；13牙尖需少量调磨。由于前牙Bolton比不调，需进行IPR来调整中线。但患者拒绝IPR。故告知患者治疗结束后上中线会有少量偏移。患者接受。（5）采用结扎型直丝弓矫治器（MBT数据），排齐整平上下牙列，在上颌第二前磨牙和第一磨牙之间植入2颗种植体支抗。在内收上前牙的过程中需在弓丝上增加上前牙的转矩，以实现上前牙的整体内收。同时上颌后牙需要进行垂直向控制，尽可能压低上颌后牙。下颌需通过压低下前牙来整平Spee曲线。由于患者是骨性Ⅱ类病例，故需要上前牙稍直立，下前牙维持唇倾度来进

行掩饰性矫治。矫正结束后建立左侧中性的磨牙关系，右侧完全远中关系。（6）预计矫正时间为2.5年。（7）要求患者在治疗期间注意口腔卫生。

4. 治疗过程

上下牙列逐渐排齐整平后，上颌植入2颗种植体支抗，尖牙近中添加长牵引钩，使得施加于种植体上的颌内牵引力高于前牙的阻抗中心，实现上前牙的压低内收（图7、图8）。

种植钉作为强支抗，0.019英寸×0.025英寸的不锈钢弓丝前牙段增加冠唇向转矩，逐渐整体内收上前牙，同时压低下前牙（图9、图10）。

二、结果

治疗完成时患者的侧貌发生了非常大的变化，从突面型变为直面型，口内咬合和模型上看，上下颌达到紧密的尖窝关系（图11~图13）。由于患者拒绝IPR，13代替12，14代替13，故上颌牙列中线右偏0.75mm。患者接受。治疗完成时的X线片示牙根平行度良好。13牙根稍向远中（图14）。治疗完成后的侧位片显示ANB降为7°，上下颌前牙直立（图15）CBCT显示牙根平行度良好；同时上前牙大幅度内收后，牙根虽稍显圆钝，但冠根比小于1：1；且上前牙直立于牙槽骨，CT横断截图显示，上前牙唇侧和舌侧均有牙槽骨的支持。矫正后CBCT截图（图16~图18）。我们将治疗前、中、后

的微笑像和侧貌进行对比（图19、图20），我们看到患者的开唇露齿得到了非常大的改善，侧貌也产生了非常大的变化。将治疗前后的头影测量进行重

叠，我们看到患者的上前牙发生了向后、向上的移动，上颌后牙进行了压低，以实现下颌骨的逆时针旋转（黑色治疗前，绿色治疗后）（图21）。

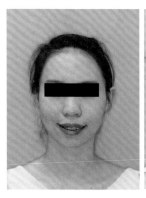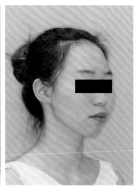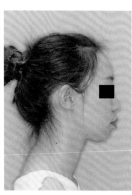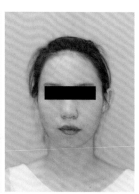

图7 治疗中口外像1

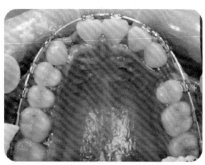

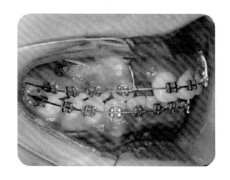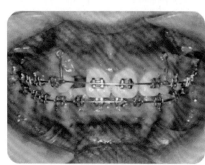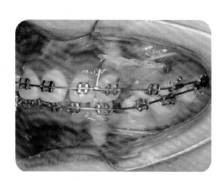

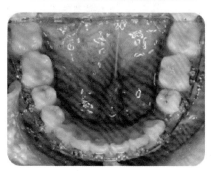

图8 治疗中口内像1

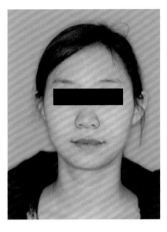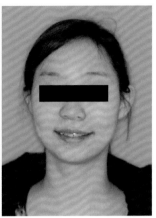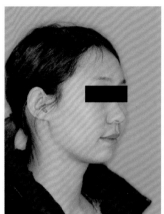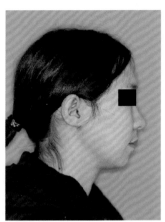

图9　治疗中口外像2

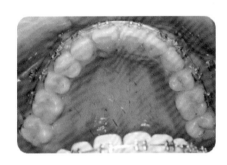

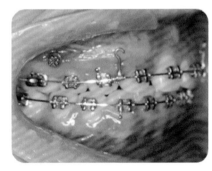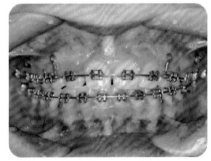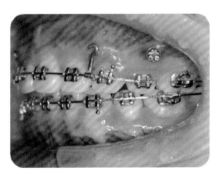

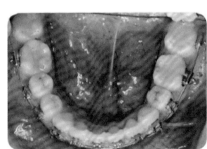

图10　治疗中口内像2

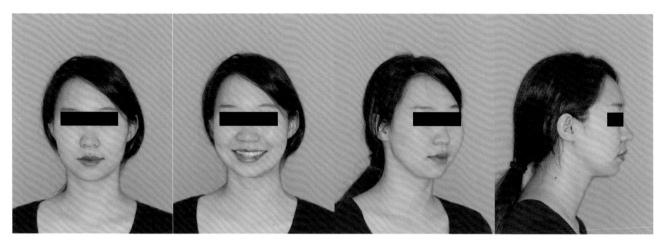

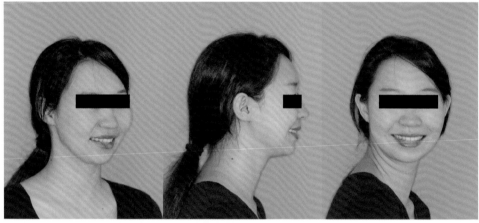

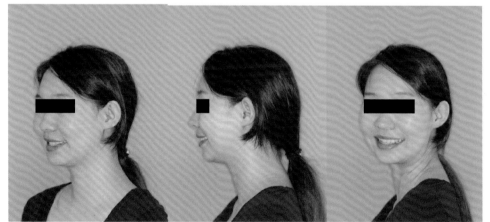

图11　治疗完成时的静态与动态面像

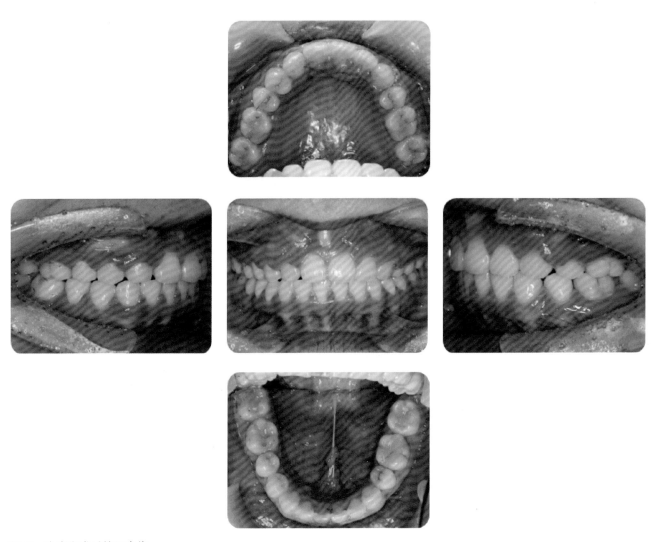

图12　治疗完成后的口内像

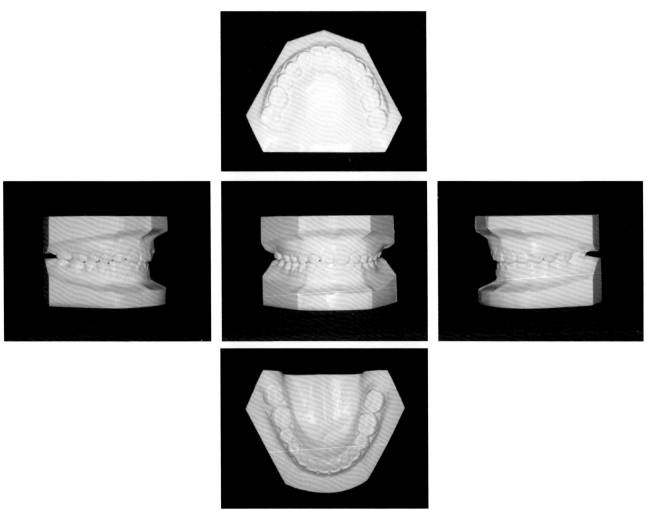

图13　矫治治疗结束时的模型

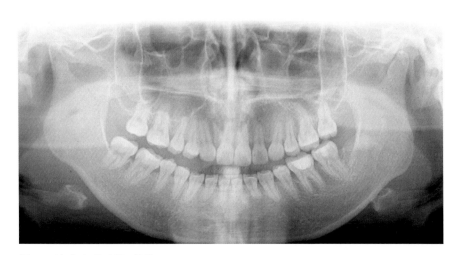

图14　治疗完成时的X线片

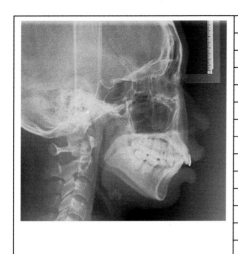

测量项目	治疗前	治疗后
SNA	88.2	84.1
SNB	77.6	77.1
ANB	10.5	7.0
Wits	8.1	1.8
FMA	36.1	35.5
FMIA	45.6	47.9
Y	69.4	68.4
U1–SN	101.5	103.0
U1–NA	2.2	1.4
L1–MP	98.3	96.6
L1–NB	10.9	8.1
S–Go/N–Me	62.2	62.2
Upper lip–E plane	3.9	1.0
Lower lip–E plane	7.5	4.5

图15　治疗完成后的侧位片

三、讨论

（1）由于成人没有生长潜力，对于下颌后缩并伴有颜面偏斜的患者来讲，手术是最优方案。但是患者明确拒绝手术，并表示不考虑颜面偏斜的矫正，同时又有强烈的愿望希望能对前突的牙齿进行矫正，改善脸型。因此，作为正畸医师，需要对患者的综合情况进行判断，在正畸目标的设计中需要考虑对患者的垂直向进行控制，需要压低上颌后牙和下颌前牙时，使得下颌骨能够发生逆时针的旋

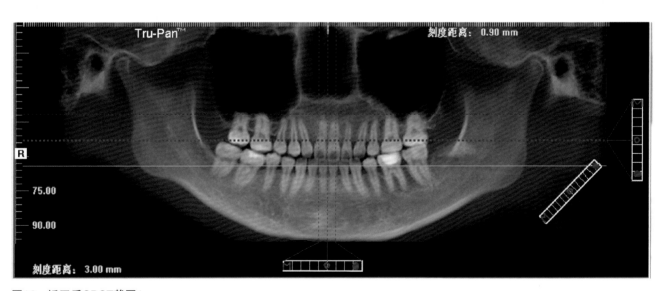

图16　矫正后CBCT截图1

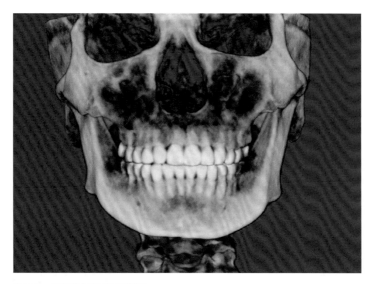

图17　矫正后CBCT截图2

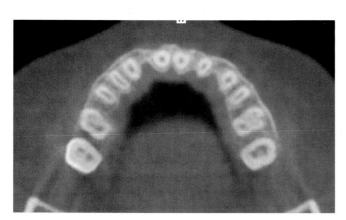
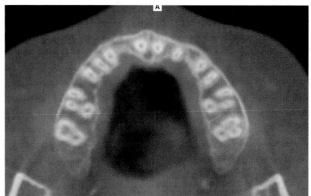

图18　上前牙根中1/3及根尖1/3处的横断面

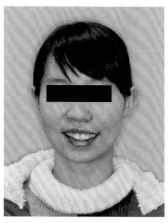
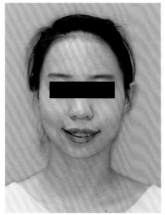
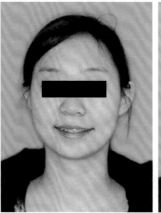
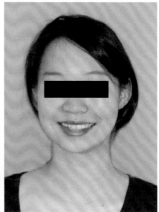

图19　治疗前、中、后的动态对比

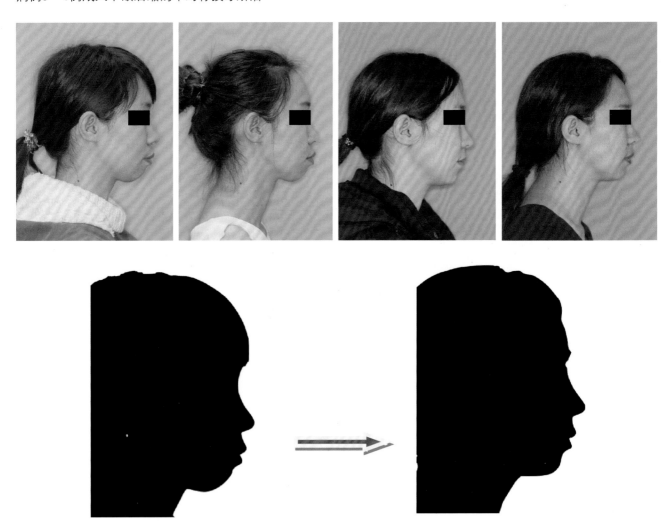

图20　治疗前、中、后侧貌的对比

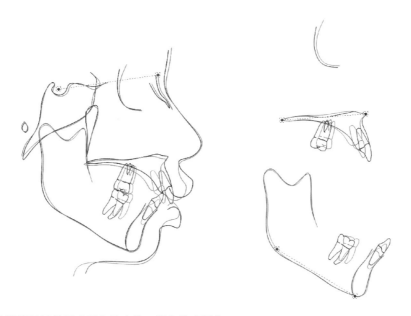

图21　治疗前后的头影测量重叠图（黑色治疗前，绿色治疗后）

转。同时需要对上颌前牙压低内收来改善患者上颌前突。以此改善患者的侧貌。

（2）如何实现上前牙的整体压低内收，是本病例的另一大难点。由于患者是婚礼设计师，因此经常加班熬夜。采用Tweed经典的J钩显然无法获得患者的配合。因此在本病例中，笔者选择采用了种植钉支抗结合长牵引钩的组合，使得牵引力位于上颌前牙阻抗中心的上方，从而在前牙段产生逆时针的力矩，确保前牙受到压低并内收的力。同时在弓丝的上颌前牙段增加了冠唇向10°转矩，确保上前牙整体内收。

（3）患者同时存在的上颌𬌗平面偏斜以及颏点偏斜，通过左侧种植体压低后牙段，𬌗平面略有改善，但是正畸无法达到完全纠正偏斜的能力。

（4）良好的医患沟通是矫正成功的保障。患者在方案制订初期就明确告知，不能接受修复治疗，不能接受IPR。因此，笔者作为医师在术前也告知了患者，在这样的条件下，我们能够做到什么，不能做到什么。患者完全接受中线略有不齐等不够完美的地方。患者充分的知情同意确保了治疗顺利地进行，因此，患者对于最后治疗的结果也完全满意。

病例10

正畸外科联合治疗多颗埋伏阻生牙

徐莉　杭州口腔医院正畸中心

摘要

目的： 埋伏牙为口腔正畸科常见的错𬌗畸形，其病因复杂，常见单颗恒牙埋伏阻生，多颗牙埋伏者较少见。本文报道1例外科正畸联合治疗多颗埋伏阻生牙病例报告。

方法： 患者，男性，16岁，口内存在多颗恒牙埋伏阻生，术前完善资料搜集，CBCT辅助下确定阻生牙形态、位置及与周围组织间关系，采取外科正畸联合治疗方式，外科开窗在埋伏牙颊面粘贴附件，正畸轻力牵引埋伏牙，排齐整平上下牙列，精细调整尖窝咬合关系。

结果： 最终所有埋伏牙牵引入牙列，达到满意的咬合关系，恢复牙列的功能和美观。

结论： 对于多颗牙埋伏阻生的患者，可采用外科正畸联合治疗，制订全面的治疗计划，将阻生牙牵引入牙列，恢复咀嚼功能，达到稳定美观的治疗结果。

关键词： 埋伏牙；外科开窗；正畸牵引

儿童牙齿替换阶段一般在牙根形成1/2～3/4的时候牙齿开始萌出，萌出过程中若因为骨、牙或纤维组织的阻挡而不能萌出到正常位置称为阻生牙。轻微阻生时牙齿可能萌出迟缓或错位萌出，严重时牙齿可能埋伏于黏膜或骨内称为埋伏牙。通常情况下儿童在11岁左右牙齿替换完成，患者常因乳牙滞留或乳牙脱落，恒牙无法萌出影响功能及美观前来就诊。本文所述埋伏牙不包括第三磨牙。

不同种族间埋伏牙的患病率常有差异，埋伏牙一般无明显自觉症状，患者或家长多因为恒牙无法萌出求治，病因复杂，诊断治疗难度较大，多颗牙埋伏者较少见。本文报告1例多颗牙埋伏阻生，采用外科正畸联合治疗导萌的病例，并就有关问题进行讨论。

一、材料与方法

1. **病例简介**　患者，男性，16岁。以"恒牙长不出"为主诉来我院就诊。曾服用治疗甲亢药物8年（具体药物不详），否认家族遗传病史，否认口腔不良习惯。颜面部检查（图1~图4）可见面部左右基本对称，颏部居中，上中下面高比平均，轻度开唇露齿，直面型，侧貌可，鼻唇角偏大。口内检查（图5~图9）可见口腔卫生状况一般，混合牙列，55、65、74、84、85乳牙滞留，未见17、15、14、24、25、27、37、35、34、44、45、47萌出。双侧尖牙及左侧磨牙中性关系，右侧磨牙远中关系，前牙覆𬌗覆盖正常，上中线左偏约1.5mm，上下牙弓协调对称，软组织未见明显异常。放射检查：曲面断层片见15、14、24、25、35、34、44、45、37、47埋伏阻生，17、27到达骨面（图10）。头颅侧位片测量结果显示：上下颌骨位置关系及上下前牙唇倾度基本正常，下颌平面角偏高（图11，表1）。术前拍摄锥形束CT（CBCT）显示：各埋伏牙牙冠包裹在牙囊内，牙根基本发育完成，提示无萌出潜力。24接近𬌗平面，25近中倾斜，牙冠近24牙颈部，两牙无接触，14、15牙根无接触；下颌4颗埋伏牙垂直阻生，位置较低，牙根接近下颌骨下缘（图12）。

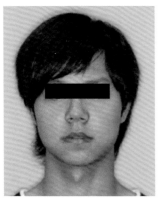

图1 治疗前正面像

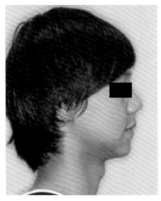

图2 治疗前正面微笑像

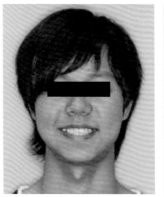

图3 治疗前45°角侧面像

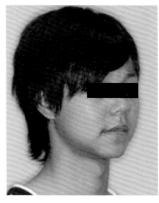

图4 治疗前侧面像

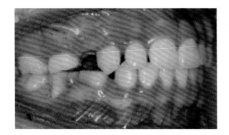

图5 治疗前右侧咬合像

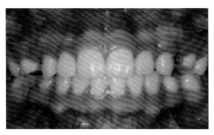

图6 治疗前正面𬌗像

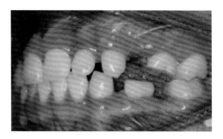

图7 治疗前左侧咬合像

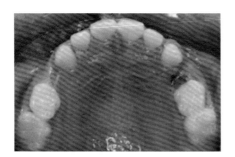

图8 治疗前𬌗面像（上颌）

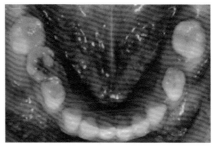

图9 治疗前𬌗面像（下颌）

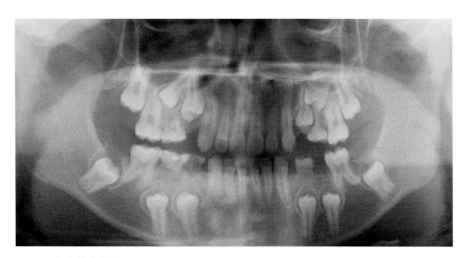

图10 治疗前全景片

病例10　正畸外科联合治疗多颗埋伏阻生牙

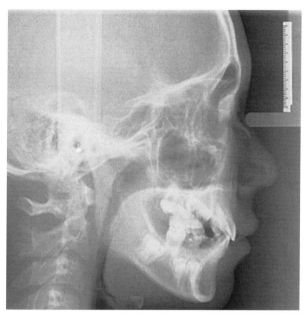

图11　治疗前头颅侧位片

表1　治疗前头影测量结果

测量项目	治疗前测量值	正常值
SNA	79.1°	82.8° ± 4.0°
SNB	76.4°	80.1° ± 3.9°
ANB	2.7°	2.7° ± 2.0°
Wist值	0.7mm	−1.4 ± 2.6mm
OP–SN	17.3°	21.0° ± 3.6°
FMA	30.5°	31.1° ± 5.6°
U1–SN	103.8°	105.7° ± 6.3°
IMPA	94.3°	92.6° ± 7.0°
U1/L1	125.6°	125.4° ± 7.9°
上唇–E Line	−0.7mm	−1.4 ± 1.87mm
下唇–E Line	1mm	0.6 ± 1.87mm
Z角	70°	67.3° ± 6.38°
鼻唇角	104°	80° ~110°

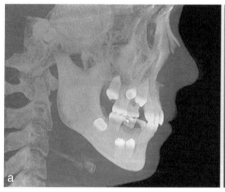
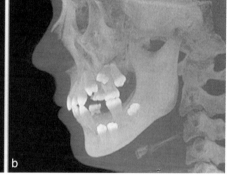

图12　治疗前CBCT

2. 问题列表

（1）17、15、14、27、25、24、37、35、34、47、45、44埋伏阻生。

（2）右侧磨牙远中关系。

（3）上下牙列散在间隙。

（4）高角。

（5）开唇露齿。

3. 诊断　骨性I类，安氏Ⅱ类亚类。

4. 治疗方案　（1）拔除滞留乳牙。（2）外科开窗行埋伏牙牵引术，纠正右侧磨牙关系，排齐整平牙列，关闭上下牙列间隙。（3）术中摄片检查埋伏牙移动情况，及时调整牵引力的大小、方向及终止时间。（4）必要时种植钉加强支抗。（5）

Hawley's保持器。

5. 治疗过程

（1）外科辅助开窗黏附件　由于患者埋伏牙位于上下左右4个象限，临床中常采用分区侧的方式进行开窗，CBCT辅助下确定手术入路，在一侧的上下埋伏牙位处外科切开黏骨膜，翻瓣，去除萌出通道骨阻力，暴露埋伏牙冠唇面，粘贴牵引附件，复位缝合黏骨膜瓣，口内预留加力装置（图13、图14）。由于15、25位置较高且若与14、24同时牵引可能在萌出路径上产生干扰，所以术者选择在14、24基本牵引到位后再行开窗。

（2）固定矫治　粘全口固定矫治器，排齐上下牙列，并开始牵引埋伏牙，定期复诊加力（图

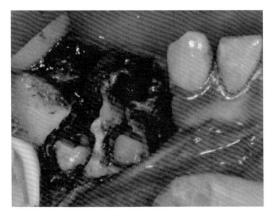

图13　外科开窗暴露埋伏牙

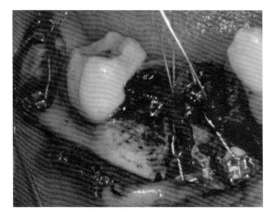

图14　埋伏牙颊面粘贴牵引附件

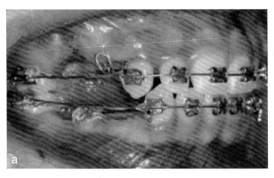

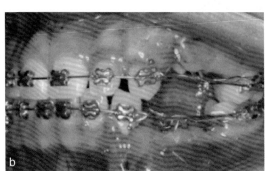

图15　初戴矫治器

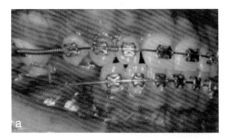

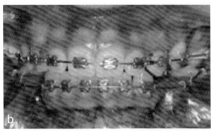

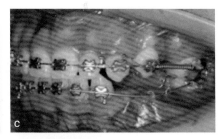

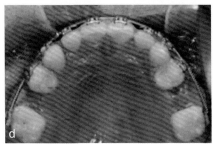

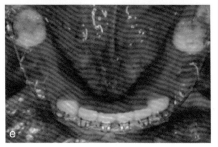

图16　术中9个月口内像

15）。术中9个月时，14、24完全萌出到位，前牙存在散隙，15萌出间隙不足，关闭前牙散隙，使用螺旋推簧扩展萌出间隙，拍摄全景片示余牙接近破龈，未进行牵引的17、27也有自发萌出（图16、图17）。术中13个月，34、35、44、45萌出到位，

37、47接近破龈（图18）。术中19个月，25进行开窗牵引，17、27、37、47粘贴矫治器排齐。术中28个月，15、25萌出到位，上下牙列排齐整平（图19）。术中31个月，精调咬合关系。

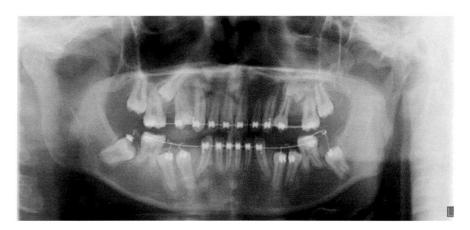

图17 术中9个月全景片

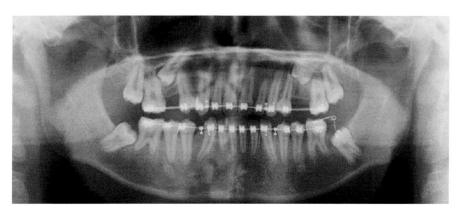

图18 术中13个月全景片

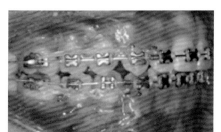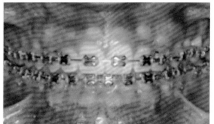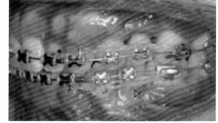

图19 术中28个月口内像

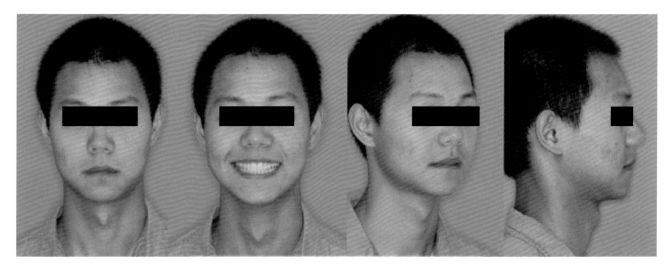

图20 治疗后正面像、微笑像、45°角侧面像、侧面像

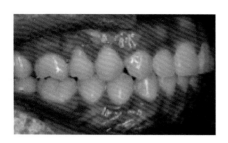
图21　治疗后右侧咬合像

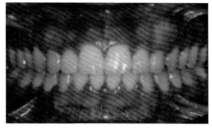
图22　治疗后正面咬合像

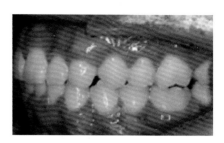
图23　治疗后左侧咬合像

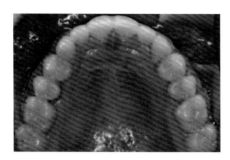
图24　治疗后𬌗面像（上颌）

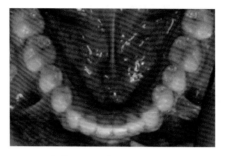
图25　治疗后𬌗面像（下颌）

二、结果

治疗后期患者到外地求学，疗程45个月时，拆除矫治器。术后患者面型基本维持，埋伏牙牵引到位，上下牙列整齐无拥挤及间隙，前牙覆𬌗覆盖正常，上下中线齐，右侧咬合中性关系，左侧咬合关系中性偏远中（图20～图25）。

三、讨论

1. 牙埋伏阻生的患病率

由于种族、地区不同，虽然国内外对于埋伏牙的研究较多，但报道的患病率不尽相同。Fardi等对北希腊人群中的研究中埋伏牙的患病率为13.7%。2007年陈敏对天津地区错𬌗畸形患者的研究中埋伏牙的患病率为7.33%，邓晓丽等2012年对正畸患者埋伏牙患病情况的流行病学研究中埋伏牙在第四军医大学口腔正畸患者中患病率为8.56%，尽管患病率在数值上有所差异，但也具有相似之处，除第三磨牙外的所有牙位中上颌尖牙患病率最高，此外第二前磨牙、多生牙、上颌切牙也较多。上颌多于下颌，单发大于多发，本病例中多颗牙埋伏阻生的情况发病率极低。多数埋伏牙患者常无自觉症状，因

乳牙迟迟不换，恒牙未萌出或因其他牙齿问题到医师处就诊时才被发现。

2. 牙埋伏阻生的病因

埋伏牙的病因较为复杂，主要分为全身因素和局部因素。造成牙齿埋伏阻生的通常为局部因素：缺乏萌出所需要的空间、乳牙滞留或早失、牙胚位置异常、牙槽裂、根骨粘连、囊肿或牙瘤形成、多生牙、外伤、牙根弯曲等。局部因素造成的牙齿阻生多为单发。全身因素主要与内分泌缺陷、纤维性疾病、放射性伤害以及遗传等有关。最常见的为锁骨颅骨发育不全综合征，这是一种少见的遗传性颅骨发育不良，最明显的牙齿异常表现为乳牙滞留，恒牙迟萌。本病例中患者的多颗牙埋伏阻生可能与长期服用抗甲状腺药物有关，其他系统性疾病如Gardner综合征、Yunis－Varon综合征也会出现埋伏牙等口腔表现。

然而，在某些病例中，患者未发现上述显著的局部和全身因素，仍出现多颗牙埋伏阻生的症状，甚至包括乳牙阻生。如Yildirim等临床中发现1例55岁土耳其女性口内有28颗牙埋伏，其中包括6颗乳牙，他们认为乳牙的埋伏是由于缺乏"萌出力"，恒牙埋伏是由缺乏"萌出力"和牙囊的拥挤扭转造

成的。

3. 埋伏牙定位

埋伏牙诊断的难点在于临床医师需要精确判断埋伏牙的牙根发育状况、冠根角度、位置，与邻近牙齿和周围重要神经血管的关系，才能做出最佳的治疗计划，确定该牙是否有保留价值，如可保留，应该选择何时开始治疗，外科手术入路和正畸牵引方向、路径。在CBCT临床应用之前，临床医师多采用拍摄曲面断层片、咬合片、根尖片结合的方式从不同角度来探知埋伏牙的位置、走向、与周围牙的距离，但对于X线片上牙齿重叠的情况却感到十分棘手，这对医师的阅片能力要求较高；CBCT在临床上的广泛应用三维重建影像可以从任意角度旋转观察埋伏牙的三维解剖图像，并可通过自定义调节更确切、更形象地显示埋伏牙的数目、牙体形态、萌出方向、与邻牙位置关系等，大大提高了埋伏牙诊断的准确性。其放射剂量小、检查舒适、扫描时间短等优点，更容易被年幼患儿及其家长接受；因其成像直观、清楚，临床上也更容易对患儿家长进行讲解及进行良好的沟通。

4. 外科助萌方式

目前临床上对埋伏牙的处理分为3种：拔除，自体牙移植和正畸牵引。对于多生牙和牙根过度弯曲者通常选择拔除以免妨碍邻牙正常萌出。自体牙移植是指手术将埋伏牙取出后移植于牙弓内该牙的位置，手术具有一定的难度和风险，可能出现的并发症包括：牙髓坏死、牙冠变色、根折等。尽管报道中关于自体牙移植的成活率较可观，但目前临床上对于埋伏恒牙多采取正畸牵引治疗。

治疗时机多数建议是尽早治疗，可以通过正畸与外科手术联合助萌的方法进行治疗。常用的手术方法有开窗导萌术及闭合牵引助萌术。开窗导萌术多用于埋伏牙已接近骨面甚至在黏膜表面可观察到隆起，采取开窗导萌可直接在隆起处切开去骨，暴露牙冠表面并粘贴附件进行牵引。本病例采用的闭合牵引助萌术由于与牙齿的正常萌出很相似，符合牙周组织的生长附着环境，因此治疗完成后牙龈外形及牙槽骨等牙周组织附着均较好，且患者感觉舒适、感染

少。

术中应注意尽量减少创伤，牙冠暴露面积能够粘贴矫治装置即可，某些扭转或倾斜角度较大的牙齿可能需1~2次开窗。此外，术中还需注意充分止血、隔湿，牢固粘接正畸附件，以免术中出现附件松脱，不仅延误矫治进程，甚至需要重新开窗粘接附件。

5. 正畸牵引

术后2周内开始牵引，以免再度发生根骨粘连。牙弓中需预留充足的间隙供牙齿萌出，保证足够的支抗，使用弱而持久的力进行牵引（≤60g），且牵引速度不宜过快。在牵引过程中，根据多颗埋伏牙的相互关系，调整每颗牙齿开始加力的时机、施力的方向等。

决定埋伏牙正畸牵引能否成功的主要因素为埋伏牙冠根弯曲度、埋伏牙的位置和生长方向、牙根发育状况等。

参考文献

[1] Nolla C M. The development of permanent teeth [J]. Dent Child, 1960, 27(4)：254–266.

[2] Fardi A, Kondylidou-Sidira A, Bachour Z. Incidence of impacted and supernumerary teeth-a radiographicstudy in a North Greek population[J]. Med Oral Patol Oral Cir Bucal, 2011, Jan 1;16 (1):e56–61.

[3] 陈敏. 天津地区错𬌗畸形患者埋伏牙及埋伏多生牙的调查研究[D]. 天津：天津医科大学，2007.

[4] 邓晓丽，冯雪，李少妮，等. 正畸患者埋伏牙患病情况的流行病学研究[J]. 现代生物医学进展, 2012, 12(7):1312–1314.

[5] Tanaka E, Kawazoe A, Nakamura S, et al. An adolescent patient with multiple impacted teeth[J]. The Angle Orthodontist, 2008, 78(6): 1110–1118.

[6] Kuroda S, Yanagita T, Kyung H-M, et al. Titanium screw anchorage for traction of many impactedteeth in a patient with cleidocranial dysplasia[J]. Am J OrthodDentofacial Orthop, 2007, 131:666–669.

[7] Yildirim D, Yilmaz H H, Aydin U.Multiple impacted permanent and deciduous teeth[J]. Dentomaxillofacial Radiology, 2014,33(2).

[8] 张治勇，邝喆. 锥形束CT与牙槽骨九分区法在骨埋伏牙定位中的应用研究[J]. 华西口腔医学杂志, 2008, 26（6）：636–639.

[9] 孔繁强，李戈，黄伟明. 埋伏上前牙自体移植的临床体会[J]. 广东牙病防治, 2002,10(2): 133–134.

病例11

前牙反殆伴下颌后牙埋伏阻生 Ⅲ 类错殆病例

樊晓群　杭州口腔医院正畸中心

摘要

目的： 探讨在活动矫治器辅助下，用直丝弓矫治器对具有功能因素的前牙反殆伴下颌两侧多颗埋伏前磨牙、右下智齿1例青少年患者，成功牵引矫治埋伏牙，达到完美咬合关系，显著改善面型。

方法： 1. 先用下颌殆垫矫治器解除前牙反殆锁结，上颌种摆矫治器远移16，开辟14、16之间间隙，以便15纳入牙列，同时种摆矫治器反作用使上前牙唇倾，利于反殆解决。进一步上颌用直丝弓矫治器矫治前牙反殆。2. 反殆解除后，拔46残根及25、34，下颌做舌弓保持，粘直丝弓矫治器，翻瓣牵引埋伏阻生牙44、45、35，排齐上下牙列。3. 矫治后期，随47近移，48牙根形成，用改良舌弓及在47、48舌侧粘矫治器来矫治埋伏48。4. 精细调整。5. 固定，保持。

结果： 经头侧及Rickeet 5项重叠分析，SNB变小，说明N（鼻根）点向前生长时，下颌向前向下顺时针生长。SNA变大，说明上颌向前生长。ANB绝对值减小，说明面型朝直面型发展。

结论： 利用固定直丝弓矫治器结合几种活动矫治器对具有功能因素前牙反殆患者，不仅矫治埋伏牙，还矫治了前牙反殆，极大改变了患者面型及咬合关系。

关键词： 功能性前牙反殆；下颌后牙埋伏阻生

伴有功能性的前牙反殆，在儿童和青少年期多有发生。这种错殆畸形严重影响了正常的生长发育，必须早期矫治错殆畸形，阻断不利发育。矫治后，不仅有良好咬合功能，还可极大改善患者面貌。

一、材料与方法

1. **病例简介**　患者，男性，12岁。主诉：前牙"地包天"求治。后退下颌，上下前牙可呈对刃状。父母无类似现象。双侧颞颌关节无弹响，无压痛。矫治前面像、牙殆像、模型像、X线片（图1～图6）。

15、35、44、45埋伏牙；11、21牙根间多生牙；46残根；17、27牙根未形成；18、28、38、

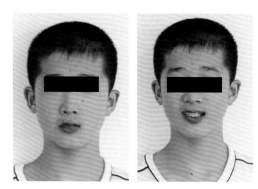

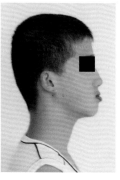

图1　下颌左右略不对称，鼻唇沟明显，凹面型，下颌前突，下唇外翻，下颌可后退至前牙对刃

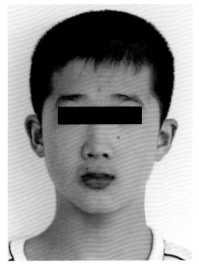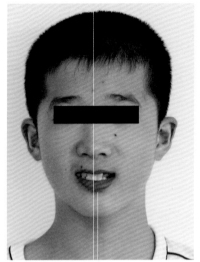

图2 颏中线相对面中线左偏2mm

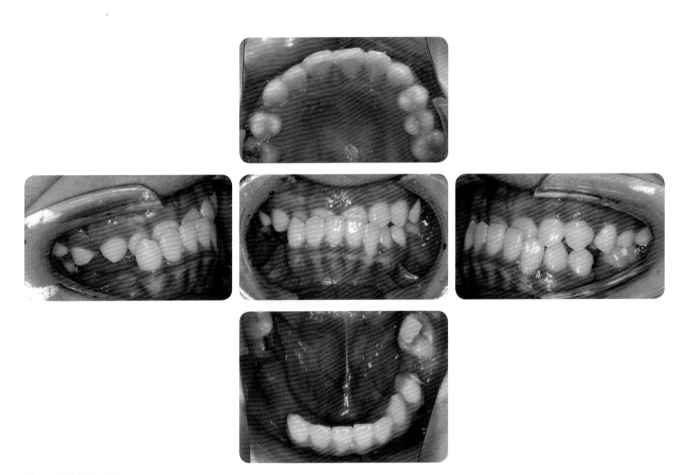

图3 矫治前口内像

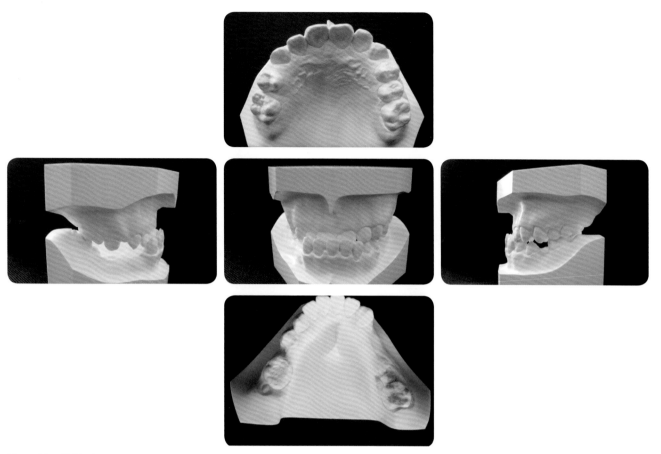

图4　矫正前模型

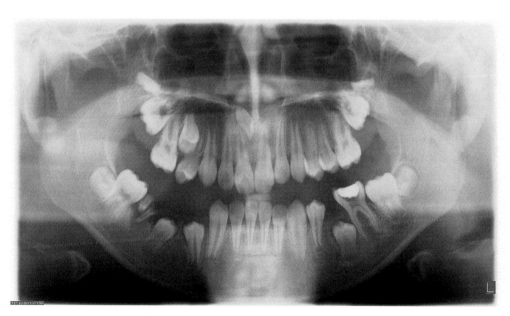

图5　矫治前曲面断层片

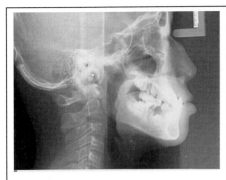

测量项目	矫治前	均值	SD
SNA（°）	82.5	82.8	4.0
SNB（°）	86.4	80.1	3.9
ANB（°）	-3.9	2.7	2.0
Wits（°）	-10.8	1.5	2.1
FMA（°）	24.5	31.3	5.0
SN-MP（°）	29.3	32.5	5.2
NP-FH（°）	89.5	85.4	3.7
Y-axis（°）	59.9	66.3	7.1
U1-SN（°）	113.2	105.7	6.3
L1-MP（°）	87.1	92.6	7.0
U1-NA lenghth（°）	+4.1	5.1	2.4
U1-NA angle（°）	28.4	22.8	5.7
L1-NB lenghth（°）	-4.9	6.7	2.1
L1-NB angle（°）	19.6	30.3	5.8
U1-L1（°）	135.4	125.4	7.9
Facil height ratio（°）	54.3	55.4	2.3

图6　治疗前硬组织测量项目

48牙胚在。

下颌前突：SNB角：86.4°，ANB角：-3.9°Wits：-10.8。NP-FH：89.5°（图6）。

埋伏牙：15、35、44、45埋伏牙。11、21根间处多生牙。残根：36（图5）。

下颌可后退至上下前牙对刃𬌗。

上下牙弓不匹配：上为方圆形，下为卵圆形（图3、图4）。

2. 诊断　前牙反𬌗；下颌前突；下颌埋伏阻生牙；伴有功能性Ⅲ类错𬌗。

3. 治疗方案　（1）保留11、21牙根间多生牙。（2）下颌𬌗垫矫治器解除前牙反𬌗。（3）上颌钟摆矫治器远移16（图7）。（4）拔出25、34及46残根。（5）改良下颌舌弓，翻瓣牵引埋伏阻生牙44、45、35。（6）直丝弓矫治器。（7）矫正理

伏48。（8）固定，保持。

4. 治疗过程

（1）下颌后退至前牙对刃，有功能因素。现用下颌𬌗垫矫治器，直丝弓解除前牙反𬌗。

（2）上颌钟摆矫治器远移16，开辟14、16之间间隙，以便15纳入牙列（图7）。

（3）反𬌗解除后，拔46残根及25、34，下颌做舌弓保持，粘直丝弓矫治器，翻瓣牵引埋伏阻生牙44、45、34，排齐上下牙列（图7）。

（4）下颌先用0.018英寸澳丝，再用0.019英寸方丝整平下颌Spee曲线（图8）。

（5）用改良舌弓及在47、48舌侧粘矫治器来矫治埋伏48（图9、图10）。

（6）精细调整。

（7）固定，保持。

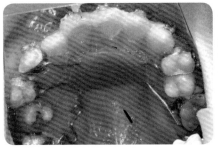
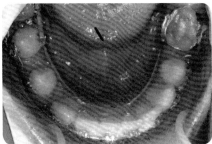
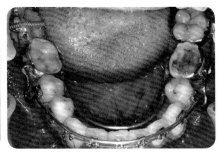

图7　矫治步骤

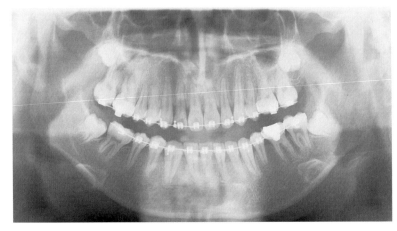
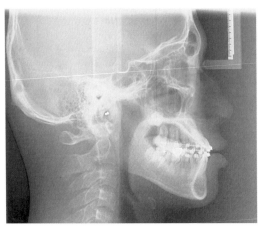

图8　矫治中曲面断层片、头颅侧位片

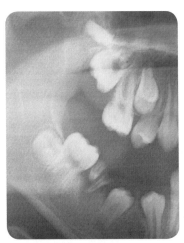
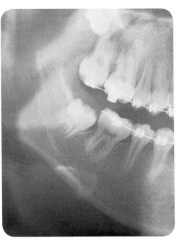
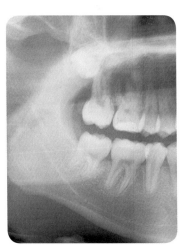

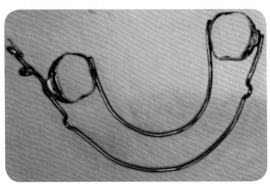

图9　利用改良舌弓矫正舌倾38

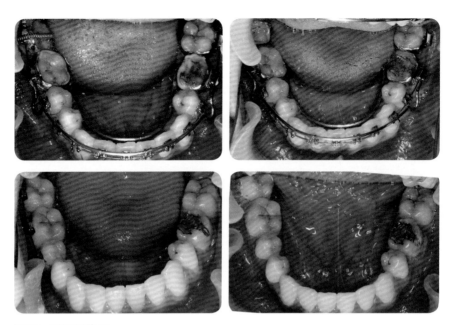

图10　矫治埋伏48

二、结果

矫治结束，我们看到不仅牵引出埋伏牙，而且牙颌关系矫治到标准的I类关系（图12～图15）。面貌，正面，偏斜的颏部矫治到与上颌面中线一致；侧面，外翻下唇，前突下颌，凹面型矫正到英俊的直面型（图11）。治疗前后软硬组织测量见表1、表2。

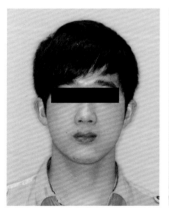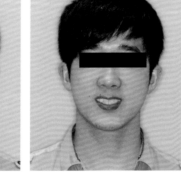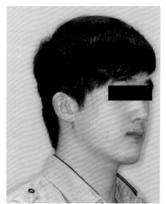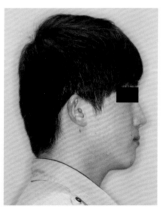

图11　矫治结束面像

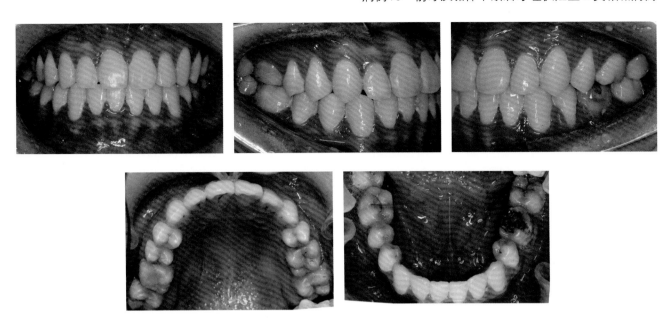

图12　矫治结束口内像

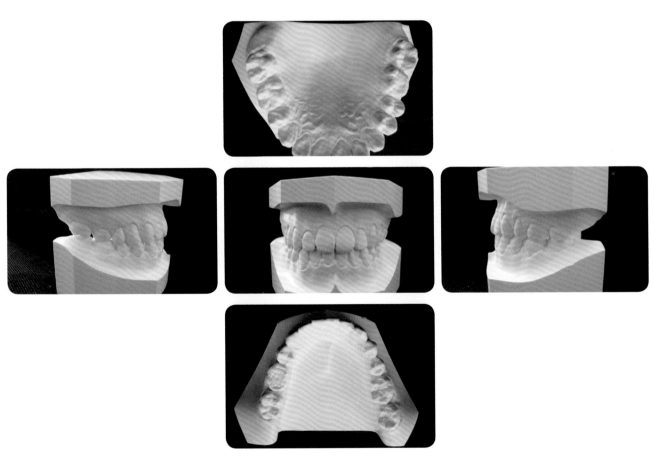

图13　矫正后模型

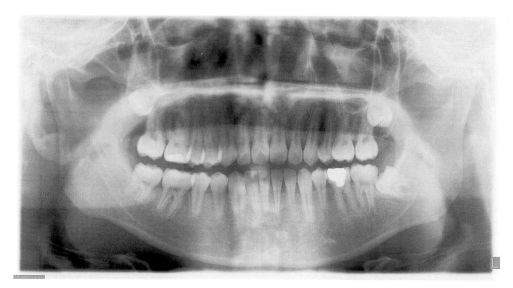

图14　矫治结束曲面断层片

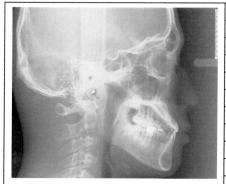

测量项目	矫治后	均值	SD
SNA（°）	83.2	82.8	4.0
SNB（°）	84.4	80.1	3.9
ANB（°）	−1.2	2.7	2.0
Wits（°）	−4.6	1.5	2.1
FMA（°）	24.9	31.3	5.0
SN−MP（°）	29.5	32.5	5.2
NP−FH（°）	85.6	85.4	3.7
Y−axis（°）	62.2	66.3	7.1
U1−SN（°）	119.1	105.7	6.3
L1−MP（°）	86.2	92.6	7.0
U1−NA lenghth（°）	+7.5	5.1	2.4
U1−NA angle（°）	36.1	22.8	5.7
L1−NB lenghth（°）	−1.9	6.7	2.1
L1−NB angle（°）	15.6	30.3	5.8
U1−L1（°）	124.1	125.4	7.9
ANS−Me/N−Me	55.6	55.4	2.3

图15　治疗后硬组织测量项目

三、讨论

此病例的矫治体会是：上颌11、21之间多生牙在根尖之间，不影响治疗，可不予拔出。

此病例虽为骨性Ⅲ类反𬌗，但下颌可后退至前牙对刃，有功能因素。为改变下颌生长方向，可用下颌𬌗垫矫治器联合直丝弓固定矫治器解除前牙反𬌗，建立正常的覆𬌗覆盖。

此病例因17牙根未形成，只为牙冠胚，故用钟摆矫治器远移16，使15纳入牙列。同时，钟摆矫治器反作用力可适当唇倾上前牙，利于解除前牙反𬌗，利于改善面型。

此病例下颌有多颗埋伏牙，为了避免萌出间隙减少，做改良下颌舌弓，再牵引阻生牙。

46残根拔出，47近中移动，利于48萌出，再用改良舌弓及47、48舌侧矫治器，竖直且颊倾48，最终建立右侧咬合关系。

37、38阻力大，不利于35萌出，故25、34拔除，使35萌出，建立左侧咬合关系。

矫治中，始终保持左上下尖牙、右上下尖牙的

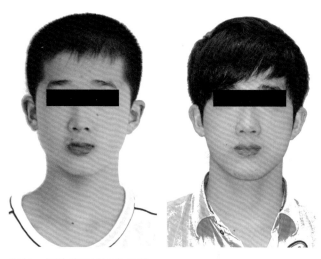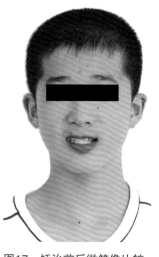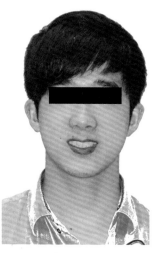

图16　矫治前后正面像比较

图17　矫治前后微笑像比较

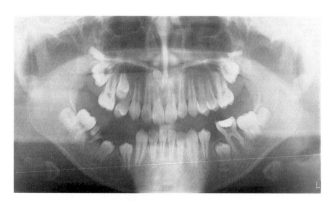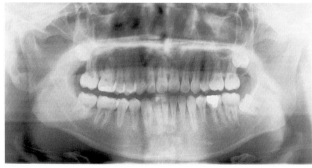

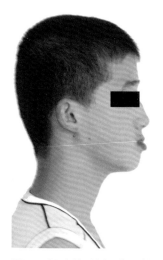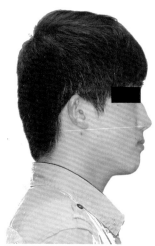

图19　矫治前后侧面像比较

图18　矫治前后曲面断层片对比

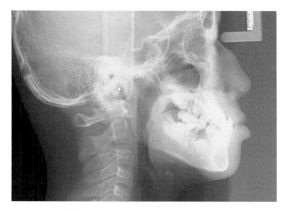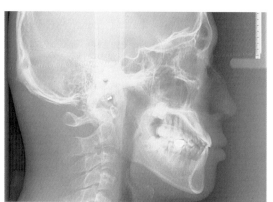

图20　矫治前后头颅侧位片对比

病例10 前牙反殆伴下颌后牙埋伏阻生 Ⅲ 类错殆病例

表1 治疗前后硬组织测量项目

项目	矫治前	矫治后	变化	均值	SD
SNA（°）	82.5	83.2	0.7	82.8	4.0
SNB（°）	86.4	84.4	−2.0	80.1	3.9
ANB（°）	−3.9	−1.2	+2.7	2.7	2.0
Wits（°）	−10.8	−4.6	+6.2	1.5	2.1
FMA（°）	24.5	24.9	+0.4	31.3	5.0
SN-MP（°）	29.3	29.5	+0.2	32.5	5.2
NP-FH（°）	89.5	85.6	−3.9	85.4	3.7
Y-axis（°）	59.9	62.2	+2.3	66.3	7.1
U1-SN（°）	113.2	119.1	+5.9	105.7	6.3
L1-MP（°）	87.1	86.2	−0.9	92.6	7.0
U1-NA距（mm）	+4.1	+7.5	+3.4	5.1	2.4
U1-NA angle	28.4	36.1	7.7	22.8	5.7
L1-NB距（mm）	−4.9	−1.9	−3.0	6.7	2.1
L1-NB角（°）	19.6	15.6	−4.0	30.3	5.8
U1-L1（°）	135.4	124.1	−11.3	125.4	7.9
4NS-Me/N-Me	54.3	55.6	+1.3	55.4	2.3

表2 治疗前后软组织测量项目

项目	矫治前	矫治后	变量
面凸角(Ns-Sn-Pos角)（°）	166.3	168.7	+2.4
鼻唇角(NLA)（°）	99.0	107.1	+8.1
Z 角(Pos-ULP与FH后下角)（°）	71.1	73.1	+ 2.0
面角(Ns-Pos连线与FH后下角)（°）	88.2	83.5	−4.7
PosSn/FH(Pos-Sn与FH后下角)（°）	84.3	80.1	−4.2
UL-E线距(上唇突点到审美平面距)（°）	0	−3.9	−3.9
LL-E线距(下唇突点到审美平面距)（°）	+5.4	0	−5.4
H角(Pos-UL连线与N-B线交角)（°）	14..8	11.4	−3.4
颏唇沟角(LL-B-Pos角)（°）	113.8	120.3	+6.5
颏唇沟-H线距(颏唇沟最低点到线距)（°）	0.8	3.7	−2.9
颏唇沟倾角(Pos-B'线与FH后下角)（°）	75.6	83.8	+ 8.2
下唇倾角(B'-LL线与FH后下角)（°）	12.1	21.9	+ 9.8

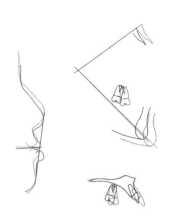
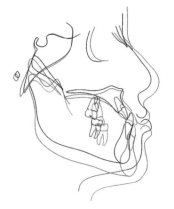
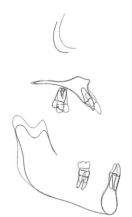

图21 Rickeet5项重叠

图22 基质重叠

中性关系；注意下颌左右尖牙的对称性，随着前牙反𬌗解除，矫治结束后。上下前牙中线必然与面中线一致。因为是下颌的功能性反𬌗偏斜，非骨性反𬌗偏斜。

四、结论

Rickeet 5项重叠，矫治前后对比显示：上颌骨向前生长发育（绿线），下颌骨向下向前生长发育（绿线）（图21）。

基质重叠，矫治前后对比显示：上前牙向前唇倾（绿线），下前牙向后整体内收（绿线）；上后牙向前倾斜且伸长（绿线），下后牙向后倾斜且伸长（绿线）（图22）。

通过固定直丝弓矫治器、上颌钟摆矫治器、下颌𬌗垫、改良下颌舌弓联合矫治，不仅矫治了下颌阻生牙，达到了良好咬合关系（图18、图23）；且利用患者的生长发育潜能，极大地改善了面型（图16、图17、图19、图20）。

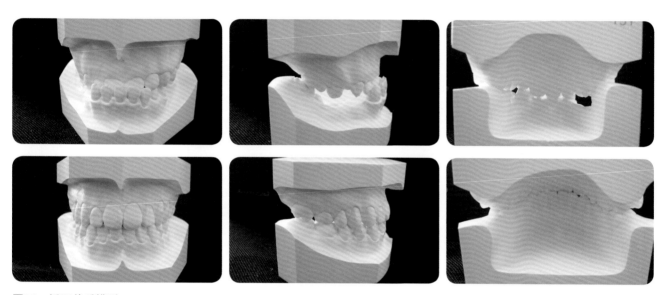

图23　矫正前后模型

病例12

利用传统高位头帽J钩增强支抗内收前牙矫治双颌前突

操亚波 杭州口腔医院城西分院正畸科

摘要

目的： 探讨双颌前突患者进行正畸治疗时，采用传统高位头帽J钩增强后牙支抗内收前牙，对前牙和侧貌突度改善的临床效果。

方法： 选取双颌前突青少年女性患者1例，拔除上下颌第一前磨牙后，应用直丝弓矫治技术进行矫治，在治疗过程中利用传统高位头帽J钩内收上颌前牙，关闭拔牙间隙。通过治疗前后头影测量分析、头影描迹重叠图和侧貌对比评价矫治效果

结果： 该患者疗程共计26个月，治疗结束后上下牙列排齐，拔牙间隙关闭，磨牙达到I类关系，前牙覆𬌗覆盖关系正常，咬合关系良好，上下前牙和侧貌突度改善明显。治疗前∠U1/SN为113.2°，∠L1/MP为101.3°，∠U1/L1为103.2°；治疗后∠U1/SN为101.1°，∠L1/MP为92.8°，∠U1/L1为122.4°

结论： 在双颌前突患者正畸治疗过程中，采用传统高位头帽J钩可有效地间接地增强后牙支抗，最大限度地内收前牙，对前牙和侧貌突度改善的临床效果显著。

关键词： 高位头帽；丁钩；支抗；双颌前突

双颌前突患者进行正畸治疗时，往往需要采取额外的支抗措施，最大限度地内收前牙，改善前牙和侧貌突度。增强后牙支抗的方法有很多种：如传统的方法口外弓、J钩、现代的方法正畸种植支抗钉等。传统高位头帽J钩是以头部作为支抗，利用口外牵引力作用在前牙上，间接增强后牙支抗的一种装置。与种植支抗钉有创、使用复杂、费用较高等缺点相比，传统高位头帽J钩是一种费用低廉、使用简便、安全无创的支抗装置，使用在合适的病例上可以取得满意的临床效果。

一、材料与方法

1. 病例简介 患者，女性，17岁。主诉要求矫正牙齿及嘴唇前突。面部左右基本对称，面下1/3偏长，上唇短，下唇厚，开唇露齿，颏肌紧张。凸面型，上下唇前突，下唇外翻，颏部后缩，闭口时颏肌紧张（图1）。上、下牙列轻度拥挤，覆盖偏小，覆𬌗浅。下颌牙列中线右偏约1.5mm（图2）。开口度、开口型正常；颞下颌关节无异常。模型检查分析：上牙弓拥挤度2mm；下牙弓拥挤度2mm；Spee曲线深3.5mm；前牙Bolton比为79.5%；全牙Bolton比为92.1%。矫治前全景片显示18形态较小，高位阻生（图3）；28、38、48垂直阻生。矫治前头颅侧位片及头影测量分析结果见图4，表1。

问题列表

（1）上、下前牙严重唇倾。

（2）上、下牙列轻度拥挤。

（3）前牙浅覆𬌗浅覆盖。

（4）下颌牙列中线右偏。

（5）唇肌紧张，颏部后缩。

2. 诊断 牙型：安氏I类错𬌗；骨型：骨性I类错𬌗。

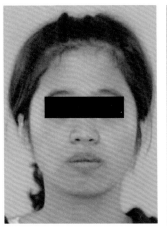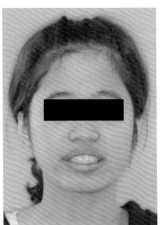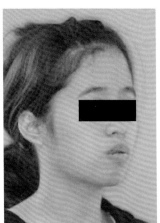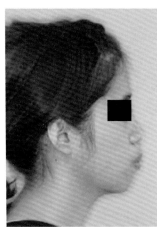

图1　矫治前面像

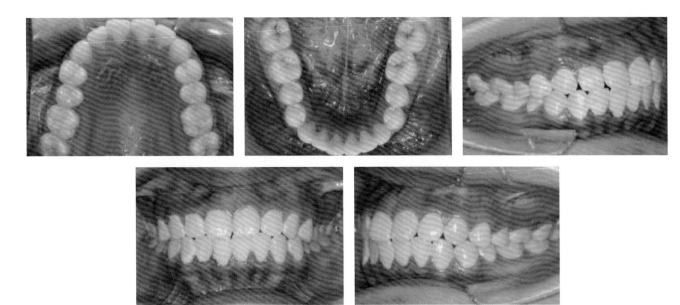

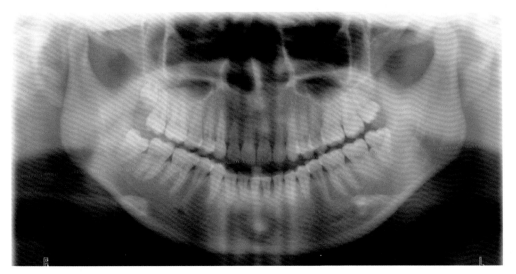

图2　矫治前口内像

图3　矫治前全景片

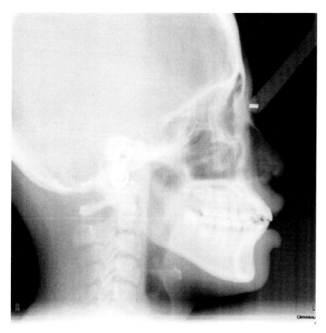

图4 矫治前头颅侧位片

表1 矫治前头影测量分析结果

测量项目	正常值		测量值
	均值	标准差	
SNA（°）	82.80	4.00	80.8
SNB（°）	80.10	3.90	76.9
ANB（°）	2.70	2.00	3.9
FH-MP（°）	31.8	4.40	36.4
Y-Ax（°）	66.30	7.10	65.7
U1/SN（°）	105.70	6.30	113.2
L1/MP（°）	92.6	7.0	101.3
U1/L1（°）	124.20	8.20	103.2

3. 治疗方案

（1）治疗目标

· 排齐并内收前牙。

· 改善面型突度。

· 关闭拔牙间隙。

· 后牙中性关系，前牙覆𬌗覆盖正常。

（2）治疗计划

· 拔除14、24、34、44。

· 直丝弓矫治技术进行矫治。

· 高位头帽J钩内收上前牙。

· 矫治过程中拔除28、38、48。

4. 矫治过程

（1）疗程26个月。

（2）拔除14、24、34、44。

（3）佩戴全口直丝弓矫治器，镍钛弓丝排齐整平上、下牙列，6个月。

（4）0.018英寸×0.025英寸不锈钢方丝滑动法关闭拔牙间隙，上颌佩戴高位头帽J钩，同时配合颌间Ⅱ类牵引，11个月（图5、图6）。

（5）精细调整牙位和咬合关系，7个月。

（6）稳定弓丝维持矫治结果，2个月。

（7）去除固定矫治器，上下颌戴Hawley活动保持器。

二、结果

1. 矫治后面像（图7）：（1）矫治后正面像评估：面部肌肉自然放松。（2）矫治后侧面像评估：侧貌改善，趋于直面型。

2. 矫治后口内像（图8）：上下牙列完全排齐，后牙咬合关系中性，前牙覆𬌗覆盖正常。

3. 矫治后全景片（图9）：牙根平行度良好。

4. 矫治后头颅侧位片：上下前牙及侧貌突度改善明显（图10，表2）。

5. 矫治前后头影描迹重叠图（红色治疗前，绿色治疗后），上下前牙突度改善明显（图11）。

6. 矫治结束保持1年后复查的面像（图12）及口内像（图13），稳定性良好。

7. 矫治前、中、后、复查静态面像对比，侧貌改善明显（图14）。

三、讨论

该患者因牙齿前突嘴突就诊。拔除14、24、34、44后应用直丝弓矫治技术矫治，治疗过程中使用了高位头帽J钩作为强支抗内收前牙，同时高位头帽J钩对上前牙有一定的压低作用，有利于露龈笑的改善。且高位头帽J钩费用低廉、使用简便、安全无

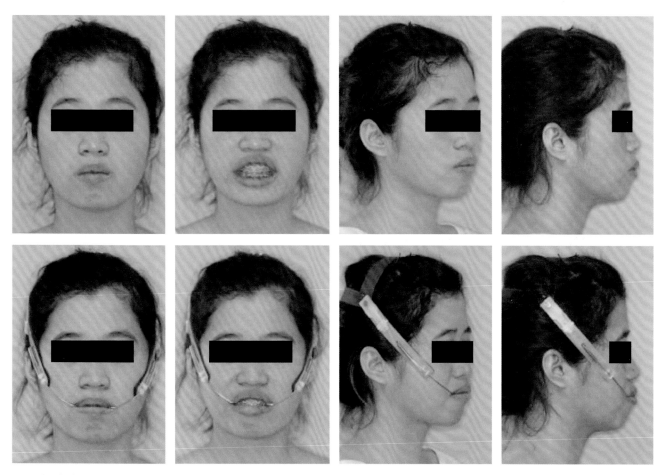

图5　矫治过程中面像

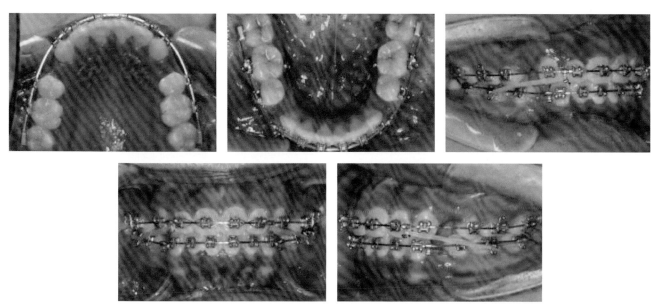

图6　矫治过程中口内像

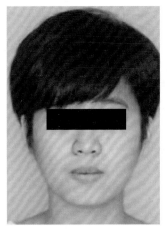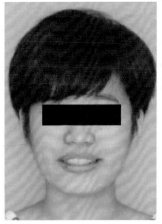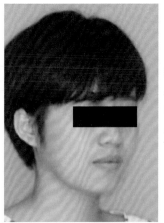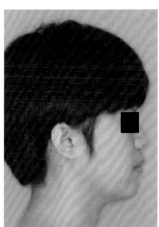

图7　矫治后面像

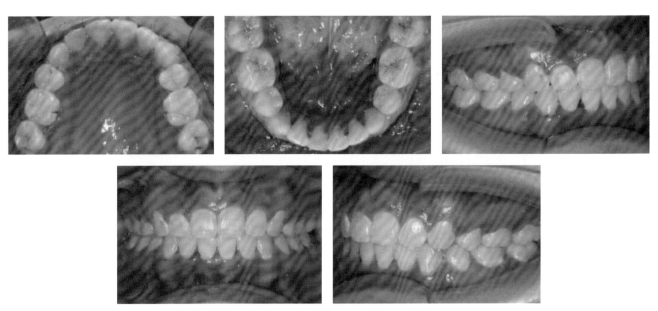

图8　矫治后口内像

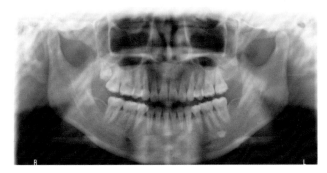

图9　矫治后全景片

创，有其独特的优势。

　　此患者侧貌严重前突，在治疗过程中按照计划拔除了4颗智齿，有利于前牙进一步地内收，同时有利于复发的预防。

　　矫治结束后患者牙齿的排列和咬合关系良好，拔牙间隙完全关闭，功能运动协调，侧貌得到了极大的改善提升。经过1年的复诊观察，其保持效果良好。

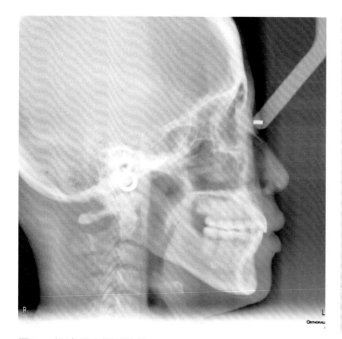

图10　矫治后头颅侧位片

表2　矫治后头影测量分析结果

测量项目	正常值		测量值
	均值	标准差	
SNA（°）	82.80	4.00	80.2
SNB（°）	80.10	3.90	76.4
ANB（°）	2.70	2.00	3.8
FH-MP（°）	31.8	4.40	37.1
Y-Ax（°）	66.30	7.10	64.9
U1/SN（°）	105.70	6.30	101.1
L1/MP（°）	92.6	7.0	92.8
U1/L1（°）	124.20	8.20	122.4

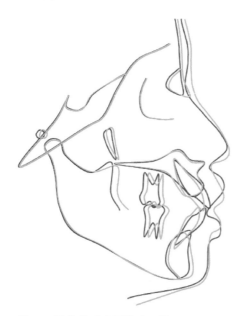
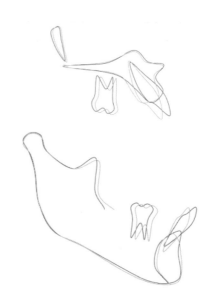

图11　矫治前后头影描迹重叠图

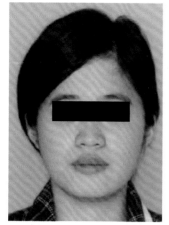
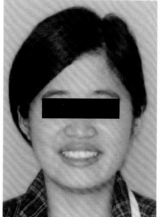
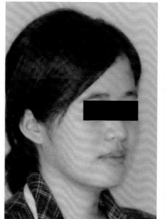
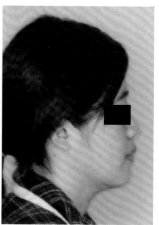

图12　矫治结束保持1年后复查的面像

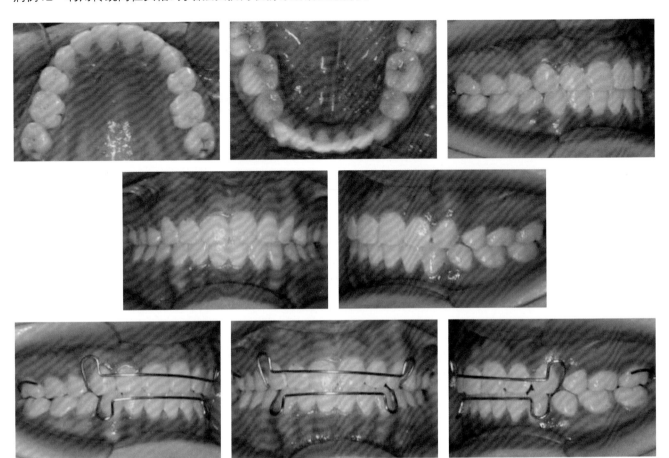

图13　矫治结束保持1年后复查的口内像

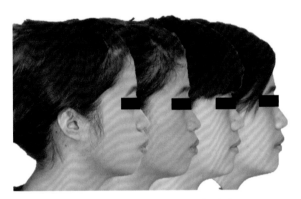

图14　矫治前、中、后、复查静态面像对比

四、结论

在双颌前突患者正畸治疗过程中，采用传统高位头帽J钩可有效地间接地增强后牙支抗，最大限度地内收前牙，改善前牙和侧貌突度。

参考文献

[1] Deguchi T, Murakami T, Kuroda S, et al. Comparison of the intrusion effects on the maxillary incisors between implant anchorage and J-hook headgear[J]. American Journal of Orthodontics & Dentofacial Orthopedics, 2008, 133(5):654–660.

[2] 陈文静, 李青奕, 龚爱秀, 等.两种支抗配合MBT直丝弓技术矫治双颌前突的效果比较[J].中华口腔医学杂志, 2008, 43(2)：83–86.

[3] Li F, Hu H K, Chen J W, et al. Comparison of anchorage capacity between implant and headgear during anterior segment retraction: A systematic review[J]. Angle Orthodontist, 2011, 81(5):915–922.

[4] 苏杰华, 刘佳莉, 许潀于, 等. J钩高位牵引压低并内收上颌前牙的三维有限元分析[J].中华口腔医学杂志, 2015, 50(2)：84–88.

[5] Tüfekçi E, Allen S B, Best A M, et al. Current trends in headgear use for the treatment of Class Ⅱ malocclusions[J]. Angle Orthodontist, 2015, 86(4)：584–589.

病例13

上颌中切牙缺失的正畸–种植修复联合治疗与长期稳定性

操亚波　贺刚　杭州口腔医院城西分院正畸科

摘要

目的： 探讨上颌中切牙缺失后，通过正畸治疗开辟间隙，配合Onlay植骨、延期种植、临时冠牙龈诱导成形、全瓷修复的临床效果和长期稳定性。

方法： 选取右上颌中切牙缺失伴唇侧骨量不足、间隙偏小、牙列拥挤、前牙反𬌗病例1例，采用直丝弓矫治技术进行矫治，开辟右上中切牙间隙。在正畸后保持期，通过Onlay植骨、延期种植、临时冠牙龈诱导成形等技术手段修复右上中切牙，术后定期回访观察修复效果和种植体骨整合情况。

结果： 正畸治疗结束后上下牙列排齐，11间隙预留足够，磨牙达到I类关系，前牙反𬌗解除覆𬌗覆盖关系正常。在正畸后保持期，配合Onlay植骨技术，缺牙区唇侧牙槽骨得到了有效增加，种植体获得了良好的稳定性。临时冠牙龈诱导成形效果显著，种植体唇侧龈缘无明显退缩，与临牙软组织协调，种植修复获得理想的功能和美学效果。

结论： 上颌中切牙缺失通过正畸治疗开辟足够的间隙后，如伴有骨缺损，通过Onlay植骨、延期种植、临时冠牙龈诱导成形等技术手段，可以获得理想的修复效果和长期稳定性。

关键词： 中切牙；缺牙；间隙；种植；Onlay植骨；牙龈诱导

上颌中切牙常因外伤、龋坏等原因缺失。其缺失后不仅会余留间隙影响美观、还会导致邻牙倾斜、中线偏斜、咬合紊乱等问题，长期缺失还会造成牙槽嵴萎缩，给修复造成困难。上颌中切牙缺失时，可通过正畸开拓间隙后种植义齿修复，或正畸移动侧切牙后全冠修复，恢复中切牙的形态和功能。如采用正畸开拓间隙后种植义齿修复，常需配合缺牙区软硬组织的相关手术来增加缺牙区的骨量，调整缺牙区的牙龈形态，以达到理想的修复效果。

一、材料与方法

1. 病例简介　患者，男性，19岁。主诉要求矫正前牙"地包天"及上前牙间隙。面部左右不对称，颏点偏右，面下1/3偏长，上唇偏短。直面型，鼻唇角正常，颏部突度正常（图1）。11缺失，上颌牙列间隙2mm、下颌牙列中度拥挤，上下前牙反𬌗，双侧后牙近中关系。反覆𬌗浅。上下颌牙列中线右偏约3mm（图2）。下颌不能完全后退至前牙切对切，开口度、开口型无异常；颞下颌关节无弹响、无疼痛。模型检查分析：上牙弓间隙2mm，下牙弓拥挤度6.5mm；Spee曲线深2mm；前牙Bolton比为79.9%；全牙Bolton比为93.1%（按照21牙冠宽度计算11牙冠宽度）。正畸治疗前全景片显示恒牙列，11缺失，12、21、22向11缺隙处倾斜，38垂直阻生（图3）。正畸治疗前头颅侧位片及头影测量分析结果见图4，表1。

问题列表

（1）上下前牙反𬌗。

（2）上颌牙列间隙，下牙列中度拥挤。

（3）双侧后牙近中关系。

（4）上下下颌牙列中线右偏。

（5）11缺失。

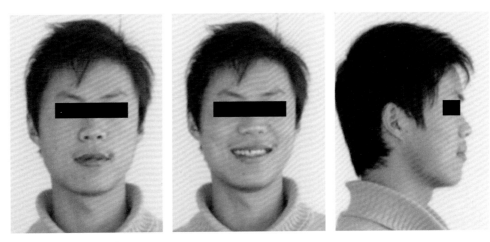

图1 正畸治疗前面像

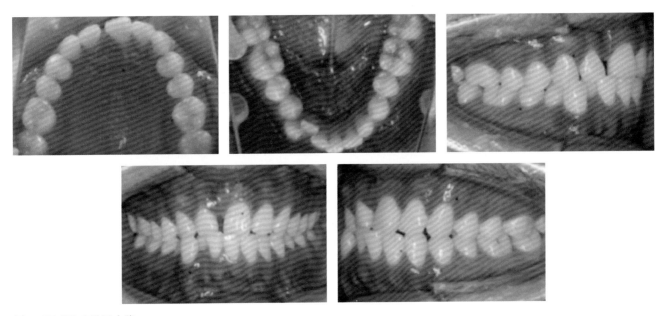

图2 正畸治疗前口内像

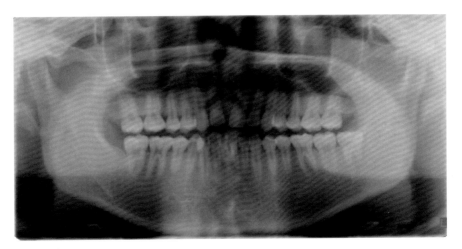

图3 正畸治疗全景片

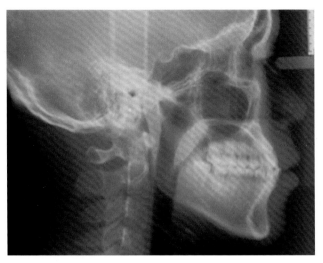

图4　正畸治疗头颅侧位片

表1　正畸治疗前头影测量分析结果

测量项目	正常值		测量值
	均值	标准差	
SNA（°）	82.80	4.00	79.6
SNB（°）	80.10	3.90	78.3
ANB（°）	2.70	2.00	1.3
FH–MP（°）	31.8	4.40	37.2
Y–Ax（°）	66.30	7.10	71.8
U1/SN（°）	105.70	6.30	107.6
L1/MP（°）	92.6	7.0	92.3
U1/L1（°）	124.20	8.20	123.9

2. **诊断**　牙型：安氏Ⅲ类错𬌗；骨型：骨性Ⅰ类错𬌗。

3. **治疗方案**

（1）治疗目标

· 排齐上下牙列。

· 纠正上下前牙反𬌗。

· 开辟11间隙矫治结束后种植义齿修复。

· 双侧后牙形成中性关系。

· 上下颌牙列中线与面中线对齐。

· 维持现有侧貌。

（2）正畸治疗计划

· 不拔牙。

· 直丝弓矫治技术进行全口矫治。

· 通过上下颌扩弓，下前牙IPR获取上下牙列排齐间隙，利用镍钛推簧开辟11修复间隙。

· 配合颌间Ⅲ类牵引，通过代偿性唇倾上前牙，舌倾下前牙纠正前牙反𬌗。

· 矫治过程中择期拔除38。

（3）修复治疗计划

· Onlay植骨。

· 延期种植。

· 临时冠牙龈诱导。

· 全瓷冠修复。

4. **治疗过程**

（1）正畸治疗过程：总疗程20个月。

· 不拔牙。

· 戴全口直丝弓矫治器，镍钛弓丝排齐整平上下牙列，6个月。

· 0.018英寸×0.025英寸不锈钢方丝上加镍钛推簧，同时配合颌间Ⅲ类牵引纠正前牙反𬌗，9个月（图5、图6）。

· 精细调整牙位和咬合关系，下前牙进行邻面去釉，拔除38，3个月。

· 稳定弓丝维持矫治效果，2个月。

· 去除固定矫治器；上下颌戴Hawley活动保持器。

（2）种植修复治疗过程：Onlay植骨，延期种植，计算机辅助种植，临时冠牙龈诱导（图7～图16）。

二、结果

（1）正畸治疗后面像：正面面部肌肉自然放松；原有侧貌维持，直面型（图17）。

（2）正畸治疗后口内像：上下牙列完全排齐，后牙咬合关系中性，前牙覆𬌗覆盖正常（图18）。

（3）正畸治疗后全景片：牙根平行度良好（图

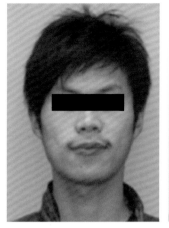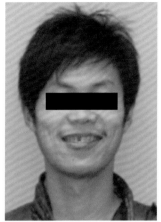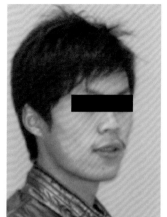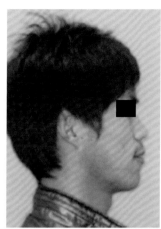

图5　正畸治疗过程中面像

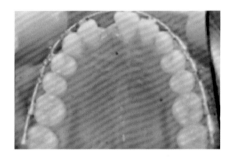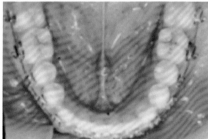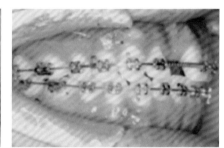

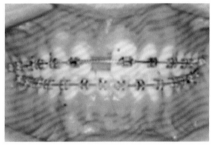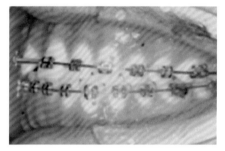

图6　正畸治疗过程中口内像

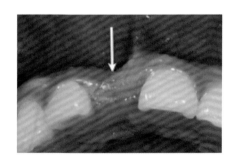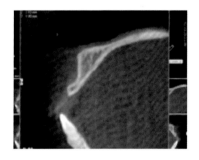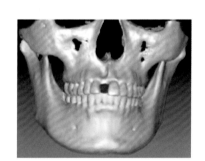

图7　颊侧牙槽骨水平性缺损明显

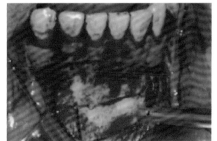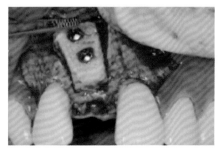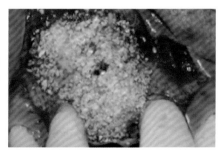

图8　下颌颏部超声骨刀取骨块　　　　图9　Onlay植骨螺钉固定骨块　　　　图10　Bio-Oss骨粉

19）。

（4）正畸治疗后头颅侧位片及头影测量分析结果：前牙反𬌗完全解除（图20，表2）。

（5）正畸治疗前头影描迹重叠图（黑色治疗前，红色治疗后）：上下前牙唇倾度改善明显（图21）。

（6）正畸治疗结束保持6个月后复查：通过保持器式活动义齿维持间隙（图22）。

（7）种植修复后效果与长期稳定性（图23～图26）。

（8）正畸治疗前、中、后，种植修复后微笑像对比（图27～图30）。

三、讨论

该患者因前牙地包天及上前牙间隙就诊，采用不拔牙方案，应用直丝弓矫治技术进行矫治，开辟右上中切牙间隙，解除前牙反𬌗，矫治后种植义齿修复右上中切牙。

治疗中考虑到该患者有Ⅲ类骨面型倾向，为了纠正前牙反𬌗，矫治过程中对分别对上下前牙进行了一定程度的代偿性的唇倾和舌倾移动，同时因该患者有一定的功能因素，通过颌间Ⅲ类牵引，使下颌𬌗位发生轻度改变，避免了上下前牙的过度代

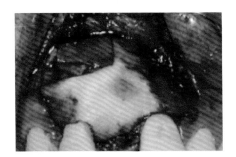

图11 Bio-Gide胶原骨膜

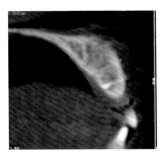

图12 7个月后骨增量明显

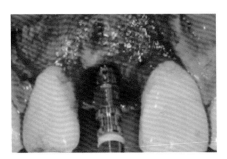

图13 植入种植体

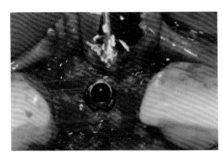

图14 二期手术

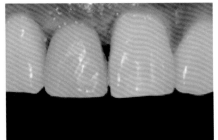

图15 第一副临时冠牙龈诱导

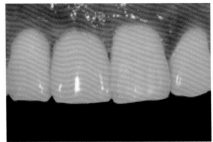

图16 第二副临时冠牙龈诱导

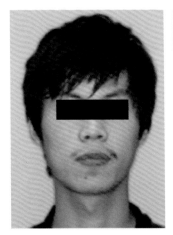
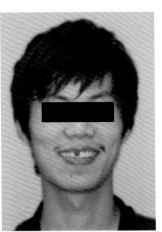
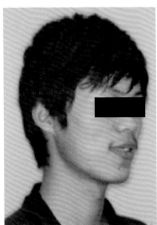
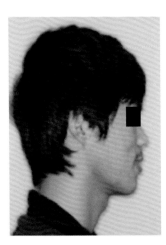

图17 正畸治疗后面像

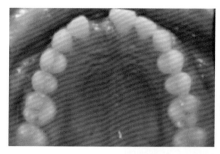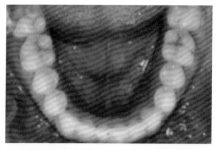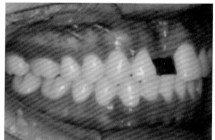
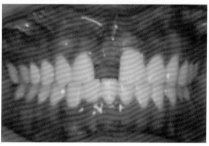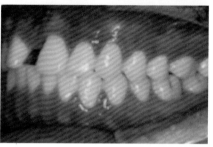

图18　正畸治疗后口内像

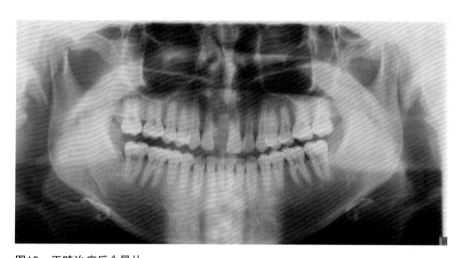

图19　正畸治疗后全景片

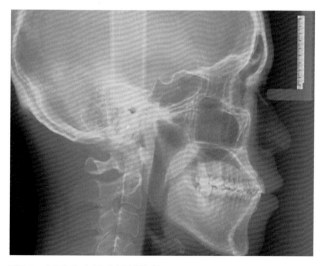

图20　正畸治疗后头颅侧位片

表2　正畸治疗后头影测量分析结果

测量项目	正常值		测量值
	均值	标准差	
SNA（°）	82.80	4.00	79.8
SNB（°）	80.10	3.90	78.6
ANB（°）	2.70	2.00	1.2
FH-MP（°）	31.8	4.40	37.6
Y-Ax（°）	66.30	7.10	72.0
U1/SN（°）	105.70	6.30	111.5
L1/MP（°）	92.6	7.0	90.2
U1/L1（°）	124.20	8.20	121.7

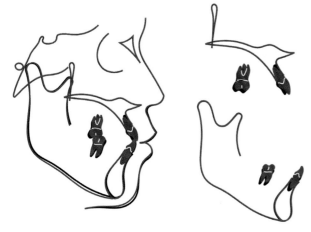

图21　正畸治疗前后头影描迹重叠图

偿。此外矫治过程中对下前牙进行了适量的邻面去釉，有利于下前牙的排齐和直立于牙槽基骨之上。

矫治结束之后，因右上中切牙颊侧牙槽骨水平性缺损明显，采用了Onlay植骨、延期种植、计算机辅助种植、临时冠牙龈诱导成形等技术手段，实现了美学区种植修复的最佳美观和功能效果。

治疗结束后患者牙齿的排列和咬合关系良好，功能运动协调，种植体骨水平稳定。经过1年的随访观察，其保持效果良好。

四、结论

上颌中切牙先天缺失时，可通过正畸开拓间隙后种植义齿修复，或正畸移动侧切牙后全冠修复，恢复中切牙的形态和功能。

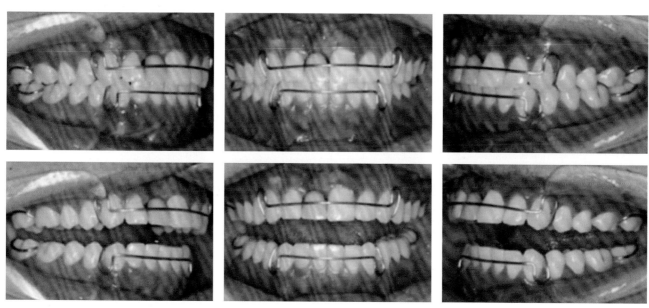

图22　正畸治疗结束保持6个月后复查口内像

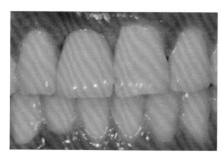

图23　全瓷修复体

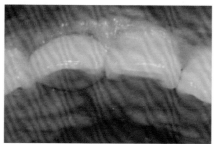

图24　颊侧骨板丰满度良好

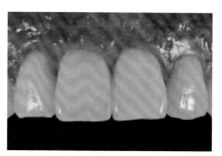

图25　12个月后回访

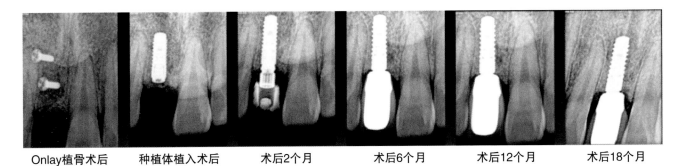

| Onlay植骨术后 | 种植体植入术后 | 术后2个月 | 术后6个月 | 术后12个月 | 术后18个月 |

图26 种植体植入前后X线片

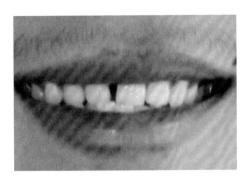

图27 正畸治疗前微笑像

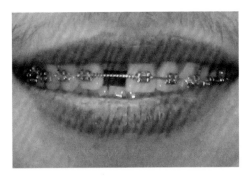

图28 正畸治疗中微笑像

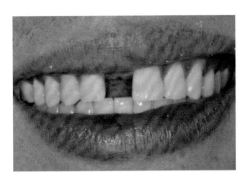

图29 正畸治疗后微笑像

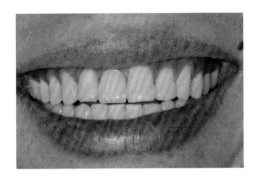

图30 修复治疗后微笑像

对于美学区伴有骨缺损的种植修复病例，通过Onlay植骨配合临时冠诱导牙龈成形，可获得较为满意的长期的美观和功能效果。

参考文献

[1] Robertsson S, Mohlin B. The congenitally missing upper lateral incisor: Aretrospective study of orthodontic space closure versus restorative treatment[J]. Eur J Orthod, 2000, 22(6): 697-710.

[2] 韦溅萍, 马佳君.拔除上颌中切牙的正畸治疗分析[J].实用口腔医学杂志,2015,(3)：347-351.

[3] Czochrowska E M, Skaare A B, Stenvik A, et al. Outcome of orthodontic space closure with a missing maxillary central incisor.[J]. Am J Orthod Dentofaeial Orthop, 2003, 123(6):597-603.

[4] Zachrisson B U, Stenvik A, Haanaes H R. Management of missing maxillary anterior teeth with emphasis on autotransplantation. [J]. Am J Orthod Dentofaeial Orthop, 2004, 126(3):284-288.

[5] 杨光, 严敏敏.上颌中切牙缺失牙槽嵴厚度不足的美学种植的临床研究[J].口腔医学,2013,33 (4):245-247.

[6] 马昕, 席兰兰, 王昭领, 等. 颏部块状骨Onlay植骨在上颌前牙区种植修复的临床应用[J].口腔医学研究, 2014, (10): 986-988.

第 *4* 章

根管

病例1

36显微根管再治疗+显微根尖手术1例

毕成　杭州口腔医院VIP中心

摘要

目的：探讨显微根尖手术对于根管再治疗无法治愈的患牙的临床效果及意义。

方法：患者，女性，35岁，左下后牙颊侧牙龈起脓包伴咬物不适半年，于外院就诊，诊断为36根尖周炎，35舌倾萌出。外院治疗36后无效果，更改治疗方案为建议拔除36后行正畸治疗或35、36拔除后行种植修复，患者无法接受正畸治疗，也不能接受种植修复且有强烈保留36的愿望，遂转诊我院希望尝试36显微根管再治疗。诊治中发现36近远中根尖周均有明显低密度阴影，并且近中根尖周阴影累及根分叉区。近颊根管根充物超充3~4mm。术中发现近舌根管根尖区裂纹。远中根管根尖区侧穿。近中髓室壁大面积侧穿。35严重舌向萌出，且CT显示35根尖位于36近颊根尖的正颊侧，34、36间距4mm。颏孔离36近颊根尖3mm。与患者充分沟通后计划：1.36显微根管再治疗+酌情显微根尖手术。2.35拔除。3.视36治疗情况行34、36固定桥修复恢复咬合。处理：橡皮障下36髓室侧穿MTA修补，根管再治后1周窦道消失，但咬物不适感仍存在，遂行36显微根尖手术+根尖倒预备+MTA根尖倒充填，术后多少时间36咬物不适消失，1个月后35拔除，4个月后树脂龈壁提升，34、36树脂临时卫生桥修复，术后7个月行永久全瓷固定卫生桥修复，术后8个月复查无任何不适。

结果：X线片显示根尖周病变愈合良好，根分叉内新骨长入，牙齿松动明显好转。

结论：对于常规显微镜下再治疗无法治愈的患牙，通过显微镜可以精确定位根尖区病变位置，找到患牙病因并解决，从而治愈患牙。

关键词：难治性根尖周感染；显微根管再治疗；显微根尖手术

一、材料与方法

1. **病例简介**　患者，女性，40岁。左下后牙1年前于外院行根管治疗，后于半年前自觉左下后牙反复起脓包并伴随咬物不适，于外院就诊，诊断为36慢性根尖周炎，外院行36根管再治疗，症状未缓解，现转诊我处希望36显微根管再治疗（图1）。口内检查：36颊𬌗面原有旧充填物存，边缘龋坏，探诊（－），叩诊（±）；无松动；冷（－）；热（－）。颊侧牙龈可见一窦道，从窦道可直接探入36根尖区。影像学检查（图2）：36根管充填物影像显示近中髓室壁侧穿，侧穿部位距离牙槽嵴顶3~4mm；远中根尖周阴影，且阴影位于根尖侧方（远中）；近颊根管充填物明显超充；根尖周阴影，且近中根尖周阴影累及根分叉区。偏移投照检查（球管远中往近中）（图3）：近颊根管充填物超充；近舌根管充填物略欠充；远中根管略欠充。35牙冠舌向错位萌出；远中邻𬌗面龋坏，探诊（－），叩诊（－），无松动，冷（－），热（－），牙髓电活力测试正常；X线示35远中邻𬌗面龋坏近髓，牙根远中倾斜，且35根尖与36近中根尖周阴影融合，34、36略往缺隙侧倾斜，间距约4mm；34牙龈色粉红、质韧，牙周探诊无出血，牙周探诊小于3mm，无松动；37𬌗面原有充填物存，叩诊（−），冷（−），热（−）。

2. 诊断　36慢性根尖周炎；36侧穿（近中髓室壁）；36牙周牙髓联合病变；35舌向阻生；35深龋。

3. 材料　莱卡F20显微镜、登士柏MTA、登士柏SDR树脂、登士柏Z350树脂、kerr豆瓣成型片、kerr橡皮障、益瑞M3、镍钛锉、3-shape口内扫描仪、FOTONA双波长激光。

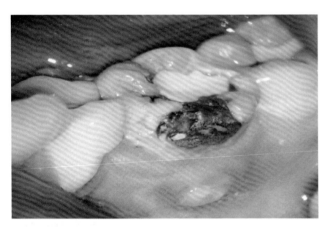

图1　初诊口内像

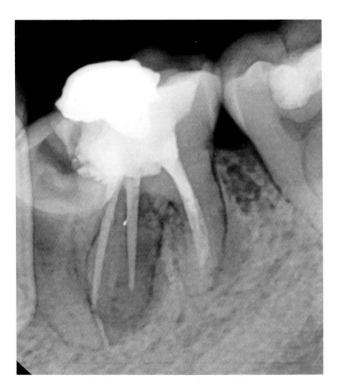

图3　球管由远中往近中拍摄

4. 治疗过程

（1）一诊。

处理：36牙周基础治疗后去除原有旧充填物及继发龋坏，树脂制作假壁（图4），上橡皮障，显微镜下开髓，见近中髓室壁充填大面积树脂材料（树脂与牙体组织间欠密合，其间夹杂大量牙胶）（图5）；超声去净树脂材料，见大面积侧穿孔（图6），大量红肿牙龈组织生长进入侧穿孔，触碰易出血，修整牙龈组织，使牙龈形态与牙体外形保持一致（图7、图8），MTA修补侧穿部位（图9），置生理盐水棉球于髓腔，暂封，嘱勿使用该牙，1周后复诊（图10）。

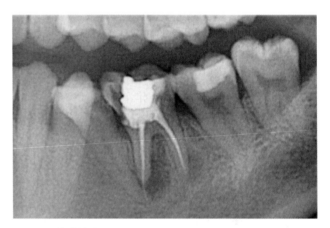

图2　影像学检查

（2）二诊。

主诉：1周后复诊，咬物不适症状无缓解，牙龈脓包仍存在。检查：𬌗面暂封完好，叩诊（±），颊侧窦道仍存在。

处理：36上橡皮障，去除暂封材料及棉球，MTA完全硬固（图11），再治疗时使用NiTi锉去除原根管内上段牙胶，H锉去除根尖段牙胶（牙胶充填不密实）；近中顺畅根管，NiTi锉预备至适当锥度（未探查到近中MM根管）；10#K锉探查远中根管（图12），无任何阻塞感直接到达根尖周组织且患者有刺痛感；遂K锉尖端往近中预弯进入原始根管，但根尖段无法疏通；远中根管可预弯NiTi锉根尖段往近中预弯放置到原始根管，启动机扩马达，扩大原始根管，每根管每次换锉均5%NaClO配合侧方冲洗针头冲洗，EDTA凝胶润滑根管，根管成形后5%NaClO超声震荡1分钟，17%EDTA冲洗液超声震荡1分钟，吸干，2%CHX冲洗根管，吸干，封Vitapex糊剂（图13），暂封，1周后复诊，嘱避免使用该牙。

（3）三诊。

主诉：1周后复诊，咬物不适症状无缓解，牙龈脓包消失。检查：36𬌗面暂封完好，叩诊（±），颊侧窦道消失。

处理：去除原暂封，根管内无渗出及异味，Er：YAG激光荡洗根管，Nd：YAG激光根管杀菌（图14）， AH-PLUS根充糊剂配合热塑牙胶充填根管（图15）。

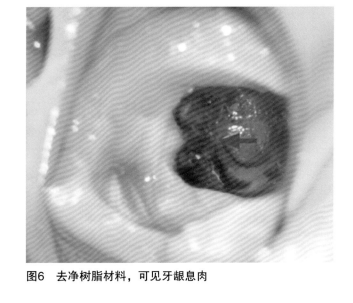

图6 去净树脂材料，可见牙龈息肉

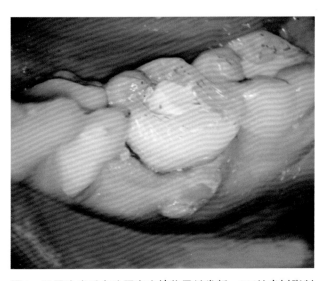

图4 牙周治疗后去除原有充填物及继发龋，3M纳米树脂制作假壁

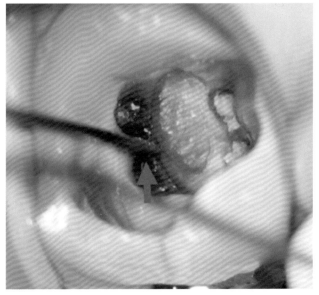

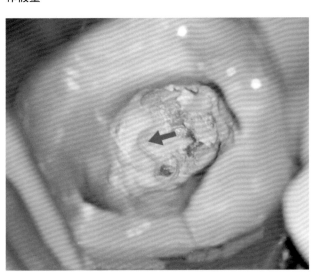

图5 近中髓室壁大量树脂材料，与牙体之间欠密合，其间夹杂牙胶

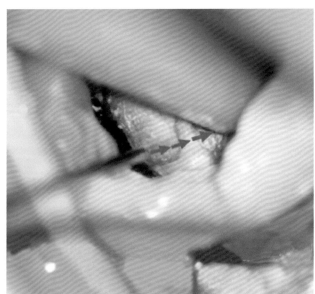

图7 5%NaClO配合5mL冲洗针头冲刷牙龈，后方吸引头将NaClO吸走，使冲洗液形成流体回路，冲刷修整牙龈形态

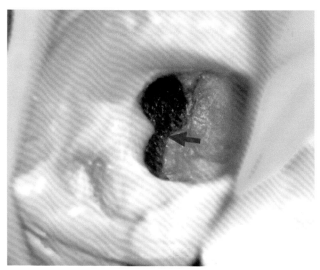

图8　修整完成，牙齿无出血，形态完好

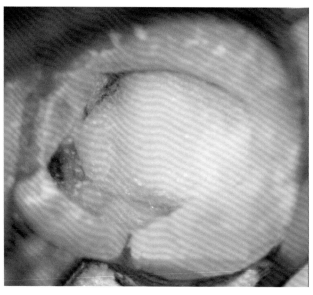

图10　放置生理盐水棉球，暂封，1周后复诊，嘱勿使用该牙

（4）四诊。

主诉：1周后复诊，咬物不适症状无缓解，牙龈脓包未出现。检查：36船面暂封完好，叩诊（±），颊侧牙龈未见窦道。术前拍CBCT确定：颏孔位于36近颊根尖下方3mm（图16）；35牙根往远中颊侧倾斜，35根尖正好覆盖36近颊根尖（图18）；36牙冠至颏孔距离为18.2mm（图19），牙冠至近中根尖距离16.3mm（图20），牙冠至远中根尖距离16.2mm（图21），牙冠至下颌神经管的距离为21.9mm（图22），远中根侧穿部分距离根尖3mm。

处理：患者决定先保留35，若手术失败可行36拔除+35正畸治疗。遂手术拟先切除部分35根尖，形成36根尖手术直线通路，后再行36显微根尖手术。术前服用布洛芬，调节体位，消毒铺巾，必兰阻滞麻醉+36根尖区局部浸润麻醉，于33、34牙根骨隆突之间用15C刀片做一垂直切口，水平切口设计为沟内切口至37远中（图23），翻开角形瓣（图24），寻找到颏孔及颏神经（图25），上方做一水平骨凹槽，拉钩置于凹槽内；相同在36牙根远中骨面做一垂直骨凹槽（图17、图26），拉钩置于凹槽内，暴露手术视野（图27）；36近颊根尖处去骨开窗，磨除部分35根尖直达36近中根尖，挖除超充牙胶及病变肉芽组织（图28），近中根尖切除3mm，亚甲基蓝染色发现：①近中存在第三根管（MM根

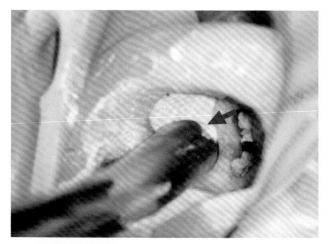

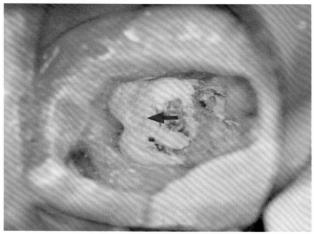

图9　MTA输送器输送MTA修复侧穿，MTA修补完成

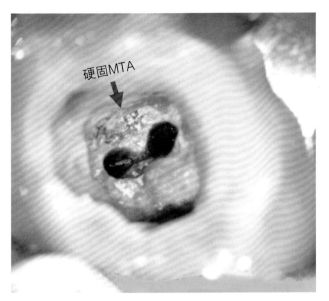

图11　拆充原有根管，完成根管预备及冲洗

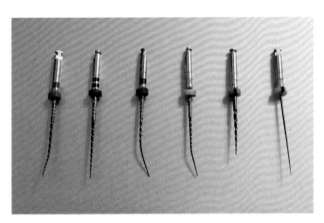

图12　预弯NiTi锉

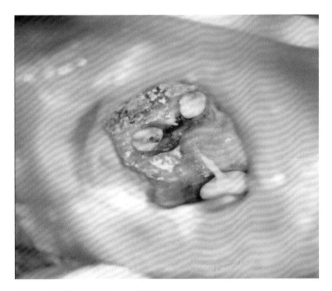

图13　根管内封Vitapex糊剂

管），第三根管与近颊根管之间存在峡区，并且峡区内存在大量感染物质；②近颊根管根充物与管壁间欠密合（图29）；③近舌根根尖处存在明显裂纹；将近舌根尖再切除1mm，裂纹消失（图30）；术区肾上腺素棉球止血，超声倒预备各个根管及峡区3mm，MTA倒充填3mm（图31）；同样远中根尖处开窗，刮净感染肉芽，根尖切除4mm（一并将侧穿部位切除），止血，超声倒预备3mm，MTA倒充填3mm 清理创面，5-0缝线缝合牙龈，压迫1分钟，口腔卫生宣教，辅以氯己定漱口及布洛芬消肿止痛，嘱2日内间断冷敷，进食凉的流质或半流质食物，3日后开始温敷，开始进食温性食物，　4日拆线（图32～图42）。

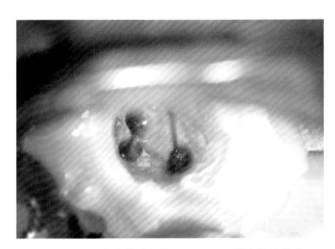

图14　Er：YAG激光荡洗根管，Nd：YAG激光根管杀菌

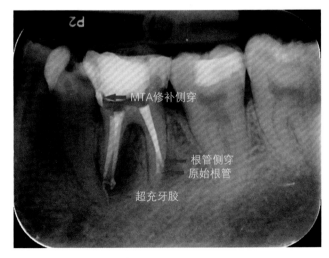

图15　根充后即刻充填

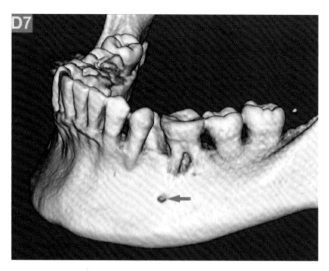

图16　颏孔位于36近颊根正下方

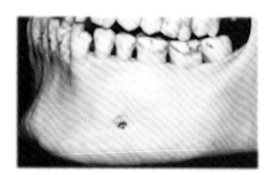

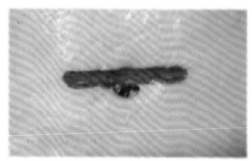

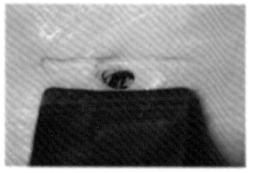

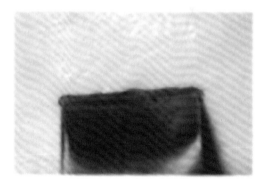

图17　制作骨凹槽，避免损伤颏神经

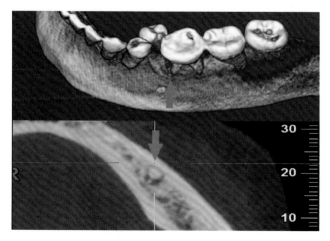

图18　35根尖倾斜覆盖至36近颊根尖正颊侧

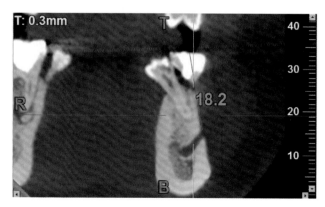

图19　36牙冠距离颏孔18.2mm

（5）五诊。

4日复查拆线，无疼痛不适，无下唇麻木。检查：36手术创口略红肿，牙龈愈合良好。

处理：拆线。

（6）六诊（图43、图44）。

1个月后复查，咬物不适症状消失，无其他不适感。检查：36暂封存，叩诊（－），松动Ⅱ度，牙龈无红肿，MTA侧穿修补位置已经暴露，但仍然部分位于龈下，X线示36根分叉及根尖周处略有新骨长入；35叩诊（－）。

处理：去除部分殆面暂封，改成树脂冠方封闭，防止细菌再次进入根管。拔除35，置明胶海绵。

病例1　36显微根管再治疗+显微根尖手术1例

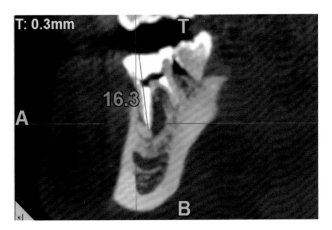

图20　近中牙冠至根尖距离16.3mm

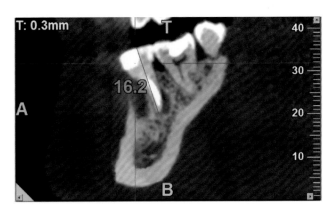

图21　远中牙冠至根尖距离16.2mm

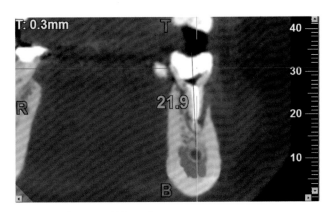

图22　远中牙冠至神经距离21.9mm

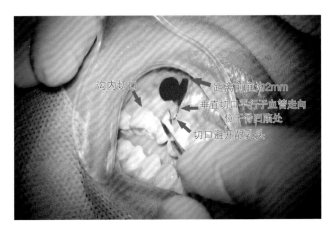

图23　手术切口

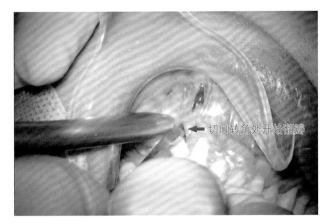

图24　翻瓣位置

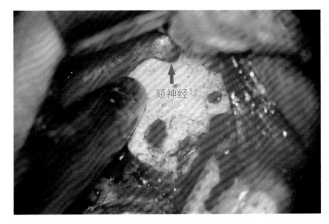

图25　暴露颏神经

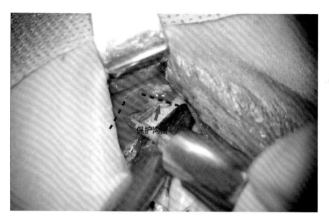

图26　超声骨刀制作保护沟槽

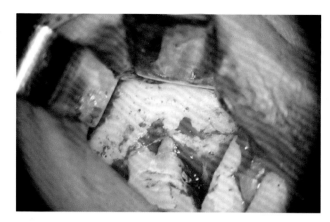

图27　充分暴露手术视野

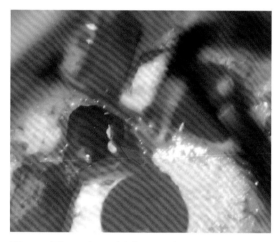

图28　骨面开窗，刮除超充牙胶

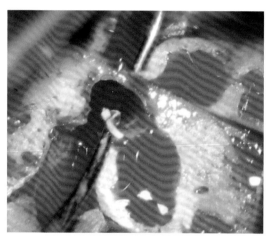

（7）七诊（图45、图46）。

3个月后复查，无不适。检查：36船面树脂充填物完好，牙龈略红肿，口腔卫生尚可；叩诊（-）；松动变为Ⅰ度，MTA侧穿修补位置暴露更加明显，最低处于龈下0.5mm；36牙周探诊各位点均小于3mm；X线示36根尖周阴影大面积缩小，根分叉内明显新骨长入。

（8）八诊（图47~图53）。

4个月后复诊，无不适。检查：36船面树脂充填物完好，牙龈健康，口腔卫生可，原手术切口愈合良好；叩诊（-），36无松动；MTA侧穿修补最低处仍位于龈下0.5~1.0mm（较七诊无改变），且MTA表面粗糙；X线示36根尖周阴影进一步缩小。

处理：36上橡皮障，去除修补MTA，自制个性

化成型片，超声树脂近中龈壁提升于龈上1mm，远中根管打纤维桩，树脂堆核；34、36备牙，扫描仪口内扫描取模，CAD/CAM制作树脂临时卫生桥，双固化树脂材料粘固，嘱使用牙缝刷清洁桥体下方。

（9）九诊（图54、图55）。

术后7个月后复诊，无不适。检查：34、36树脂临时卫生桥完好，牙龈无红肿，口腔卫生可；叩诊（-），无松动。X线示36根尖周阴影进一步缩小，基本愈合。

处理：拆除原有临时树脂修复体，口内扫描仪扫描口内模型，CAD/CAM氧化锆卫生桥永久修复。

病例1　36显微根管再治疗+显微根尖手术1例

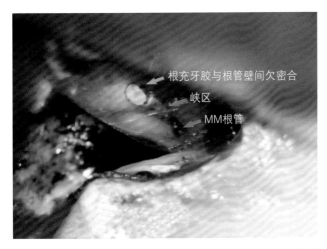

图29　近中根尖刮净病变肉芽，水平根切3mm，亚甲基蓝染色发现1mm根管与近颊根管之间峡区；根充牙胶与根管壁间欠密合

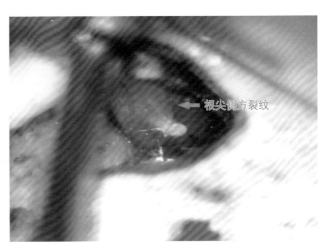

图30　观察近舌根尖，发现根尖裂纹，近舌根尖再磨除1mm，裂纹消失

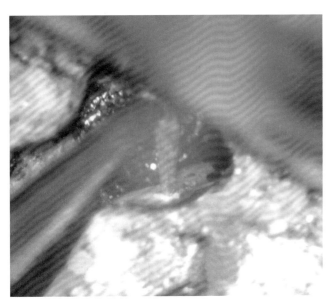

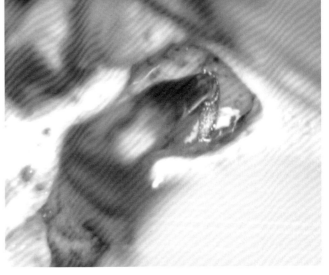

图31　超声倒预备近颊、MM根管及峡区3mm，超声倒预备近舌根管3mm

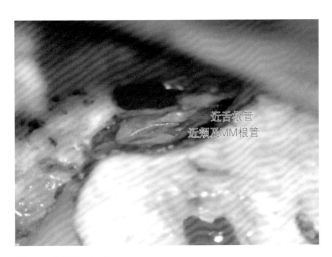

图32　倒预备完成

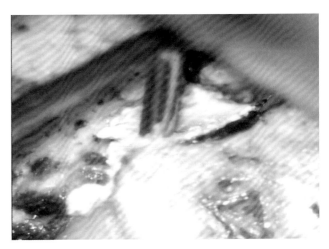

图33　MTA倒充填

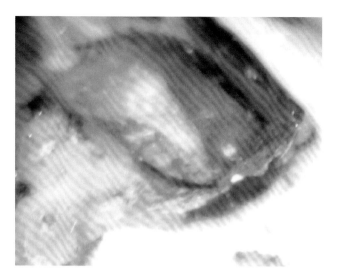

图34　近颊、MM及狭缝MTA充填完毕

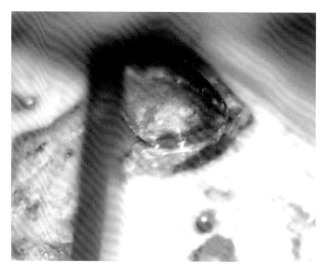

图35　近舌MTA充填完毕

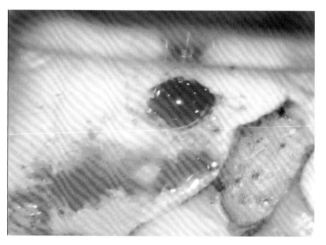

图36　远中根尖骨面开窗

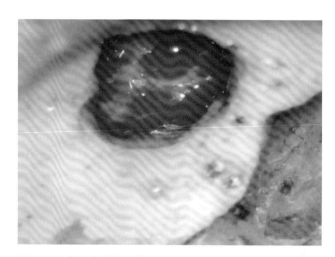

图37　远中根尖刮净肉芽，根切4mm

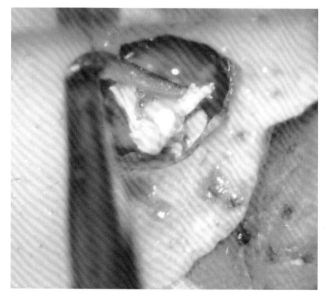

图38　远中根尖超声倒预备3mm

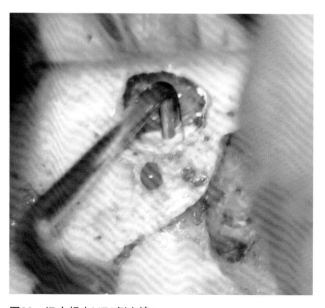

图39　远中根尖MTA倒充填3mm

病例1 36显微根管再治疗+显微根尖手术1例

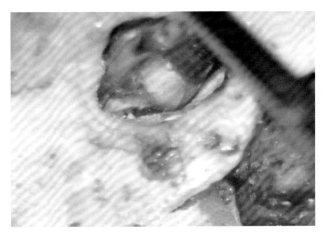

图40 MTA倒充填完成

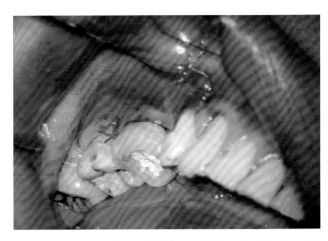

图41 清理手术创口5-0线缝合：显微镜下悬吊缝合及对位缝合

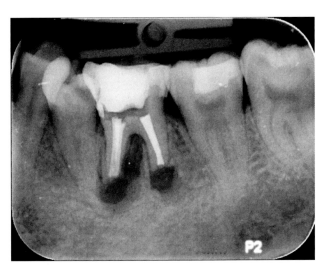

图42 术后即刻（平行投照）

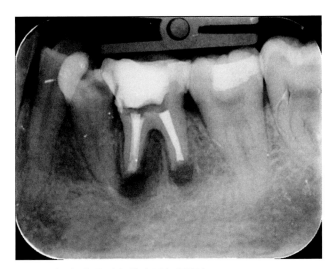

图43 术后1个月后复诊（平行投照）

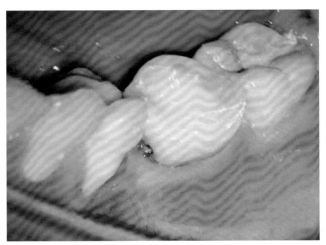

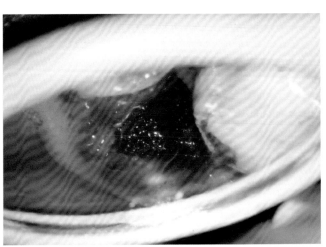

图44 术后1个月后复诊，36𬌗面改成树脂封闭，拔除35，置明胶海绵

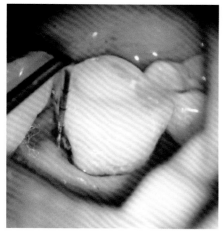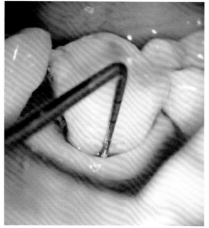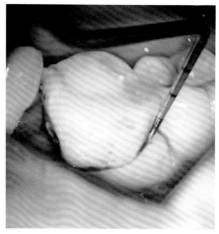

图45　牙周探诊

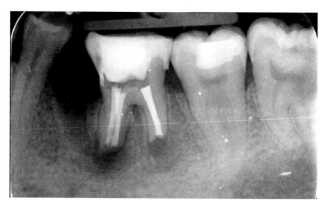

图46　术后3个月后复诊（平行投照）骨空腔明显缩小，新骨长入（根分叉内新骨长入明显）

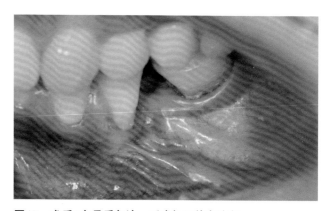

图47　术后4个月后复诊，手术切口恢复良好

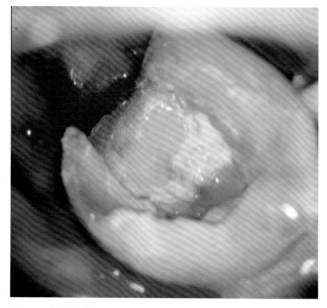

图48　去除修补MTA及上部牙体组织

（10）十诊（图56）。

术后1年后复诊，无不适。检查：34、36卫生桥完好，叩诊（－），无松动。X线示36根尖周阴影愈合。

二、结果

36通过显微根管治疗及显微根尖手术，1年后复查根尖周感染愈合。

三、讨论

对于常规无法通过正向根管再治疗治愈的根管病例，可以采用显微根尖手术的方式，在显微镜下微创暴露病变区域，精确观察病因并且精准治疗，从而治愈患牙。

病例1　36显微根管再治疗+显微根尖手术1例

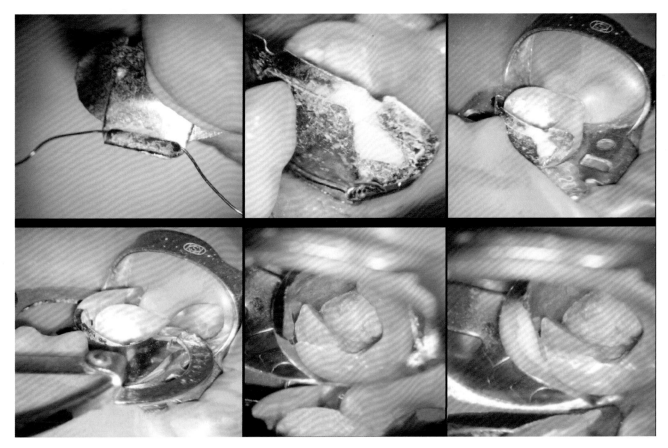

图49　自制个性化成片系统，确保牙体各个壁与成型片极度密合

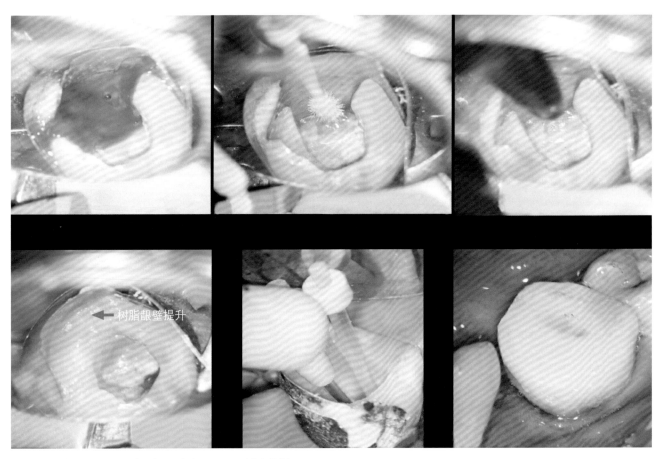

图50　根管内各纤维桩道，纤维桩粘固，SDR树脂堆核

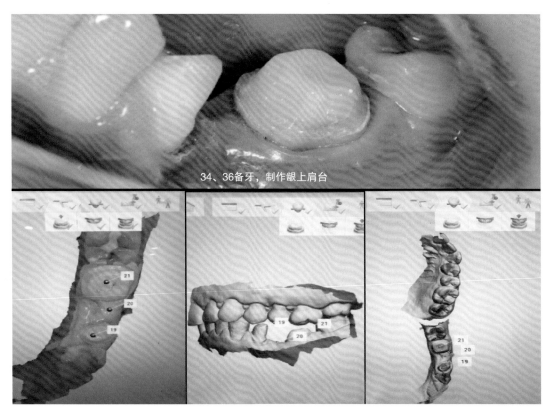

34、36备牙，制作龈上肩台

图51　3-Shape扫描模型，制作树脂临时卫生桥

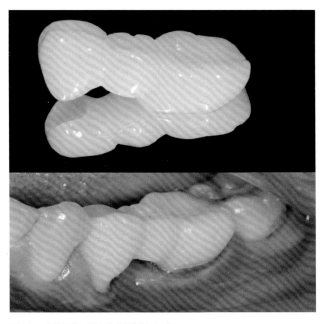

图52　树脂临时卫生桥粘接完成

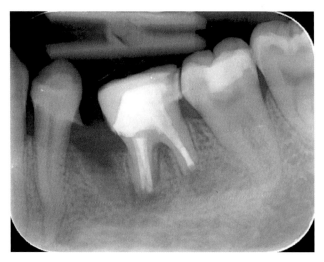

图53　术后4个月后复诊（平行投照），骨空腔继续缩小，新骨长入（根分叉内新骨长入明显）

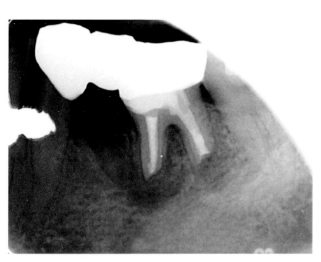

图54 术后7个月后复诊（平行投照）根尖炎症基本恢复

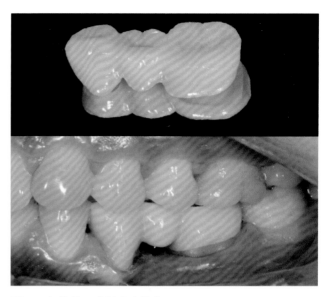

图55 氧化锆卫生桥永久修复

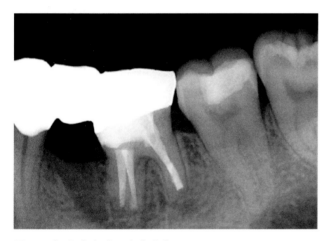

图56 术后1年复诊，完全愈合

病例2

下颌第一前磨牙C形根管病例

陈振亿　杭州口腔医院城西分院特需科

摘要

目的: 下颌第一前磨牙牛牙症伴C形根管治疗体会。

方法: CBCT评估下颌第一前磨牙的根管系统,评估治疗的难易程度,显微镜下进行开髓,根管预备,热牙胶充填。

结果: 治疗后2年复查,患牙根尖阴影明显减小,根管治疗后获得了较好的治疗效果。

结论: 下颌第一前磨牙牛牙症借助显微镜,进行相对完善的根管治疗,较大可能获得临床较好的效果。

关键词: 下颌第一前磨牙;牛牙症;C形根管;显微根管

一、材料与方法

1. **病例简介**　患者,男性,63岁。主诉:右下后牙疼痛2周。现病史:患者2周前因"右下后牙疼痛",自诉疼痛难忍,于外院就诊,诊断为"慢性根尖周炎",外院医师治疗后,症状有所减轻,但仍有疼痛。第二天,外院第二次复诊时,外院医师自觉此牙难度高,给予封药后,遂电话转诊至我处。既往史:否认系统性疾病、否认肿瘤疾病史、否认过敏史。检查:44远中邻𬌗面白色充填物,44叩诊(+),咬诊(+),松动(-),牙龈无红肿,拍根尖X线片(图1)示:根管中有密度增高影像,根管中上段根管影像较粗大,根管下段根管影像较细小。根尖有密度降低影像,根尖阴影。术前X线检查显示根管影像较复杂,建议患者拍CBCT

(图2~图10)。

2. **诊断**　44慢性根尖周炎;44牛牙症。

3. **治疗方案**　44根管治疗+冠修复。

4. **治疗过程**

(1)一诊。

处理:显微镜镜下开髓,8#K锉疏通,找到近中颊侧根管,进行根管预备,大量5.25%NaClO冲洗(图11)。

(2)二诊。

主诉:右下后牙无不适1周。检查:44暂封物完整,叩诊(-),咬诊(-),松动(-),牙龈无红肿。

处理:44显微镜下,赛特力ET20超声去除牙本质领,看到近舌根管口,用6#K锉,探入近舌根管,每次0.5~1.0mm向下疏通预备。找到远中根管,预备到20mmF1。登士柏氢氧化钙,注射进入

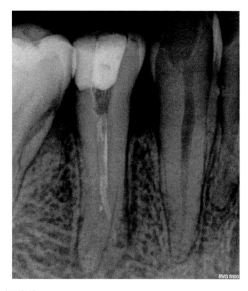

图1　初诊片

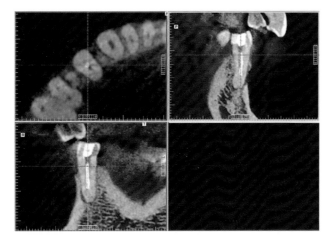

图2　CBCT根管上段

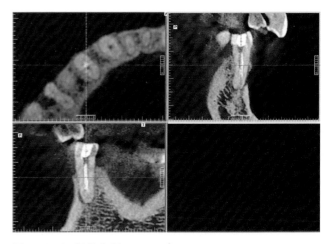

图3　CBCT根管中段

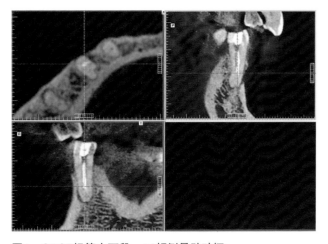

图4　CBCT根管中下段：44颊侧骨壁破坏

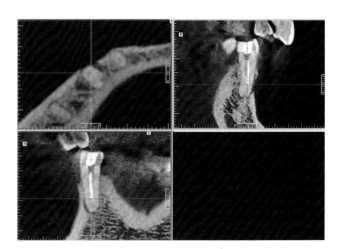

图5　CBCT根管下段：44根尖颊侧骨壁破坏，根尖阴影明显

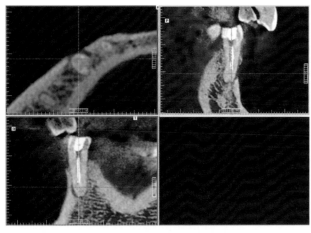

图6　CBCT根管下段：44根尖颊侧骨壁破坏，根尖阴影明显

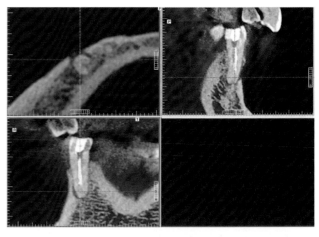

图7　CBCT根管下段：右下第一前磨牙根尖颊侧骨壁破坏，根尖阴影明显

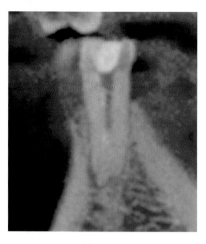

图8　CBCT显示44三维根管系统（冠状位）

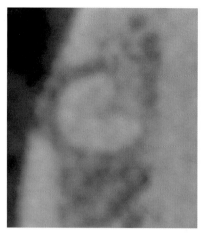

图9　CBCT显示44三维根管系统（轴状位）

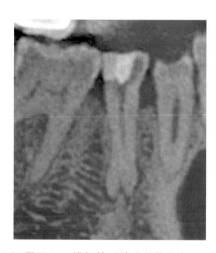

图10　CBCT显示44三维根管系统（矢状位）

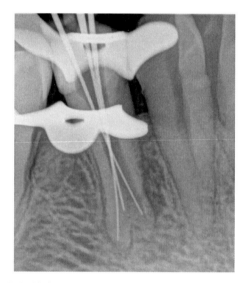

图11　插锉针片

根管，玻璃离子暂封。二诊根管预备完成，试主尖（图12）。

（3）三诊。

主诉：右下后牙无不适1周。检查：44暂封物完好，叩诊（－），咬诊（－），松动（－），牙龈无红肿。患者此时，要求先树脂充填，以后再冠修复，给予Sonicfill超声树脂充填（图13）。

术后医嘱：近2天回去如有轻微不适，属于正常现象，若疼痛剧烈，请及时复诊，勿用患侧咬过硬的东西（比如：山核桃、硬骨头、啤酒盖等），建议定期复查。

（4）四诊。

主诉：右下后牙无不适1.5年。检查：44充填物完好，叩诊（－），咬诊（－），松动（－），牙龈无红肿。

处理：患者1.5年后复查（图14～图19），想做右下后牙的牙套，44牙备，临时牙修复，做二氧化锆全瓷冠。

（5）五诊。

主诉：右下后牙无不适2年。检查：44临时冠完好，叩诊（－），咬诊（－），松动（－），牙龈无红肿。

处理：去除临时冠，44戴牙，调𬌗，复查44根尖片（图20）。

二、结果

术后2年复查，44根尖炎愈合良好，效果稳定。根尖片对比见图21。

三、讨论

（1）下颌第一前磨牙，颊舌向拍X线片，怀疑多根管时，建议近中或远中偏移20°~40°拍片，必要时CBCT。牛牙症在人群中的发生率为0.61%~11.3%，牛牙症患牙的特点为：髓腔高大，根管口

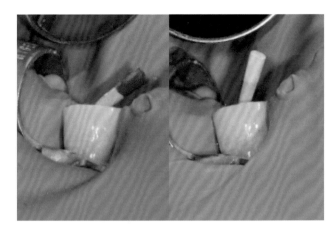

图12　插入主牙胶尖

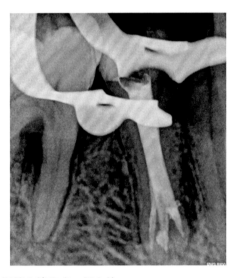

图13　根管充填完成，根充片

位置根向移位且变异程度较大，管腔内存在不同程度的钙化，为根管探查、预备、充填增加了难度。

（2）探查——显微镜下根管探查，根管遗漏是根管治疗失败的常见原因，下颌第一前磨牙根管系统比较复杂，拍片发现或术中可疑时，建议显微镜下根管探查。可以在同一根管口，以不同方向探查，寻找可能存在的额外根管（图22）。

（3）超声——额外的根管口，可能被钙化物或牙本质突遮挡，26.7%的牛牙症患牙存在髓石及根管的钙化，可显微镜下用合适的超声工作尖去除钙化物后（图23），再次探查寻找。根管预备过程中，全程超声荡洗（图24）。

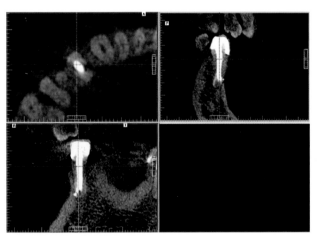

图14　复查——根管充填后1.5年CBCT1

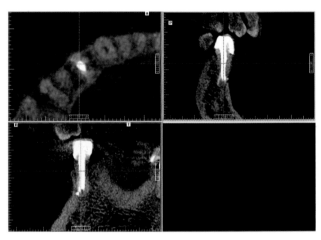

图15　复查——根管充填后1.5年CBCT2

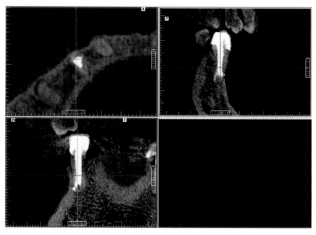

图16　复查——根管充填后1.5年CBCT3

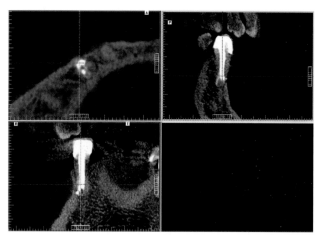

图17　复查——根管充填后1.5年CBCT4

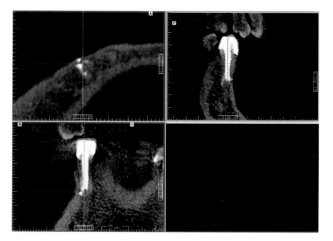

图18　复查——根管充填后1.5年CBCT5

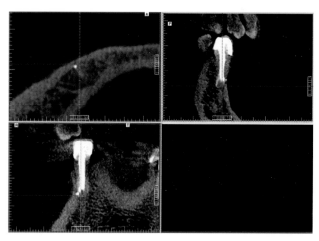

图19　复查——根管充填后1.5年CBCT6

（4）峡区——本病例为C5型根管，有部分峡区，除了机械预备，要配合化学预备，大量机械冲洗（图25），超声荡洗。本病例用了5.25%NaClO冲洗和超声荡洗，氯己定冲洗液，常规用侧方冲洗针头冲洗，深入根尖1/3区域进行更好的清理。

（5）下颌第一前磨牙C形根管，C形内侧根管壁较薄，预备时，要很小心，防止带状穿孔，推荐全程使用手用器械。

（6）根管充填时，采用热牙胶三维充填，充分应用热牙胶子弹头牙胶的流动性、充盈性以及空间稳定性，保持预备后根管原有体积和形态。

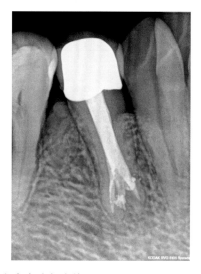

图20　术后2年复查根尖片

病例2　下颌第一前磨牙C形根管病例

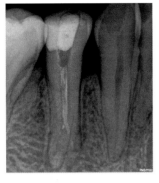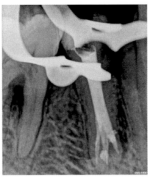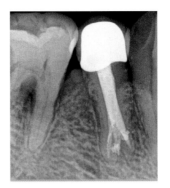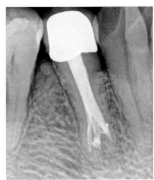

图21　根尖片：术前片、根充片、1.5年后、2年后

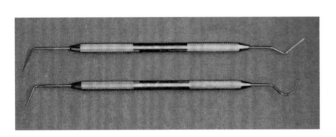

图22　根管口探针

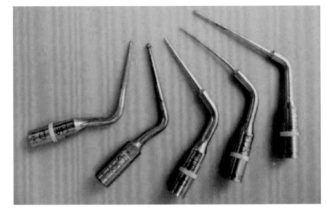

图23　各种超声工作头

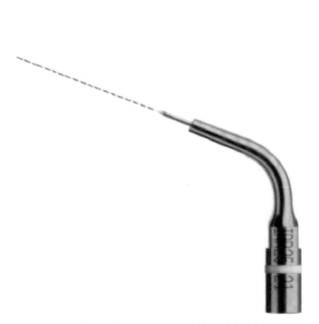

图24　超声振荡20秒，2mLNaClO冲洗，重复3次

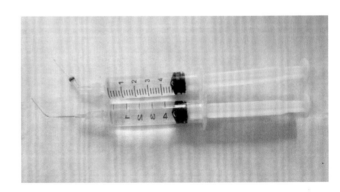

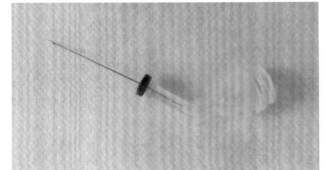

图25　侧方开口冲洗针头

参考文献

[1] Bürklein S,Breuer D,Schäfer E.Prevalence of taurodont and pyramidal molars in a German population[J]. J Endod, 2011, 37 (2):158 –162.

[2] Shifman A, Chanannel I.Prevalence of taurodontism found in radiographic dental examination of 1,200 young adult .Israeli patients[J]. Community Dent Oral Epidemiol, 1978, 6(4): 200–203.

[3] Darwazeh AM, Hamasha AA, Pillai K.Prevalence of taurodontism in Jordanian dental patients[J]. Dentomaxillofac Radiol, 1998, 27 (3):163–165.

[4] Jafarzadeh H, Azarpazhooh A, Mayhall J T. Taurodontism: A review of the condition and endodontic treatment challenges[J]. Int Endod J, 2008, 41(5):375–388.

[5] Hess W.The anatomy of the root canals of the teeth of the permanent dentition. Part1[M]. New York: William Wood Co., 1925:27–29.

[6] 林正梅, 凌均柴, 陈罕. 下颌前磨牙变异根管的显微临床诊治一例[J]. 中华口腔医学杂志, 2005, 40(5):397.

[7] Vertucei F J. Root canal anatomy of the human permanent teeth[J]. Oral Surg Oral Med Oral Pathol, 1984, 58(5):589–599.

[8] 范兵, 边专, 樊明文. 牙体牙髓临床治疗 I . C形根管的形态、识别和治疗[J]. 中华口腔医学杂志, 2006, 41(2): 118–120.

[9] Rhodes J. A case of unusual anatomy: A mandibular second premolar with four canals[J]. Inter Endod J, 2001, 34(8):645.

[10] 皮昕. 口腔解剖生理学[M]. 8版. 北京: 人民卫生出版社, 2000:37–42.

[11] 崔恺, 汪平, 王宇, 等. 离体下颌前磨牙根管及牙根形态研究[J]. 临床口腔医学杂志, 2004, 20(6):332–333.

病例3

上颌第二磨牙根管治疗

郝晶　杭州口腔医院牙体牙髓科

摘要

目的：利用显微镜放大技术降低根管遗漏概率，提高根管治疗成功率。

方法：患者为41岁女性，经临床及X线检查诊断为17慢性根尖周炎急性发作。可供患者选择治疗方案为根管治疗或拔除后择期行种植修复。患者希望保留牙齿，因此同意17根管治疗及上端修复。

结果：术后X线片显示17根充良好，转诊修复科行上端修复，3个月后复查17根尖阴影范围缩小，修复体边缘密合。

结论：上颌第二磨牙牙根数目和根管形态变异类型多，单根牙和双根牙的根管走向复杂多变。显微镜的应用有助于寻找上颌磨牙根管，从而有效提高上颌磨牙根管治疗的成功率。

关键词：显微镜；上颌第二磨牙；根管治疗

一、材料与方法

1. 病例简介　患者，女性，41岁。主诉：右上后牙肿胀伴疼痛两天余。患者自述2天前右上后牙疼痛，自发痛明显，夜间疼痛明显，自觉右上后牙浮起感，咬合疼痛明显，自服消炎药症状减轻，现来我院要求治疗。患者否认系统性疾病史，传染病史及药物过敏史。口腔检查见17殆面远中大面积深龋，探及穿髓孔，探诊（−），殆面可见银汞充填体，冷热诊无明显疼痛反应，叩诊（++），牙齿松动Ⅰ度，X线示：17冠部大面积阴影及髓，根尖周阴影明显（图1）。

2. 诊断　17慢性根尖周炎急性发作。

3. 治疗方案　17试行根管治疗。

4. 治疗过程

17去除原充填物及龋尽，橡皮障隔湿下开髓，MANI-EX24车针修整髓腔后显微镜下DG16探及颊侧近远中及腭侧近远中4根管口，8#k锉初探根管，MB2位于近中腭侧，根管弯曲细小，其余根管较通畅，Densply Propex pixi测量根管工作长度，MB：17.5mm平B缘，MB₂：19mm平P尖，DB：18mm平M缘，P：18.5mm平P缘，Pathfile通畅根管，常规机用Waveone备至25#0.08，预备过程中大量2%NaClO冲洗，同时间断使用超声荡洗，纸尖吸干根管，髓室底见4个根管口（图2、图3）封氢氧化钙，ZOE暂封。术后1周，患牙无不适，橡皮障隔湿下去除暂封材料，疏通根管，2%NaClO冲洗，超声荡洗去除根管内封药，试牙胶尖，MB及MB₂根尖区融合，X线显示主尖适合（图4）。纸尖吸干根管，显微镜下iroot糊剂+gutta-percha-points热牙胶根充（图5），X线示根充良好（图6），建议患者1周后无不适及时行冠修复，转诊修复科。

术后3个月回访：患者自述无明显不适，高嵌体封闭良好，X线示根充良好，根尖阴影范围缩小（图7）。

二、结果

本病例中在显微镜下进行根管治疗，大大地降低了根管遗漏的概率，并配合高浓度NaClO的化学消毒、超声荡洗、热牙胶垂直加压严密充填根管，并结合冠部高嵌体的严密封闭，3个月后复查片显示17根尖阴影范围明显缩小。

三、讨论

目前牙髓病、根尖周病较理想的治疗方法当属完善的根管治疗。完善的根管治疗基于临床医师准确地寻找及定位根管，并进行彻底的清理成形及严密地充填。牙根及根管的解剖形态临床医师应熟练掌握，为后续治疗提供充足的理论基础。以往研究发现上颌第二磨牙最常见的牙根形态是3个单独的牙根。景亚楠等（2014）研究发现10.41%为单根牙、15.22%有2牙根、73.60%有3牙根，0.77%有4牙根。在根管形态方面存在3个根管的上颌第二磨牙中近颊根变异率为13.87%。术前及术中不同角度的X线及显微镜的使用有利于寻找额外根管。

本病例显示良好的隔湿下，借助DG16及显微

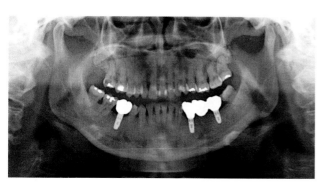

图1　术前X线示17冠部远中见大面积阴影及髓，根尖阴影明显

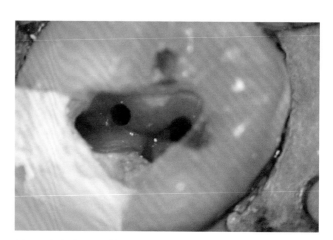

图2　髓室底示4根管口

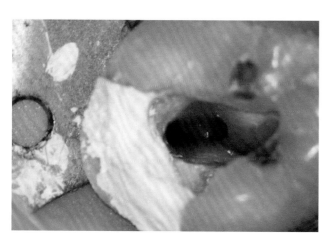

图3　示MB₂位置近腭根管口

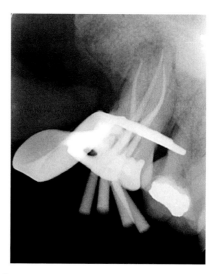

图4　试尖

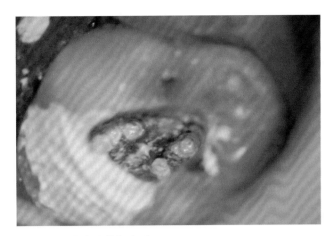

图5　示髓室底照片根充后

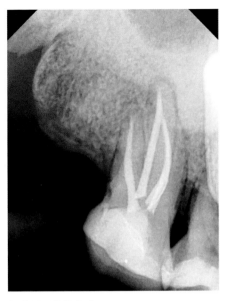

图7　术后3个月X线片复查

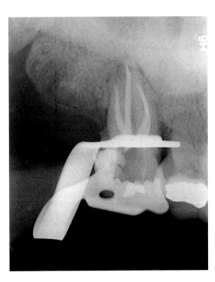

图6　示根充良好

镜有助于发现额外根管，经完善地根管清理成形并严密地根管充填，为根尖组织的愈合提供良好的条件。

参考文献

[1] 景亚楠, 叶欣, 柳登高, 等. 上颌磨牙牙根及根管解剖形态的锥形束CT 研究[J]. 北京大学学报（医学版）, 2014, 46(06):958-962.

[2] Speber GH. The phylogeny and odontogeny of dental morphology [J]. Ann Acad Med Singapor, 1999, 28(5):708-713.

[3] Ng YL, Aung TH, Alavi A, et al. Root and canal morphology of Burmese maxillary molars [J]. Int Endod J, 2001, 34(8):620-630.

病例4

36近中中间（MM）根管1例

郭文成　杭州口腔医院特需科

摘要

目的： 本文报道1例下颌第一磨牙5个根管探查预备及充填过程，以期对多根管牙齿的临床治疗提供参考。

方法： 常规探查预备完近远中4个根管后，利用6#K锉、DG16探针探查近中中间根管，显微镜下观察下颌第一磨牙近中髓室底的根管口、发育沟和暗线，可见MB与ML之间颜色较深中间有一点状凹陷感，6#K锉试探沟内有卡住感，回拉有嗖住粘针感，在MB和ML之间使用ET20超声工作头（赛特力）去除沟内钙化物及牙本质，用6#K锉配合EDTA凝胶一点点向根方深入，期间利用根尖测量仪进一步确定为细小MM根管（近中中间根管）并测量工作长度，同样的根管预备步骤预备至MM根管至F1，试尖片后热牙胶连续波垂直加压充填，冠方修复。

结果： X线片及CBCT清晰显示分开近中3根管，为独立5根管，6个月后复查根管充填严密，复合树脂充填完好，治疗过程及结果患者满意。

结论： 下颌第一磨牙通常有3～4个根管，随着临床上根管显微镜及CBCT的普及应用，出现近中3根管的病例日益增多，下颌第一磨牙的治疗难度相应增加，合理使用小号K锉及超声工作头探查MM根管,减少遗漏根管导致的根管治疗失败。

关键词： 下颌第一磨牙；遗漏；近中根中间根管（MM）

下颌第一磨牙最早萌出，最易患龋，因牙髓炎和根尖周炎接受根管治疗的概率也大。由于根管系统的复杂性及变异性，临床上遗漏根管是导致根管治疗失败的原因之一。通常下颌第一磨牙有3～4个根管，即近中2个根管，远中1个或2个根管，而近中3个根管临床少见，国内外发生率均较低，常常以病例报道的形式发表于国内外文献中。国外有学者报告下颌第一磨牙的MM根管的发生率为5.08%，国内学者研究结果仅为临床的发现数量，发生率为5.86%，与国外研究结果比较相近。

下颌第一磨牙MM根管的发生率其影响因素可能会与患者的年龄和牙齿内根管的钙化程度有关，与牙齿发育成熟过程中继发性牙本质增生，在根管内形成垂直性间隔有关。随着年龄的增长，根管系统内继发性牙本质的沉积使根管变细，本身细小的MM根管会变得更细小，甚至闭锁，若龋损发生在近中部位，髓腔内修复性牙本质的沉积可使根管口完全钙化，根管数目也将发生变化。

本病例患者因左下后牙夜间痛3天来我院就诊，诊断为慢性牙髓炎急性发作，6#K锉下探查到5个根管，发现细小MM根管是本病例的难点，疏通预备根管，热牙胶连续波垂直加压充填，冠方修复，6个月后复诊36症状消失，复合树脂充填完好。

一、材料与方法

1. 病例简介　患者，女性，42岁。主诉：左下后牙冷热刺激痛2个月，夜间痛加重3天。现病史：患者1年前感觉左下后牙有洞，因一直忙于工作未行治疗，2个月前左下后牙出现食物嵌入痛，冷热刺激痛，不敢使用左侧牙齿吃东西，3天前疼痛加

病例4　36近中中间（MM）根管1例

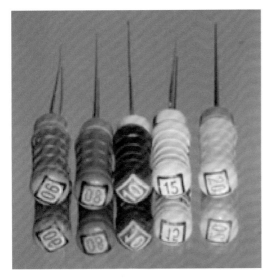

图1　小号手用K锉

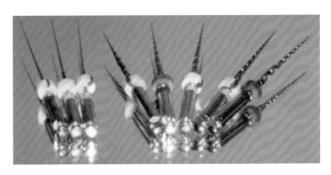

图2　机用Pathfile及ProTaper

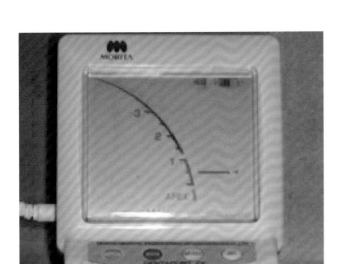

图3　DENTAPORT ZT根尖定位仪

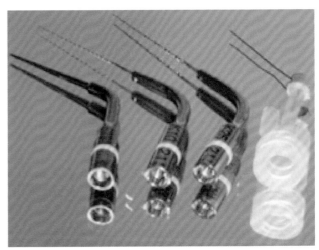

图4　ET20超声锉、K10K25LG21mm超声锉及侧方开口的31gaNavitip冲洗针头

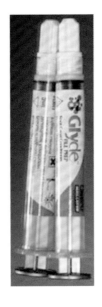

图5　Glyde凝胶

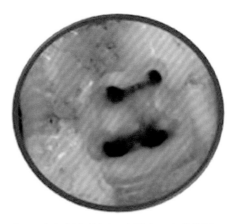

图6　MB与ML之间颜色较深，中间有一点状凹陷

剧，自发隐痛明显夜间痛影响睡眠就诊我院。既往史：否认系统疾病史及传染病史，否认药物过敏史。检查：36远中邻殆面见深大龋洞，探及洞内大量黑褐色软化腐质，远中髓角已暴露探及穿髓孔，探诊（+），垂直叩诊不适，侧方叩诊正常，无松动，冷诊迟发敏感，牙龈稍红肿，颊舌侧牙龈根尖区扪诊正常，同侧余牙未发现异常。

2. 诊断　36慢性牙髓炎急性发作。

3. 治疗方案　（1）36根管治疗。（2）36冠部修复。（3）定期复查。

4. 治疗过程。

（1）向患者详细解释患牙情况，治疗方案，治疗费用、疗效、风险及并发症等，签署根管治疗知情同意书。

（2）36必兰1.0mL局部浸润麻醉下，置橡皮障隔湿术区，去净腐质，开髓，Endo-Z车针揭全髓顶，修整髓腔后根管显微镜下手用锉初探及近颊、近舌、远颊、远舌4个根管。

（3）8#K锉配合EDTA凝胶（Glyde,Densply,美国）初探近颊、近舌较为通畅，10#K锉配合EDTA凝胶初探远颊、远舌较为通畅，分别用8#、10#K锉配合EDTA凝胶疏通根管至10#锉，DENTAPORT ZT根尖定位仪初步测得4个根管长度约17mm，依次使用0.02锥度Pathfile镍钛13#、16#及19#锉建立器械顺畅通路，然后使用ProTaperS1和Sx敞开4根管中上段后测量工作长度：MB=18mm，ML=17mm，DB=18.5mm，DL=17.5mm，常规ProTaper预备MB，ML根管至F1，DB，DL至F2（图1～图3）。

（4）整个预备过程，每更换一次器械均用GlydeEDTA凝胶润滑根管，均使用侧方开口的31gaNavitip冲洗针头（美国皓齿）结合10mL注射器进行冲洗，冲洗液为2.5%NaClO溶液，每根管冲洗量为3mL，同时间断使用赛特力K10K25LG21mm超声锉被动荡洗（passive ultrasonicirrigation, PUI）（图4、图5）。

（5）显微镜下可见MB与ML之间颜色较深中间有一点状凹陷，6#K锉试探沟内有卡住感，回拉有嘬住粘针感，显微镜下在MB和ML之间使用ET20超声工作头（赛特力）去除沟内钙化物及牙本质，用6#K锉配合EDTA凝胶一点点向根方深入，期间利用根尖测量仪进一步确定为细小MM根管（近中中间根管）并测量工作长度为17mm，同样的根管预备步骤预备至MM根管至F1（图6、图7）。

（6）根管预备完成后ProTaper专用牙胶尖（Densply 美国）插入根管试尖拍X线片进一步确定根管长度及数目，显示主尖合适，近中3个根管清晰分开，为5个独立根管。K25LG21mm超声根管荡洗锉荡洗，每个根管2分钟，大量0.9%NaClO溶液冲洗，吸潮纸尖干燥根管后置入氢氧化钙糊剂，玻璃离子严密暂封。1周后如无不适复诊根充（图8～图11）。

（7）1周后第一次复诊见36暂时充填物完整，叩诊（-），松动（-），牙龈未见异常。36上橡皮障隔湿，涡轮机去除暂封物，于显微镜下超声荡洗去除氢氧化钙糊剂，2.5%NaClO溶液充分浸泡根管，0.9%生理盐水及氯己定溶液依次冲洗根管，吸潮纸尖干燥根管后登士柏专用牙胶尖和AH-Plus糊剂行热牙胶连续波垂直加压充填，窝洞充填前先去除根管口以下2mm牙胶，流体树脂垫底，暂时充填，X线片显示36根充良好。第二次复诊建议患者36行高嵌体修复，患者经济困难无力完成最终瓷修复体，拒绝此项治疗，已与患者解释死髓牙容易劈裂等问题，患者知情同意并签字，拟行复合树脂直接粘接修复患牙，定期观察。去除36暂充物，釉质区37%磷酸酸蚀30秒，冲洗，吹干，再用3M ESPE Single Bond Universal第八代自酸蚀粘接剂涂布20秒，轻吹5秒，光照10秒，超声大块树脂牙尖堆塑分层充填，窝沟染色，调整咬合，树脂抛光（图12～图22）。

（8）随访：最终治疗完成后半年复查，36牙充填完好，叩诊（-），根尖区无扪痛，未见明显松动，余无特殊异常。

CBCT清晰显示分开近中3个根管，为独立的5个根管（图23、图24）。

病例4　36近中中间（MM）根管1例

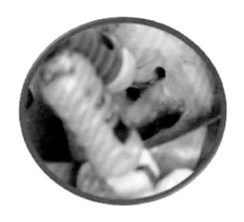

图7　6#K锉探入MM根管

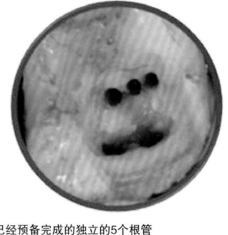

图8　已经预备完成的独立的5个根管

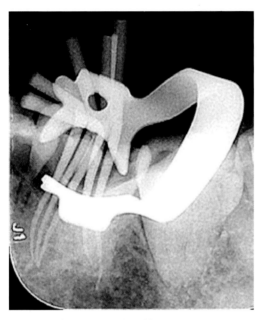

图9　插主尖拍片，独立的5个根管

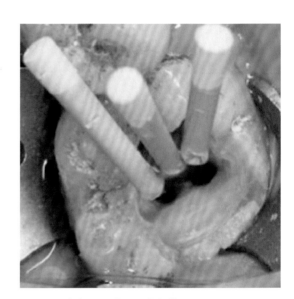

图10　3根牙胶尖顺畅放入近中根管

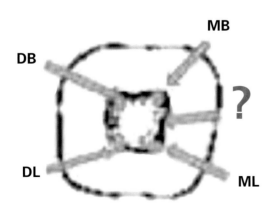

图11　MM根管遗漏可导致治疗失败

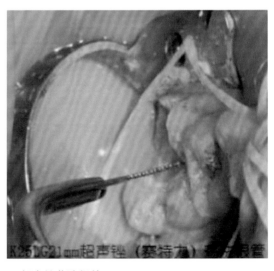

图12　超声锉荡洗根管

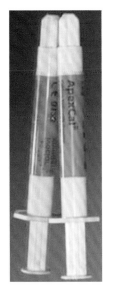

图13　氢氧化钙糊剂

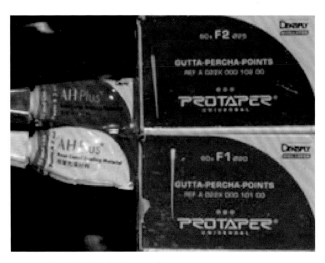

图14　根充糊剂及大锥度牙胶尖

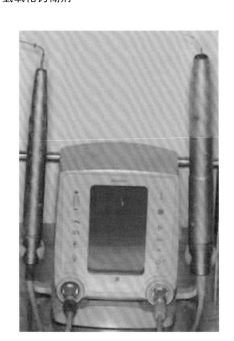

图15　热牙胶机

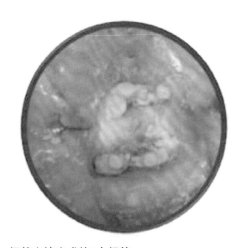

图16　根管充填完成的5个根管

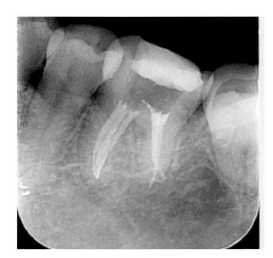

图17　根充片为5个根独立根管

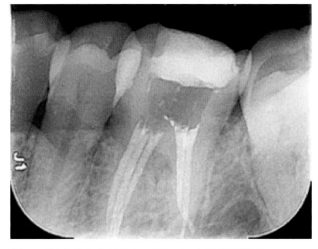

图18　根充片未拍到根尖，但近中3个根管较清晰

病例4　36近中中间（MM）根管1例

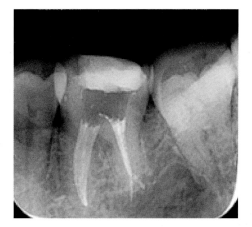

图19　不同角度根充片

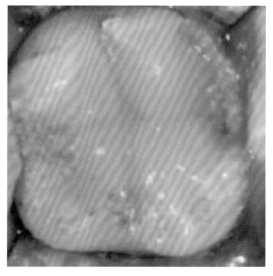

图20　牙尖分层堆塑法充填

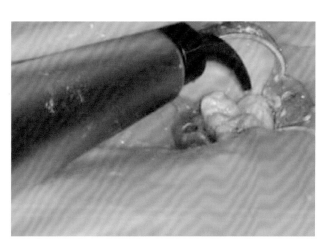

图21　大块超声树脂

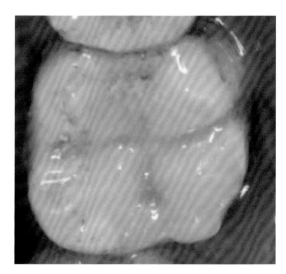

图22　充填完成即刻照

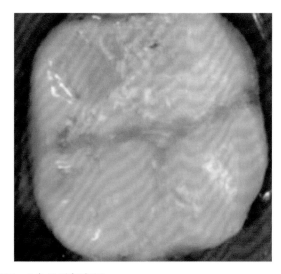

图23　6个月后复查照

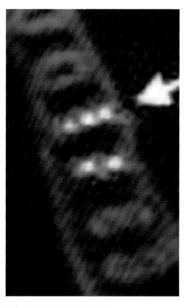

图24　CBCT清晰显示近中3根管

二、结果

X线片及CBCT清晰显示分开近中3根管，为独立5根管，6个月后复查根管充填严密，复合树脂充填完好，患者无任何不适并满意治疗效果。

三、讨论

关于下颌第一磨牙近中中间根管（Middle Mesial Canal, MM）有文献报道发生率约为5%。有多种因素可影响下颌第一磨牙MM根管的定位和扩通，如髓石、碎屑等堵塞根管口，根管细小、弯曲等，在临床治疗中还存在口腔环境局限、视野欠佳等因素，因此常被无意中遗漏，而且MM根管多细小，根据术前X线片无法判断MM根管的存在，其定位及疏通仍依赖于术中探查。随着临床上根管显微镜及CBCT的普及应用，出现近中3个根管的病例日益增多，下颌第一磨牙的治疗难度相应增加，MM根管的遗漏可导致根管治疗失败。MM根管口通常位于连接近中两主根管的峡部，颜色深，点状凹陷，应注意用尖锐器械如DG16探针等探查，一旦有卡住感或粘针感多提示存在MM根管，此外，MM根管多被钙化物或牙本质突遮挡，可借助显微镜通过超声工作尖去除后暴露根管口。要注意小号器械的使用，对于细小弯曲根管使用6#K锉配合EDTA凝胶开始，8#、10#、15#K锉的逐步使用。

下颌第一磨牙根管系统复杂，根管间存在大量交通支，仅靠机械预备难以彻底清理，因而在预备过程中加强化学预备。本病例采用2.5%NaClO溶液配合GlydeEDTA凝胶，超声锉（赛特力）荡洗及侧方开口的31gaNavitip冲洗针头（美国皓齿），可深入根尖1/3区进行较为彻底的清理。使用Pathfile机用镍钛疏通根管锉可避免不锈钢K锉预处理根管时容易发生的根管偏移或台阶、根尖部链状拉开、工作长度丧失等问题，它包含3支根管锉，锥度恒定（0.02），其尖端直径依次增加（0.13mm、0.16mm和0.19mm）有良好柔韧性，完全顺应根管原有的解剖形态，保留根管原有的弯曲度。如果使用20#K锉能够达到工作长度，就无须预先顺畅根管，也就不需要使用Pathfile。

随着粘接技术的进步与发展以及微创修复理念的深入，根管治疗后上部修复是否可以打破传统冠修复的观念，能否被高嵌体类间接修复体或者复合树脂直接粘接修复所取代，本病例远期使用寿命及使用效果有待长期跟踪随访。

参考文献

[1] Navarro L F, Luzi A, Garcia A A.Third canal in the mesial root of permanent mandibular first molars: Review of the literature and persentation of 3 clinical reports and 2 in vitro studies[J].Medicina Oral, Patologia Oral Cirugia Bucal, 2007, 12(8):605–609.
[2] 刘贺, 钱君荣. 下颌第一磨牙近中根三根管一例[J]. 中华口腔医学杂志, 2013, 48(11): 702.
[3] 张平. 下颌第一磨牙近中根第三根管的临床治疗[J]. 实用口腔医学杂志, 2009, 25(1): 136–137.
[4] 闫雪冰, 孙凤. 偏移投照技术与显微治疗诊治遗漏根管的疗效分析[J]. 口腔医学, 2011, 31(2): 111–114.
[5] 凌均棨. 显微牙髓治疗学[M]. 1版. 北京: 人民卫生出版社, 2014.
[6] 侯本祥. 牙髓根尖周病病例分析与临床实战[M]. 1版. 沈阳: 辽宁科学技术出版社, 2016.

第5章

儿科

病例1

乳前牙透明预成冠修复1例

摘要

目的： 探讨乳前牙透明预成冠修复乳前牙缺损的临床效果。

方法： 患者李某，4岁，2年前发现患儿上前牙出现龋坏，且逐步扩大，牙体发黑变小，长期进食不适史，冷热刺激痛史。否认明显自发痛，夜间痛史。长期奶瓶喂养，口腔卫生习惯不良，爱吃甜食，每天刷牙1次，每次近1分钟，不使用含氟牙膏。现要求修复前牙。 给予上前牙根管治疗后透明预成冠修复。

结果： 儿童乳前牙龋坏发病早，患龋率高，龋病发展速度快，龋蚀范围广，从而影响前牙的切咬功能、发音功能，并且影响患牙的美观，严重时会影响儿童的性格。乳牙特定的解剖特点对乳牙充填也造成一定的难度，乳牙体积小，牙冠短，由于龋病发展快，造成残根残冠较多，充填体固位不良。正是基于这些考虑，我们采用了乳牙的透明预成冠修复。

结论： 乳牙透明预成冠大大减少了医师在口内塑形树脂的时间，降低了粘接界面污染的可能性，提高了修复成功率，同时达到最好的美观效果，值得临床推广应用。

关键词： 乳前牙；缺损；透明预成冠；美容修复；复合树脂

一、材料与方法

1. 病例简介 患者，男性，4岁。主诉：发现上前牙龋坏近2年。现病史：2年前发现患儿上前牙出现龋坏，且逐步扩大，牙体发黑变小，长期进食不适史，冷热刺激痛史。否认明显自发痛，夜间痛史。长期奶瓶喂养，口腔卫生习惯不良，爱吃甜食，每天刷牙1次，每次近1分钟，不使用含氟牙膏。现要求修复前牙。既往史：否认系统疾病史，否认传染病史，否认药物过敏史，按时预防接种。检查：口腔卫生差，51、52、61、62牙体大面积缺损近髓，腐质较多，探诊（＋），冷热敏感，叩诊（－），不松动，牙龈无明显红肿。X线显示51、52、61、62根尖周未见明显阴影，恒牙胚存，Nolla分期6期。

2. 诊断 51、52、61、62牙髓炎。

3. 治疗方案 51、52、61、62根管治疗＋保护冠修复。

4. 治疗过程

（1）乳前牙龋坏的好发牙位一般是乳中切牙，乳侧切牙，好发的牙面一般是唇面和邻面。以51为例，乳前牙透明冠按照近远中径的长度大小分为1号、2号、3号、4号共4个型号，近远中直径分别为6.0mm、6.7mm、7.4mm、8.1mm，根据乳牙的近远中径大小来选定合适的乳牙冠，本例患者选用的是3号冠（图1）。

（2）为保留尽可能多的正常牙体组织，开髓孔选择位于唇侧，常规根管治疗步骤，开髓，拔髓，扩根，冲洗，vitapex根充，磷酸锌垫底，完成一次性根管治疗（图2、图3）。

（3）牙体预备，若邻牙有接触，则接触点位置均匀磨除0.5～1mm，切端磨除1.5mm，本例病例邻牙已无接触，完成切端的预备及圆钝各个线角（图4）。

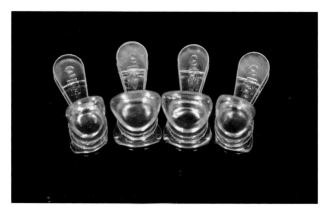

图1　本病例选用的3M乳前牙预成冠。51、61选用3号冠，近远中径7.4mm；52、62选用3号冠，近远中径5.9mm

（4）聚合度为0，肩台设计为羽状。

（5）牙备完成后进行预成冠的预备，使用弯剪（图5），将冠的边缘修整为曲面（图7）。

（6）近远中切角的位置制备排溢孔，且排溢孔的制备应该由内至外刺穿形成（图6）。

（7）检查冠的边缘，在乳牙上先试戴透明冠，检查龈缘的位置，使其平齐或接近龈缘，过长刺激牙龈，过短影响美观和固位。

在做冠修整的时候，笔者选择留着小把手，一方面操作时方便把持，另一方面在四手操作时不容易混淆，还有一个好处是在最后去除透明冠的时候更容易剥脱（图8）。

（8）按照树脂充填的步骤，酸蚀（图9），粘接（图10），充填树脂（图11）。注意充填冠内树脂时避免形成气泡，充填的树脂量要充足，一般要达到预成冠的2/3（图12）。冠就位后点固化树脂冠，去除溢出的多余树脂，再完全固化树脂冠各个部位（图13）。去除树脂冠（图14），最后调磨抛光边缘（图15），术后X线片（图16），完成预成冠的修复（图17）。

二、讨论

乳牙透明预成冠虽然名字叫"冠"，但用法上更像预成型的模板，在引导完树脂充填后，就可以从患者口内取出。大大减少了医师在口内塑形树脂的时间，降低了粘接界面污染的可能性，提高了修复成功率。同时达到最好的美观效果。

我们知道儿童牙病治疗的内容非常丰富，仅仅一些治疗技术就有很多内容，比如龋病治疗、根管治疗、咬合诱导、血运重建、外伤、MRC，还有目前的乳牙预成冠等，这些都可以做出很漂亮的病例，但是今天笔者选择的是这些治疗中具有一定的普遍性的乳前牙透明预成冠。现在的儿童口腔门诊，3～5岁的孩子，就占到门诊量的80%左右，这部分孩子中大部分存在因为奶瓶龋造成乳前牙的龋坏，所以我们就要考虑怎样的治疗是对这些孩子最有利的。那么这部分孩子乳牙龋有什么特点呢？首先，发病早，患龋率高，龋病发展速度快，龋蚀范围广，自觉症状不明显。其次，家长认识不足，乳

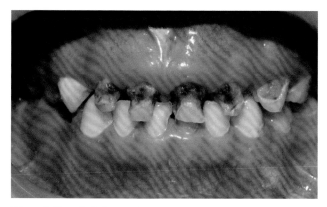

图2　术前口内咬合正面像

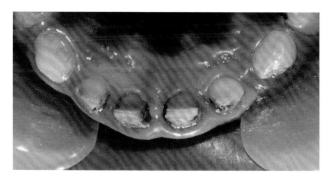

图3　术前口内𬌗面像

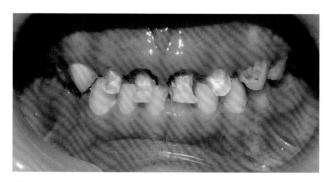

图4　术中去净龋坏后咬合正面像

病例1　乳前牙透明预成冠修复1例

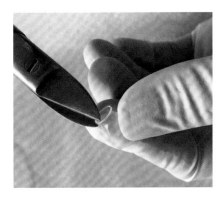

图5　透明预成冠修剪

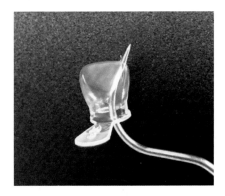

图6　透明预成冠的排溢孔预备

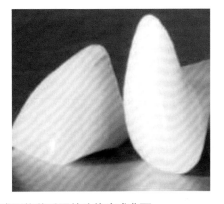

图7　预成冠修剪后冠的边缘应成曲面

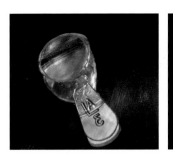

图8　透明预成冠修剪完成照

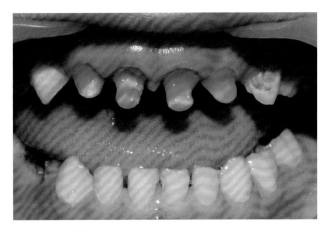

图9　术中酸蚀牙面

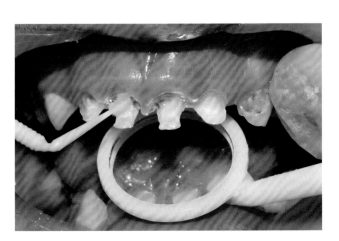

图10　术中涂布粘接剂

牙特定的解剖特点对乳牙充填也造成一定的难度。乳牙体积小，牙冠短，由于龋病发展快，造成残根残冠较多，充填体固位不良。正是基于这些考虑，我们采用了乳牙的透明预成冠修复。

三、结论

透明冠的内表面高度光洁，因而明显减少了临床抛光的时间，省去了复合树脂分层堆积固化直接充填的烦琐步骤，使得操作变得简便，同时大大缩短了治疗时间。

同时，由于粘固面积较大，最大可能地提高了修复的成功率。

从心理学角度上来说，牙齿是孩子的第一张名片，这种修复方式能最大限度地满足美观的要求，

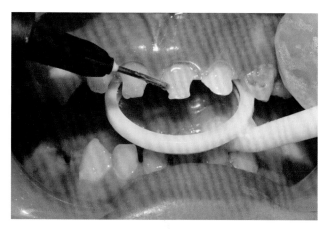

图11　术中充填倒凹，完成树脂核充填

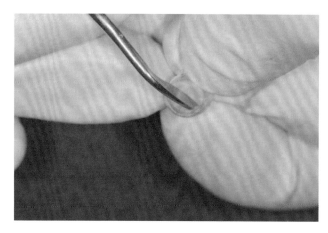

图12　透明预成冠内充填树脂

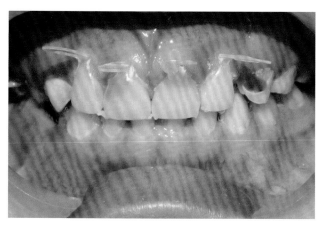

图13　透明预成冠就位

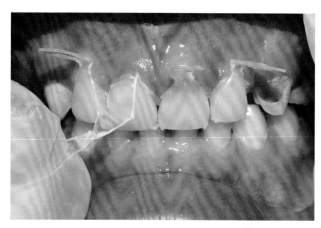

图14　去除透明预成冠

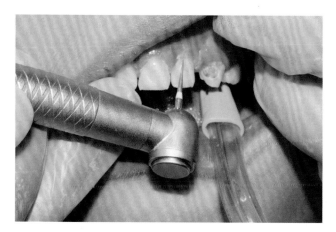

图15　调𬌗，抛光

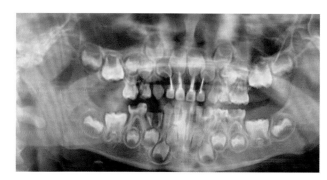

图16　术后X线片

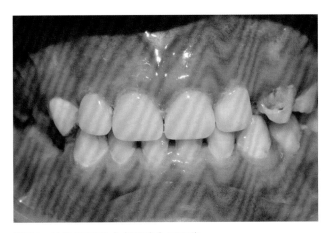

图17　最终修复完成术后咬合正面像

希望孩子们都能展露自己自信灿烂的笑容。

综上所述，乳前牙透明冠修复是修复乳前牙的最理想的修复方式。

参考文献

[1] Grosso F C. Primary anterior strip crowns:a newtechnique for severe-ly decayed anterior primary teeth[J]. J Pedod, 1987.

[2] Aleheideb A A,Herman N G.Outcomes of dental procedures per-formed on children under general anesthesia[J]. Clinical Pediatrics, 2003.

[3] Bayrak S,Tunc ES, Tuloglu N.Polyethylene fiber-reinforced composite resin used as a short post in severely decayed primary anteriorteeth:a case report[J]. Oral Surg Oral Med Oral Pathol Oral RadiolEndod, 2009.

[4] 赵小玲. 透明预成冠加树脂在乳前牙美容修复中的疗效分析[J]. 中国美容医学, 2017.

[5] 谢玲,蒋勇. 透明冠在重度婴幼儿龋患儿乳前牙修复中的临床应用[J]. 中国医疗美容, 2016.

[6] 许华丽, 冯燕, 张晓艳, 等. 透明冠结合流体树脂修复乳前牙大面积缺损的临床观察[J]. 中外医学研究, 2017.

[7] 张芳. 四手操作技术在透明冠修复中的应用[J]. 安徽预防医学杂志, 2017.

[8] 徐勤, 张英华, 王芳. 透明冠技术修复乳前牙缺损的临床观察[J]. 广东牙病防治, 2008.

[9] 周春华, 孙新华, 黄洋, 等. 乳前牙复合树脂短桩冠的应用[J]. 吉林大学学报 (医学版), 2008.

[10] 杨向红,李智钢. 乳前牙光固树脂全冠的临床应用[J]. 口腔医学, 1998.

[11] 张金廷, 张静萍, 张志勇, 等. 上颌乳前牙残根残冠的修复[J]. 现代口腔医学杂志, 1998.

病例2

MTA与年轻恒牙牙髓血运重建术

叶丽莉　三叶儿童口腔杭州滨江诊所

摘要

目的：探讨血运重建术对于年轻恒牙牙根发育的意义。

方法：年轻恒牙牙根发育期间，因龋病、外伤、先天性发育畸形等原因造成牙髓感染、坏死，根尖孔不能完全闭合，呈喇叭口状，本文通过一位11岁女孩，45牙髓感染后行牙髓血运重建术，观察近3年的时间，有效的根尖孔自然闭合，并进行根管充填术，说明了血运重建术对于年轻恒牙牙根发育的长远意义。

结果：观察近3年根尖孔自然闭合，并进行根管充填术。

结论：血运重建术对于年轻恒牙牙根自然发育具有积极的意义。

关键词：血运重建；年轻恒牙；根尖孔

年轻恒牙牙根发育期间，如果因龋病、外伤、先天性发育畸形等原因造成牙髓感染、坏死，根尖孔不能完全闭合，呈喇叭口状，这会使得牙齿咬硬物时容易折断，会降低牙齿的稳固性，不能形成良好的根尖封闭。

如何获得健康牙一样的牙根发育状态就成为近年来研究的热点。

本文通过一位11岁女孩，45牙髓感染后行牙髓血运重建术，观察近3年的时间，有效的根尖孔自然闭合，并进行根管充填术，说明了血运重建术对于年轻恒牙牙根发育的长远意义。

一、材料与方法

1. **病例简介**　患者，女性，11岁。主诉：右下后牙肿痛约2日。现病史：近2日右下后牙肿痛，自述牙齿萌出时有一个尖尖的小牙尖，未经治疗过，目前肿痛影响咀嚼，遂就诊。既往史：否认过敏史，否认系统病史，否认传染病史。X线示45根尖周阴影，根尖喇叭口状，未闭合（图1、图5）。

2. **诊断**　45慢性根尖周炎。

3. **治疗方案**　行血运重建术进行根尖诱导；拍片定期复查根尖发育情况；根尖孔闭合后行根管治疗。

4. **治疗过程**

初诊：45开髓，探根尖区不适，牙髓已坏死腐臭伴有少量脓液，开放，口服消炎药，医嘱。第2周，检查：45患牙松动度减小，叩诊（±），龈无红肿处置：45无菌生理盐水反复冲洗，置抗生素糊剂封药1周，1周后再重复此次过程，第4周：检查：45叩诊（－），龈无红肿，无松动。处理：45因刺破根尖区出血量极少，（橡皮障下）手臂抽取静脉血再行注入根管内形成血凝块的方法，将其止血于釉牙骨质界下方，半小时后，将MTA覆盖于根管口进行封闭，氧化锌，磷酸锌垫底，纳米树脂覆盖（图2～图4）。文献报道：根尖炎感染菌群主要为变形链球菌、放线菌、乳酸杆菌等，为更好地营造牙根发育的良好无菌环境，使用三联药：环丙沙星、甲硝唑和米诺环素。之后定期复查，每2~6个月，定期观察牙根发育情况，每次拍X线片，直到根尖孔完全闭合，进行根管充填术（图5～图9）。

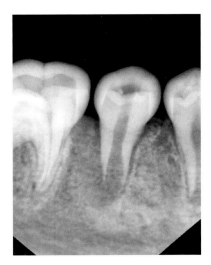

图1 2013年1月初诊术前X线片

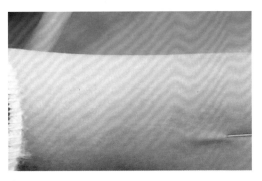

图2 抽血

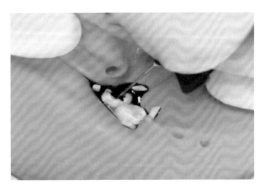

图3 血液注入根管

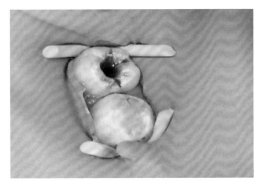

图4 待血凝块形成

二、讨论

再血管化成功的重要条件：牙乳头牙周膜干细胞祖细胞的生存、分化都需要血氧和营养的供给。

干细胞进一步增殖分化生成了成骨细胞、成牙骨质细胞、成纤维细胞等多种细胞，从而介导了多种类似牙周支持组织样物质的产生，进一步阐明血运重建的重要性。

静脉抽血的优势：

（1）将患者自身血液（PRP）注射至根管，避免可能存在免疫排斥或外来病毒感染。

（2）相关的实验数据及调查报告显示，人体静脉血中的血糖较明显地高于外周毛细血管，这是为可能带入的牙髓干细胞或牙乳头间充质干细胞能进一步分化提供营养的有利条件。

血浆中某些生长因子，如血管内皮生长因子等能够对血运重建起到一定促进作用，同时因静脉中

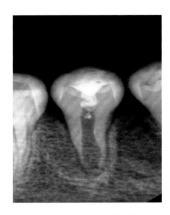

图5 2013年4月X线片示牙根继续发育

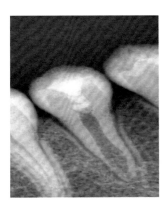

图6 2013年6月X线片示牙根继续发育

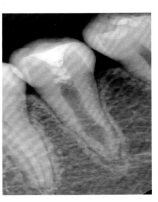

图7 2013年10月X线片示根尖孔趋于闭合

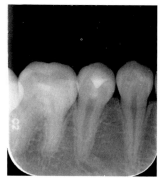
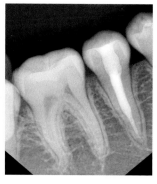

图8　2015年10月X线片示根尖孔闭合，少量钙化

图9　2015年11月X线片示去除钙化组织进行根充后图像

的血浆成分较毛细血管高，所以携带的生长因子也应该更丰富，更有利于血运重建。

三、结论

血运重建术能够促进年轻恒牙牙根的伸长和根管壁的增厚，有效的根尖孔自然闭合，并进行根管充填术，利于成年后的牙体修复，对于年轻恒牙牙根发育具有长远的意义，具有极好的临床应用前景。

同时作为一种治疗方法，仍需要大样本的临床实验进行验证；目前成功的案例大多在年轻患牙，对较高年龄群的应用缺乏报道，因此对血管重建术的探索需要更多的研究者参与。

参考文献

[1] Iwaya S, Ikawa M, Kubota M. Revascularization of an immature permanent tooth with apical periodontitis and sinus tract[J]. DentTraumatol, 2001, 17(4):185.

[2] Hoshino E, Kurihara-Ando N, Sato I, et al. In-vitro antibacterial susceptibility of bacteria taken from infected root dentine to a mixture of ciprofloxacin, metronidazole and minocycline[J]. Int Endod J. 1996; 29:125-130.

[3] Hargreaves K M, Geisler T, Henry M, et al. Regeneration potential of the young permanent tooth:What does the future hold[J]. J Endod, 2008, 34(7 Suppl):S51-S56.

[4] 高传虎. 毛细血管血糖和静脉血糖的检测对比分析[J]. 临床医学工程, 2012, 19(7): 1042-1043.

病例3

儿童牙颌面畸形的早期矫治——MRC肌功能训练

叶丽莉　　三叶儿童口腔杭州滨江诊所

摘要

目的： 探讨肌功能训练对于诱导颌骨正常发育、协调牙弓宽窄、改善颌面部发育方面的意义。

方法： 本文介绍一位9岁男孩通过澳洲MRC肌功能训练，BWS弓的应用，诱导颌骨正常发育、协调牙弓宽窄，达到改善颌面部发育的目的，为后期配戴隐形矫治器的二期矫治奠定良好基础。

结果： 经过一系列的观察，肌功能训练对于牙弓宽窄的协调，颌骨正常发育，均有良好的意义。

结论： 通过不断的肌功能训练，调整用鼻呼吸、双唇闭合、舌位的正确放置、正确的咀嚼和吞咽方式，再配合定期检查，定期洁牙涂氟，在保持良好的口腔卫生的情况下，诱导颌骨正常发育、协调牙弓宽窄，从而达到改善颌面部发育的目的，为后期配戴隐形矫治器的二期矫治奠定良好的基础。

关键词： 肌功能训练；MRC

一、材料与方法

1. **病例简介**　患者，男性，9岁，主诉：说话嘴歪数年。现病史：换牙后，说话时嘴容易歪，面部也倾斜，牙齿不齐，骨骼不对称，口呼吸。既往史否认药物过敏史，否认传染病史，否认相关系统性疾病史。检查：面型方平，上唇短，右上唇上翘，前牙区深覆𬌗，颏唇沟深，下牙弓呈方圆形，牙列不齐，X线显示：无明显的腺样体增生，无扁桃体肥大，气道通畅，11、12、21、22、31、32、41、42根尖孔接近闭合，无阴影，混合牙列期，11、21釉质发育不良，脱矿。

2. **诊断**　安氏Ⅱ类2分类，釉质矿化不良。

3. **治疗方案**　（1）澳洲MRC肌功能训练器，告知家长及患者病情治疗方案，家长及患者表示知情同意，若期间需要介入其他矫正方式，再行矫正，或恒牙列需要二期矫正，也会再产生其他矫正费用，家长接受同意。（2）期间宽度不足：采用BWS。（3）前牙釉质矿化不良：美学渗透树脂。（4）配合肌功能训练。（5）定期涂氟，口腔宣教。（6）恒牙列：二期隐形矫正。

4. **治疗过程**

初诊（2014年6月）说话时右侧嘴容易歪，面部也倾斜，上唇短，右上唇上翘（图1）。前牙区深覆𬌗，下牙弓呈方圆形，牙列不齐，53早失（图2）。初诊侧位片、初诊全景片见图3、图4。复诊（2014年7月）下牙弓略微有所改变（图5）。期间配合肌功能训练（图6）。2015年3月复诊13萌出，12、14间隙小，前牙区深覆𬌗减轻，下牙弓形态有所改变（图7）。2015年10月复诊13继续萌出，12、14间隙仍小，13无法进入牙弓，前牙区深覆𬌗进一步调整，制作BWS弓（图8）。2015年11月复诊13继续萌出，部分进入牙弓，前牙区深覆𬌗进一步调整（图9）。2016年4月复诊13继续萌出，基本都已经进入牙弓，前牙区深覆𬌗进一步调整（图10）。

二、结果

复查期间，定期口腔卫生维护：口腔洁治，涂氟，达到零龋齿（图11、图12）。2016年6月复诊13萌出基本到位，前牙区中线偏斜情况好转，牙弓形态宽度良好，左右侧后牙区咬合关系进一步调整（图13）。治疗前后全景片、侧位片对比（图14）。治疗前后面部照片（图15）。治疗前后口内咬合对比（图16）。治疗前后口内咬合对比（图17、图18）。

三、讨论

当口颌系统动作不协调时，链条中最薄弱的节点首先出现问题。因此，牙齿出了问题，原因可能在牙齿上，也可能不在牙齿上，我们应进一步具体分析。牙齿最终位置的稳定性，还是取决于口颌系统及呼吸系统等多种功能之间的力学平衡。

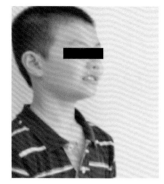
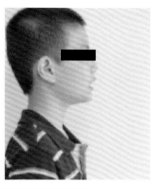
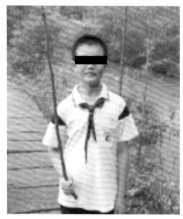

图1 治疗前照片

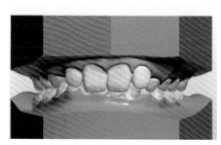
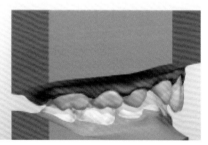
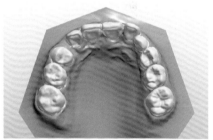
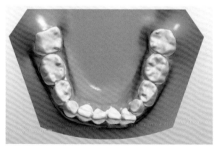
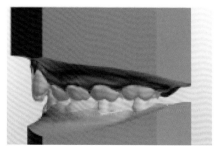

图2 口内照片

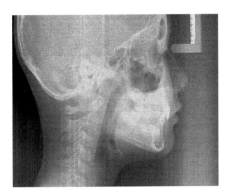

图3　初诊侧位片

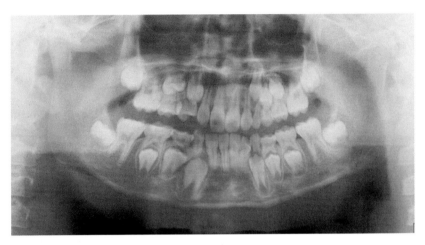

图4　初诊全景片

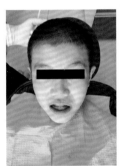
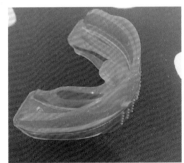

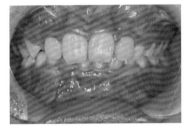
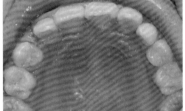
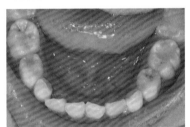

图5　2014年7月复诊照片

四、结论

此病例通过早期矫治，早期干预，可以减轻二期恒牙列的矫治难度，降低脱矿、龋齿等发生率，同时遵循 muscle wins国际理念，从小进行口颌系统及呼吸系统等的干预，从而使得成年后达到更加稳定的平衡状态。

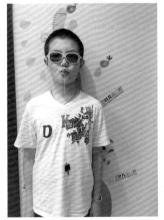
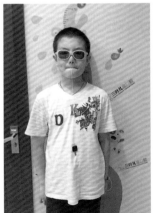

图6　配合肌功能的训练

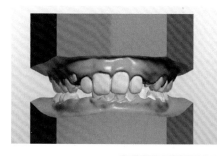
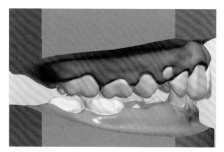
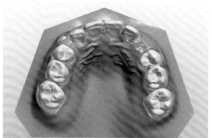
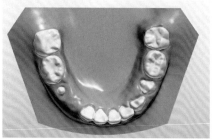
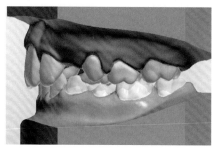

图7　2015年3月复诊口内照片

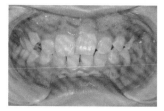
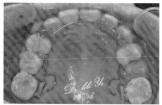
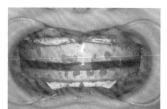
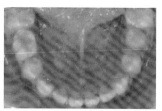

图8　2015年10月复诊照片

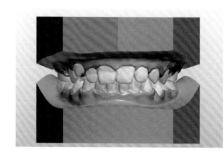
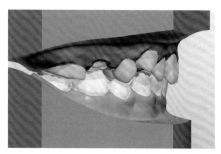
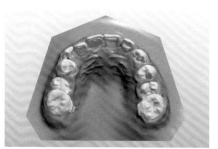
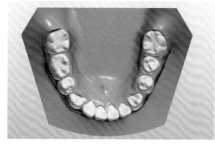
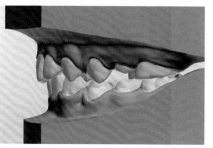

图9　2015年11月复诊口内照片

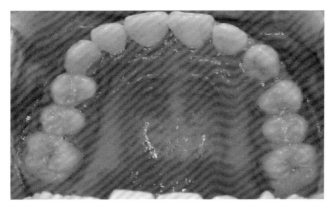 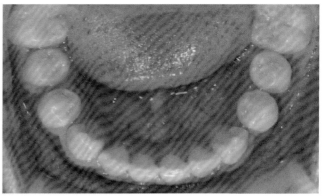

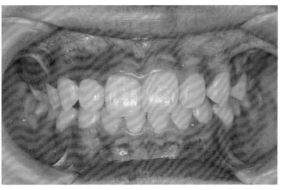

图10　2016年4月复诊照片

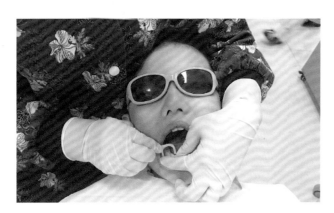

图11　口腔洁治

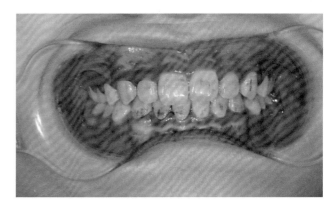

图12　涂氟

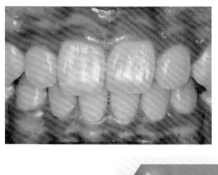 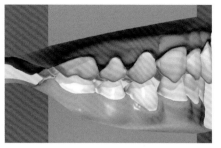 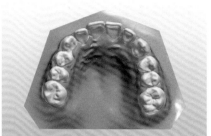

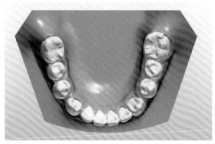 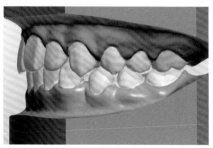

图13 2016年6月复诊照片

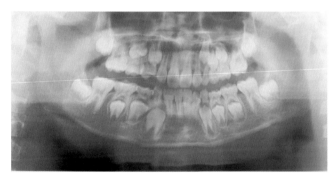 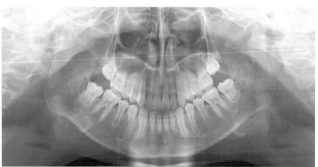

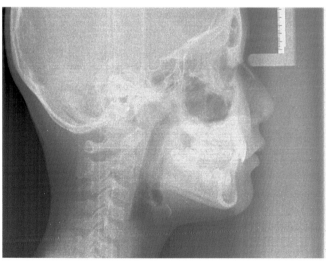 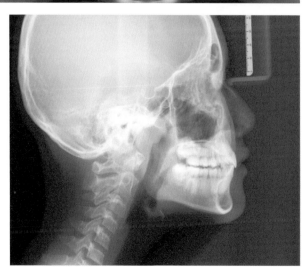

图14 治疗前后全景片、侧位片对比

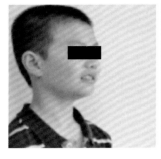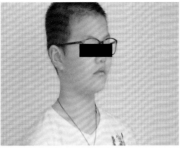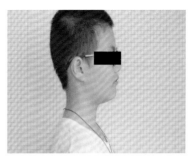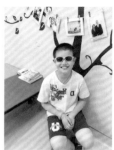

图15　治疗前后面部对比

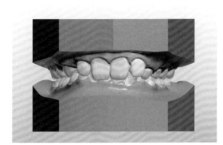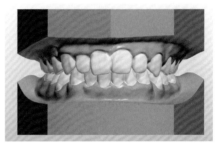

治疗前　　　　　　　　　　　治疗后

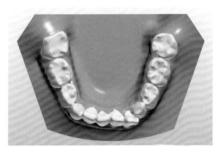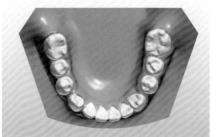

治疗前　　　　　　　　　　　治疗后

图16　治疗前后口内对比

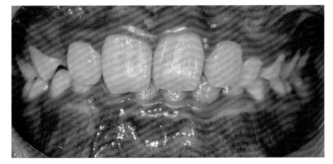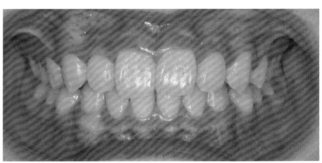

图17　2014年7月咬合像　　　　　图18　2016年10月咬合像

第6章

牙周

病例1

慢性牙周炎患者的多学科治疗1例

王晶　杭州口腔医院牙周科

摘要

目的： 本文报道1例慢性牙周炎患者的多学科治疗过程，通过牙周、修复及牙体牙髓科合作，控制患者牙周炎症，完成最终修复，达到较好的效果。

方法： 牙周基础治疗后拆除患者原有不良修复体，辅助牙冠延长术、截根术等牙周手术及根管（再）治疗，创造修复条件，完成治疗。

结果： 修复后1.5年复查，牙周状况保持稳定，修复体效果良好。

结论： 慢性牙周炎患者通过多学科合作，可以获得长期稳定的疗效。

关键词： 慢性牙周炎；多学科；修复

一、材料与方法

1. 病例简介　患者，女性，50岁。主诉：左下后牙修复前要求行牙冠延长术。现病史：1月余前咬硬物时左下后牙崩缺，修复前要求行牙冠延长术。数年来刷牙出血，否认其他不适。口腔卫生习惯及吸烟情况：刷牙2次/日，1分钟/次，横刷法，从未使用牙线或牙缝刷。否认吸烟史。牙科治疗史：多年前因"烂牙"拔除多颗牙齿，从未接受牙周治疗。家族史：否认家族史。全身情况：否认全身病史。检查：口腔卫生状况差，牙石（+）~（++）。牙龈红肿明显，质较软。18~15、27、28缺失。34冠根折，牙胶尖暴露，舌侧断缘位于龈上2mm，其余位点断缘位于龈下2mm，PD：3~5mm，松动（－）。X线片示已行根充，牙槽骨

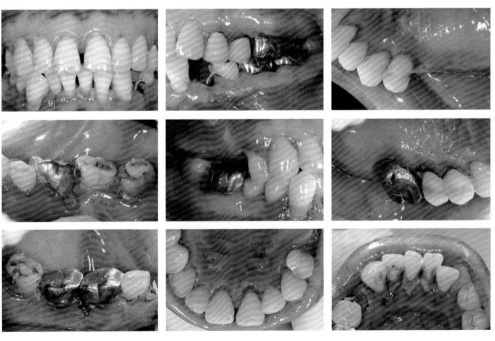

图1　初诊口内像（2011年12月22日）

轻微吸收。24、25烤瓷联冠，25呈"残根状"与牙冠分离，X线片示24、25已行根充，24近中牙槽骨吸收了根长1/2，24、25邻面牙槽骨轻微吸收。26金属全冠，PD：5~7mm，X线片示根管空虚，牙周膜增宽，牙槽骨轻度吸收，25、26根间距窄。36金属全冠，PD：5~7mm，FI：2，X线片示根管空虚，根尖周及根分叉区低密度影，牙槽骨吸收至根尖1/3。46金属全冠，PD：6~8mm，FI：2，X线片示远中根可见根充影像，近中根管空虚，根分叉区低密度影，牙槽骨吸收至根尖1/3。余牙PD普遍5~7mm，BI:4，余牙X线片示14、32~42牙槽骨吸收至根尖1/3，余牙牙槽骨普遍吸收了根长1/3~1/2。详见牙周检查记录表（图1~图3）。

2.**诊断** 慢性牙周炎；34牙体缺损；牙列缺损；26、36、46牙周牙髓联合病变。

3.**治疗方案** （1）基础治疗阶段：OHI，建议拔除38、48，建议拆除24~26、36、46修复体，洁治，刮治，根面平整。（2）手术阶段：34牙冠延长术，磨牙酌情翻瓣术。（3）修复阶段：牙周稳定后修复缺牙及缺损牙体组织。（4）维护阶段：定期复查。

4.**治疗过程**

（1）2011年12月26日—2012年1月4日：全口龈上洁治。

（2）2012年1月12日：解释病情及治疗方案，患者要求先行牙周刮治，考虑其他方案。

（3）2012年1月12日—2月17日：分象限完成牙周刮治及根面平整。

（4）2012年2月5日：于外院拆除24~26修复体。

（5）2012年2月17日：修复会诊，建议保留25，行RCT及冠延长术。

（6）2012年3月29日：第一次牙周复查：基础治疗后9周，患者进行第一次牙周复查。无不

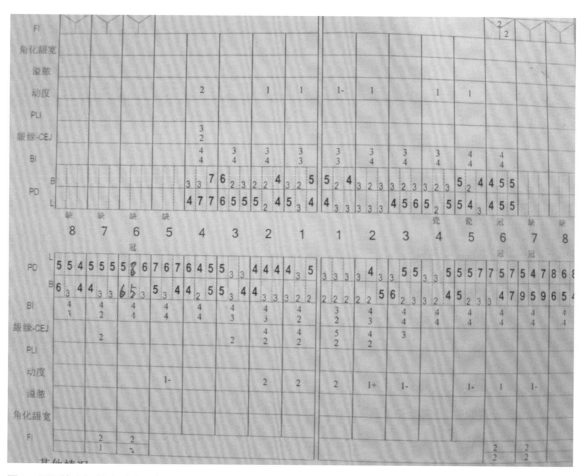

图2 牙周检查记录（洁治后）

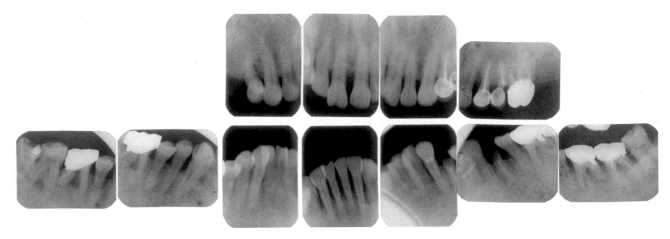

图3 全口根尖片

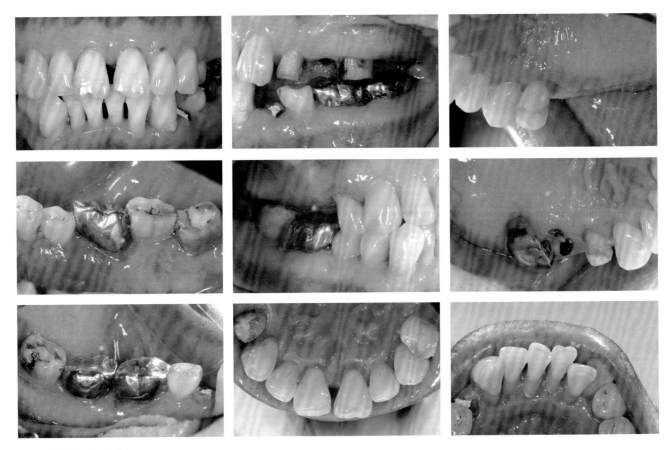

图4 基础治疗后9周

适，口腔卫生状况可，舌侧龈缘略红，略水肿（图4）。详见牙周检查记录表（图5）。进一步治疗计划：①基础治疗阶段：OHI，建议拔除38、48，建议拆除36、46修复体（患者拒绝拆除36），25、26、36、34、46建议根管治疗，修复会诊明确进一步方案。②手术阶段：25、34冠延长术。③修复阶段：牙周稳定后修复缺牙及缺损牙体组织。④定期维护。

（7）2012年3月29日：再次修复就诊，拆除46金属冠。修复、牙体牙髓科共同会诊后建议：17、16、15、27可摘局部义齿修复。25暂时充填（无须再行RCT）+冠延长术+覆盖义齿修复。26根管再治疗，冠修复。34根管再治疗+冠延长术+桩核冠修复。46试行根管再治疗+冠修复或拔除。

（8）2012年4月8日：牙体牙髓科充填25。26根管再治疗过程中发现近中根侧穿，建议行近中根

截根术。

（9）2012年4月12日：牙周科就诊要求行26截根术。患者最终同意拆除36修复体，修复科拆除36，建议暂时保留37修复体。

（10）2012年4月24日：25冠延长术+26近中根截根术（图6、图7）。

（11）2012年5月17日—6月14日：26、36完成根管治疗。46修复会诊后建议拔除。

（12）2012年7月3日：34冠延长术+35~37翻瓣术（图8、图9）。

（13）2012年8月21日：34根管再治疗。

（14）2012年8月30日：第二次牙周复查。无不适，口腔卫生状况可，舌侧龈缘略水肿（图10、图11）。进一步治疗计划：①强化OHI。②龈上洁治，超声龈下刮治。③修复缺牙及缺损牙体组织。④定期牙周复查。

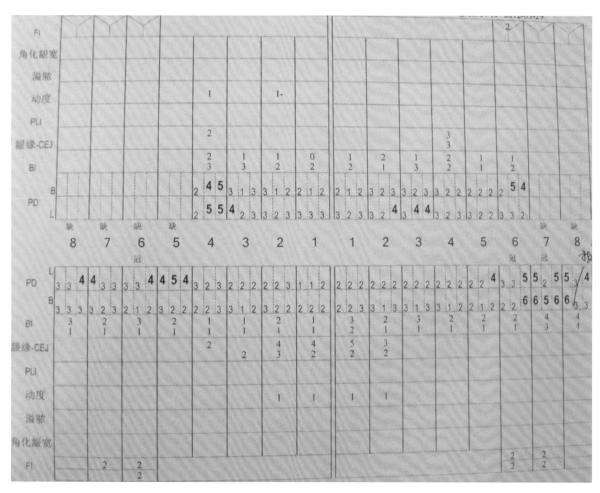

图5　牙周检查记录（第1次复查）

（15）2014年3月7日：1.5年后患者进行复查。无不适，口腔卫生状况欠佳，龈缘略红，水肿，44远中龋坏（图12、图13）。进一步治疗计划：①强化OHI。②龈上洁治，超声龈下刮治。③建议牙体诊治44。④定期复查。

二、结果

患者通过牙周、修复、牙体牙髓多学科协作治疗，获得了较为满意的结果。在随访中牙周状况及修复体保持稳定。

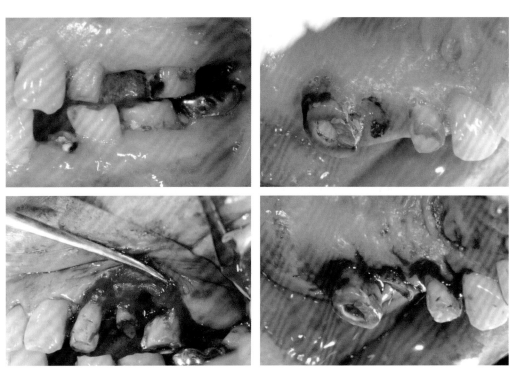

图6 25、26手术过程

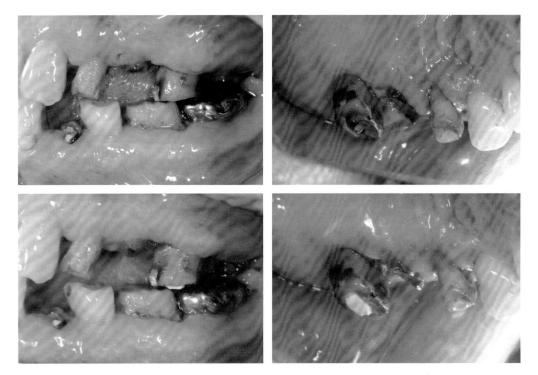

图7 25、26术后

三、讨论

该患者口内存在数个不良修复体，在治疗过程中不断出现新情况，医师需要针对这些问题做出应变，多学科医师合作制订合理的治疗计划才能达到令人比较满意的结果。

患者居住地距离医院较远，要在牙周、修复、牙体、外科多次进行治疗，对体力和财力均是挑战，修复结束后多次电话回访，患者以各种理由婉拒复诊要求。在这种情况下，医患沟通尤为重要，不能放弃患者，需要讲明利弊，同时尽量减少就诊次数，为患者提供方便。

多篇文献表明，牙周病患者的依从性与失牙速度相关，能够定期复查的患者长期预后更好。

25、34根据修复需要进行了牙冠延长术，手术是基于生物学宽度的概念进行的。

26在根管再治疗过程中发现近中根侧穿，多篇文献表明截根术后患者可以作为修复基牙，长期效果稳定，故选择截根保留26。

患者虽有缺牙及错𬌗畸形问题，但由于经济原因，拒绝种植及正畸治疗，最终根据患者意愿选择活动义齿修复。

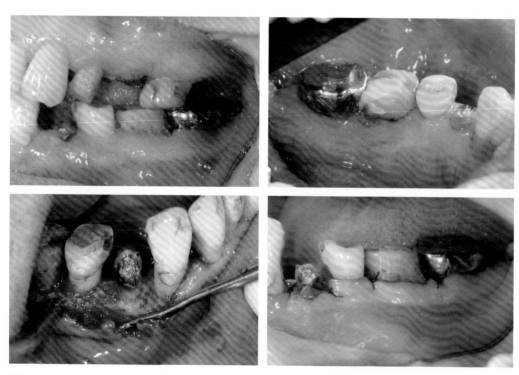

图8　34~37手术过程

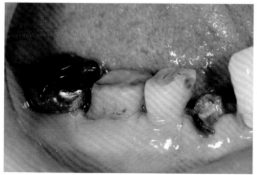
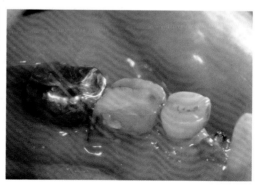

图9　34~37术后

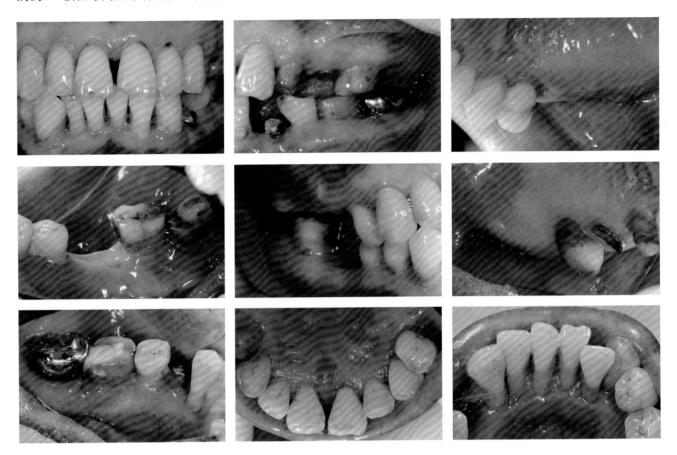

图10　第二次复查

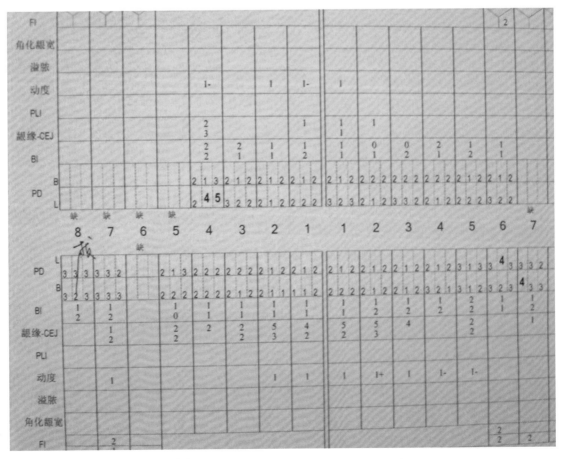

图11　牙周检查记录（第二次复查）

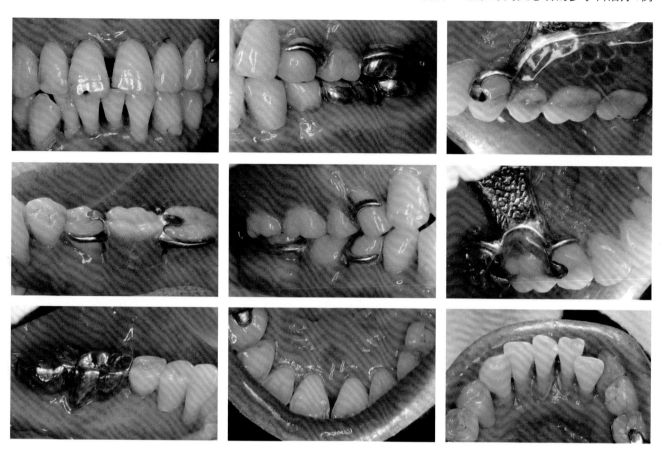

图12　第三次复查

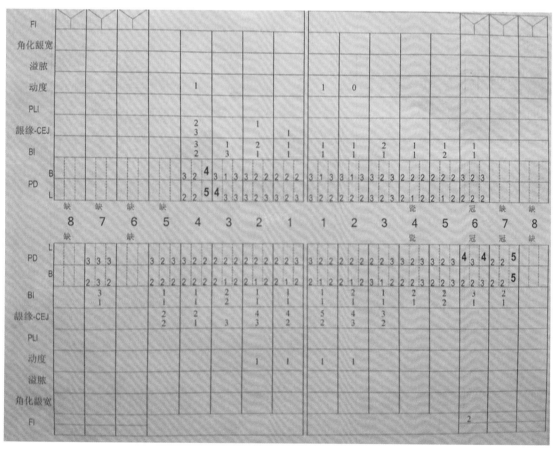

图13　牙周检查记录（第三次复查）

参考文献

[1] Lee C T, Huang H Y, Sun, et al. Impact of Patient Compliance on Tooth Loss during Supportive Periodontal Therapy: A Systematic Review and Meta-analysis[J]. Journal Of Dental Research, 2025, 94: 777-786.

[2] Miyamoto T, Kumagai T, Lang, et al. Compliance as a prognostic indicator. Ⅱ. Impact of patient's compliance to the individual tooth survival[J]. Journal Of Periodontology, 2010, 81: 1280-1288.

[3] 祝媛, 江卫东, 熊贵忠, 等. 患者依从性对慢性牙周炎临床疗效影响的观察[J]. 临床口腔医学杂志, 2011, 27: 409-411.

[4] Lanning S K, Waldrop T C, Gunsolley J C. et al. Surgical crown lengthening:evaluation of the biological width[J]. Journal Of Periodontology, 2003, 74: 468-474.

[5] Livada R, Fine N, Shiloah J. Root amputation: a new look into an old procedure[J]. N Y State Dent J, 2014, 80: 24-28.

[6] 荣刚, 周杰. 截根术在上颌磨牙治疗中的临床观察[J]. 临床和实验医学杂志, 2006, 5: 252-253.

病例2

牙周正畸联合治疗上前牙扇形移位1例

金冬梅　杭州口腔医院牙周科

摘要

目的： 本文将报道1例牙周炎导致上前牙扇形移位的患者，经过牙周、正畸联合治疗，控制炎症后恢复了前牙美观。

方法： 询问病史后，经过牙周专科检查和影像学检查制订了详细的牙周序列治疗方案，经过历时1年的牙周基础治疗、手术治疗及维护治疗，牙周炎症控制后进行正畸治疗，期间定期牙周维护；2年后正畸治疗结束并继续牙周维护。

结果： 经过3年的牙周序列治疗后患者牙周炎症得到控制并保持稳定，正畸治疗后上前牙扇形移位得以改善，并取得满意的美学效果。

结论： 牙周炎患者在经过有效的牙周治疗、炎症得到控制的基础上可以通过正畸治疗改善美观。

关键词： 牙周炎；正畸

牙周炎患者由于牙槽骨的吸收和破坏，常出现牙齿松动和移位，影响美观和咀嚼。在牙周组织感染和炎症得到有效控制基础上，可以对患者施以正畸治疗解决患者的美学诉求。

一、材料与方法

1. 病例简介 患者，女性，23岁，因上前牙牙缝变大就诊我院正畸科，经检查发现有牙周炎，转诊牙周科。现病史：该患者1年前发现上前牙牙缝变大，偶有刷牙出血、牙龈肿胀，未行治疗；近日自觉上前牙牙间隙变大影响美观来我院正畸科就诊，经转诊至牙周科，建议先行牙周治疗。每日刷牙2次，每次1分钟，不使用牙线及其他清洁工具；不吸烟。既往史及家族史：无特殊记载，全身健康；未发现其父母有牙齿松动或过早失牙。临床检查：口腔卫生一般，龈上牙石、软垢近龈缘处较多，探诊龈下牙石大量；牙龈色略暗红，质软（图1）；有广泛的深牙周袋，同时伴多颗牙不同程度松动（图2）；上前牙病理性扇形移位，11、21间出现2mm间隙；下前牙牙龈退缩1～2mm，伴有龈乳头退缩及黑三角；上唇系带附丽低；16、26松动Ⅱ度，根分叉病变Ⅲ度。影像学检查（图3）：全口广泛牙槽骨中重度水平吸收，36近中牙槽骨角形吸收明显，16、26重度牙槽骨吸收近根尖。

2. 诊断 广泛型侵袭性牙周炎。

3. 材料 牙周探针、品瑞牙周治疗仪、Gracy刮治器、牙周微创手术器械（豪孚迪）。

4. 治疗方案 OHI，牙周序列治疗。第一阶段牙周基础治疗：SRP，同期拔除16、26。第二阶段牙周手术治疗：36拟行牙周引导组织再生手术。第三阶段正畸恢复咬合；上唇系带修整术。完善牙周治疗后，建议正畸治疗关闭上前牙间隙、改善咬合；牙周支持治疗。

与患者进行沟通，患者要求治疗以关闭门牙牙间隙为目标，仅接受牙周基础治疗和简单正畸，并不愿意马上拔牙，牙周手术暂行考虑，出于对患者意见的尊重，我们同意暂时试保留16和26，并先行牙周基础治疗。

5. 治疗过程

（1）第一阶段（4个月）：基础治疗、维护治疗（第2次复查）（图4～图7）。2012年3月，分3

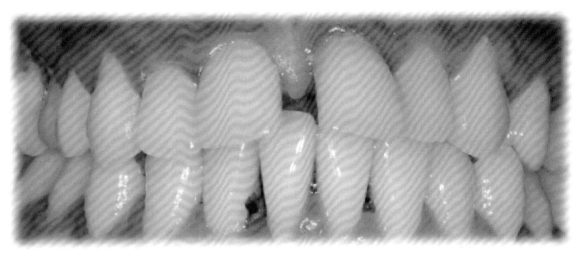

图1　初诊口内照片

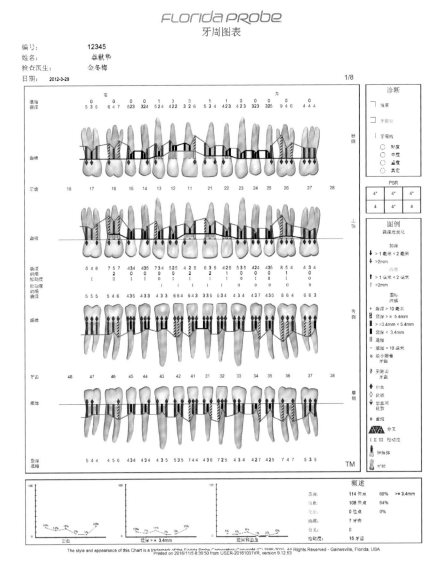

图2　初诊牙周检查记录表

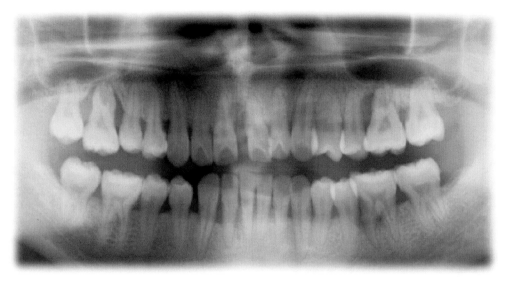

图3　初诊全景片

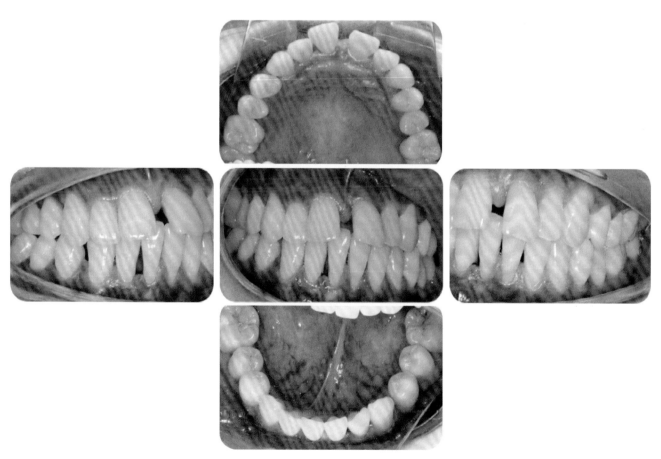

图4　基础治疗后6周（第一次牙周再评）

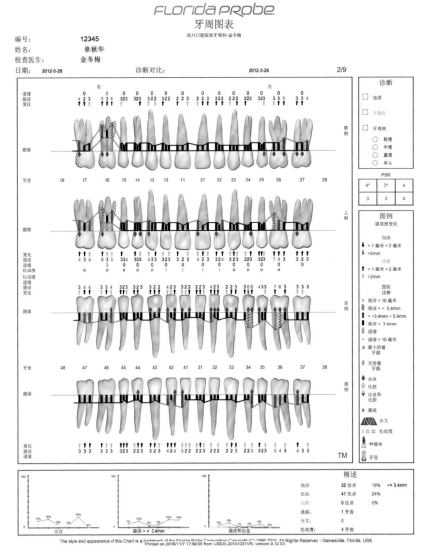

图5　基础治疗6周后牙周检查记录表

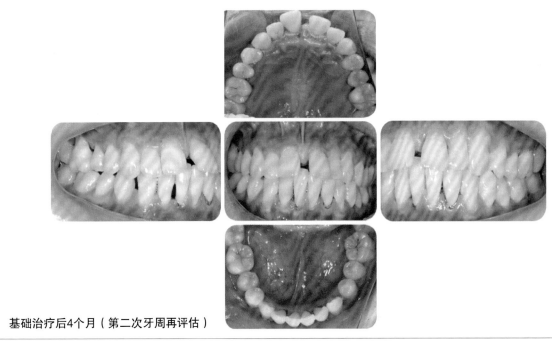

图6　基础治疗后4个月（第二次牙周再评估）

个区段于局麻下完成龈下刮治；2012年5月，第1次复查，局部位点二次刮治、OHI；2012年7月，第2次复查，拟行36牙周手术；与患者术前沟通谈话，患者接受手术治疗。

（2）第二阶段：手术治疗（图8~图13）。2012年7月，36GTR手术（术后6个月定期复诊行牙周维护及OHI）；2013年3月，第3次复查，牙周状况稳定，与正畸医师、患者沟通（16、26患者仍不接受拔牙并要求治疗从简，故拟行上前牙区片段弓矫治）。

（3）第三阶段：正畸治疗（图14~图23）。2013年3月，开始正畸治疗；2013年10月，因26牙周脓肿复诊，同期急症处理及牙周维护，再次建议拔除16、26，患者拒绝；2013年12月，牙周复查情况稳定，26好转；2013年12月至2015年5月，定期（3~5个月）牙周维护；2015年5月，正畸治疗近尾声，患者担心矫治器拆除后牙齿松动而复诊，牙周状况稳定；2015年6月，拆除正畸矫治器，对14~24行舌侧保持。

（4）第四阶段：牙周维护治疗（图24~图

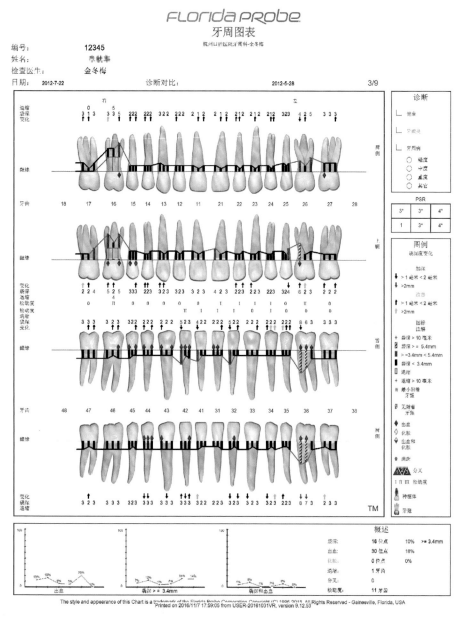

图7　基础治疗4个月后牙周检查记录表

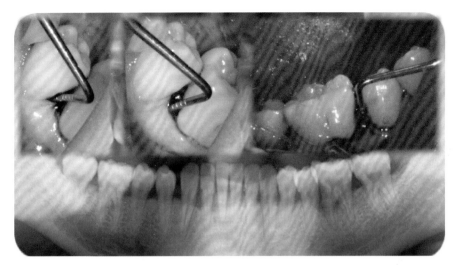

图8　术前36颊舌侧探诊

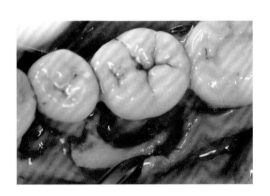
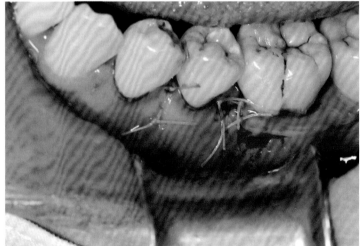
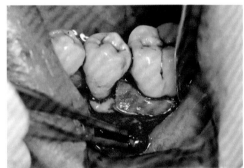
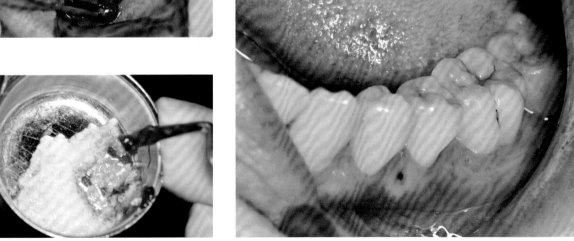

图9　术中翻瓣、清除肉芽，可见36近中3壁骨袋，骨下袋深6mm，颊侧近中根分叉水平探入4mm，术中植Bio-Oss骨粉，盖BioGide，严密缝合

27）；2016年6月，牙周复诊检查牙周状况良好，向患者建议唇系带修整术，因已怀孕2个月，故暂缓。

二、结果

牙周病患者在严格控制菌斑与牙周感染的前提下可以通过正畸治疗改善美观与咬合。

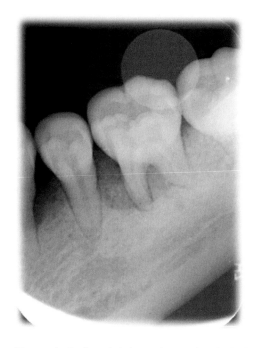

图10　术后3个月（左）、6个月（右）根尖片

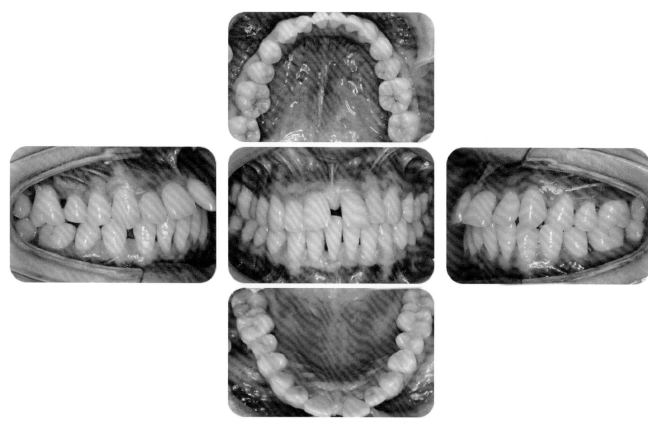

图11　36术后6个月，即基础治疗后1年口内像

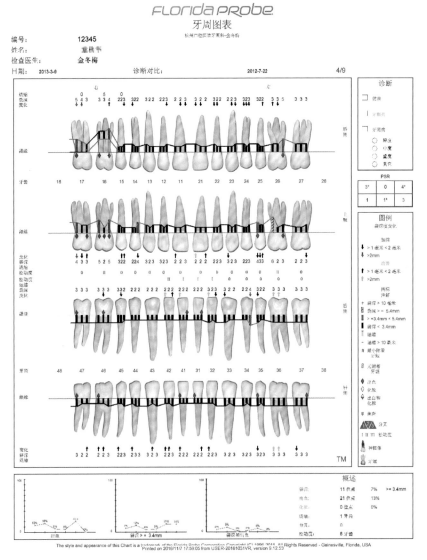

图12 基础治疗1年后、正畸前牙周检查记录表

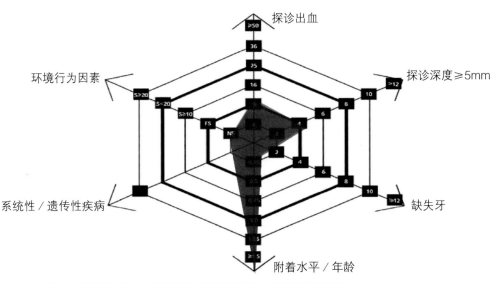

图13 基础治疗1年后正畸前牙周风险评估（风险指数降低）

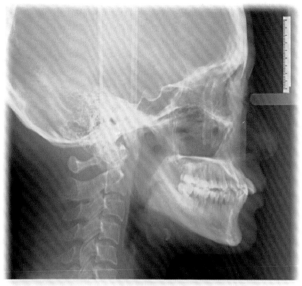

图14　正畸前侧位片及X线片

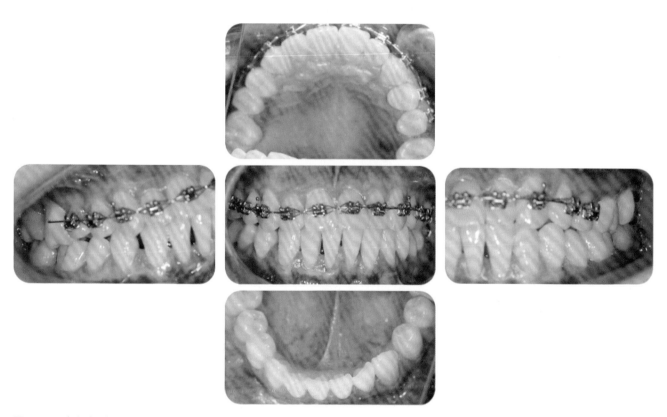

图15　正畸治疗7个月后口内像，26腭侧牙周脓肿

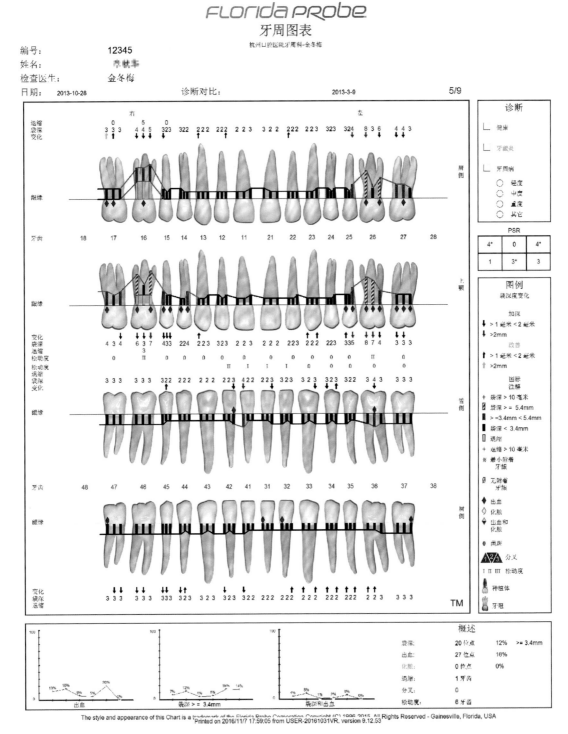

图16　正畸治疗7个月后牙周检查记录表

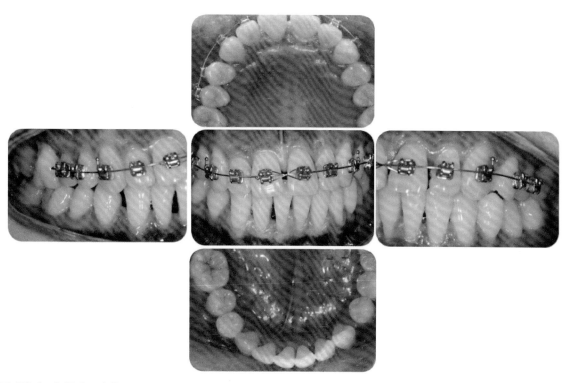

图17　正畸治疗9个月后口内像

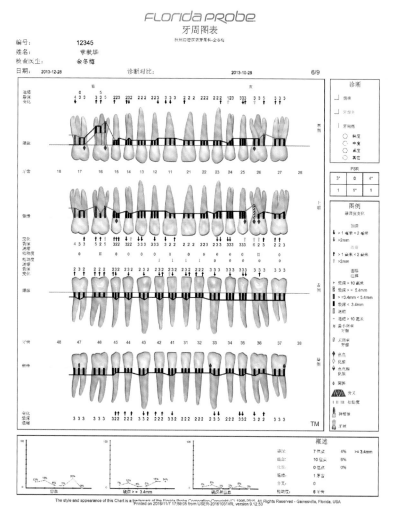

图18　正畸治疗9个月后牙周检查记录表

病例2 牙周正畸联合治疗上前牙扇形移位1例

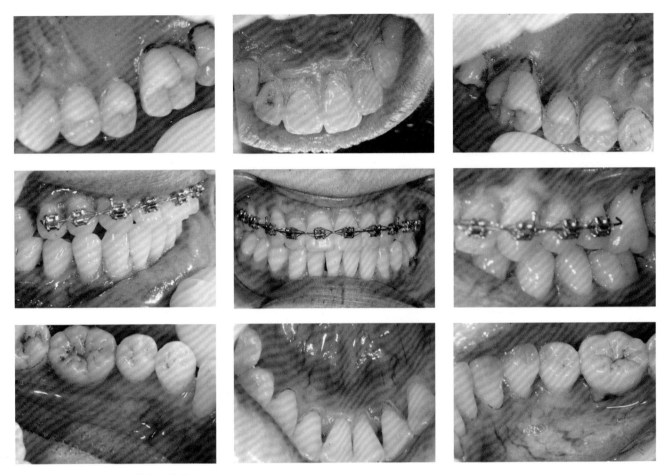

图19 正畸结束前牙周检查口内像

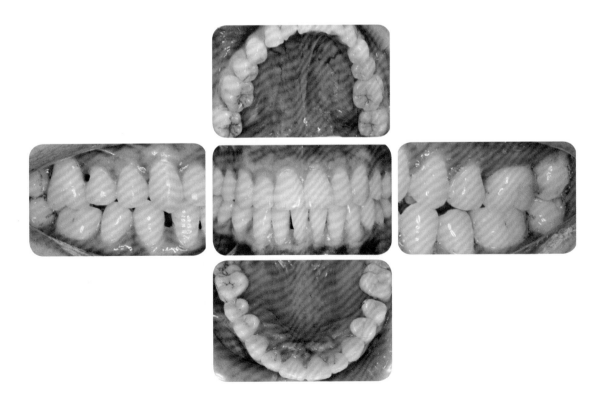

图20 拆除矫治器后口内像

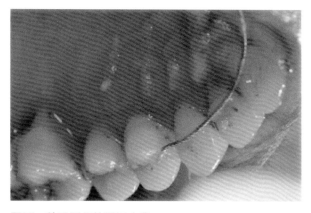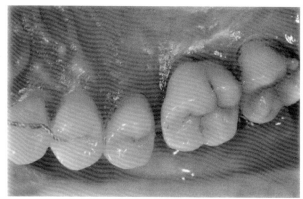

图21　粘舌侧保持器口内像

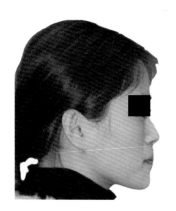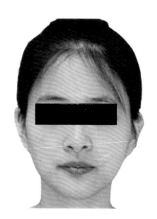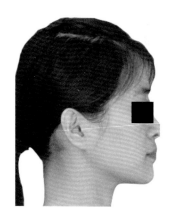

图22　正畸结束前（左1）、后正侧面像

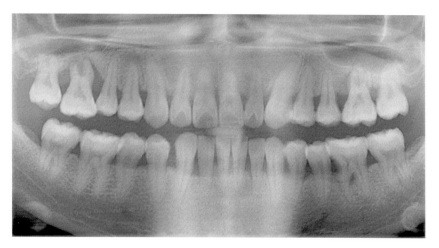

图23　正畸治疗结束时X线片

三、讨论

本病例初诊时牙周炎症重，牙周治疗历时1年，期间进行了彻底的龈下刮治、牙周定期维护及36的牙周手术；患者经过正确的口腔卫生指导，自我口腔卫生维护效果良好，同时坚持按医嘱定期行牙周维护治疗，保障了牙周治疗的效果。

虽为正畸科的首诊病例，在牙周状况保持长期稳定后才开始正畸治疗；正畸治疗中加力轻而慢，并坚持定期牙周维护，正畸效果达到了患者的主诉要求；正畸结束时关闭了上前牙间隙，而且并无黑三角形成，表明患者治疗前上前牙的牙槽骨破坏并不严重，经过牙周治疗及时阻止了进一步的牙周破坏；因此在足够骨支持下上颌切牙又恢复了正常的邻接关系，牙龈乳头恢复正常位置和形态，符合生物学规律。

患者16、26为重度牙周炎，向患者交待预后较差，但患者始终未觉其影响正常咀嚼和饮食，故整个治疗期间一直进行着牙周维护和姑息保留，4年来仅有1次26牙周脓肿发作，治疗后保持状况稳定，并正常行使功能，治疗前后的X线片比较骨水平甚至有一定程度的增加。说明针对某些初诊时预后无望的患牙，可以根据患者的实际情况予以试保留并可以维持较长时间，但就此类患牙的远期预后，仍须建议患者尽早拔除以降低后期种植修复的难度。

本病例虽然需要正畸治疗解决患者的主诉问题，但无论正畸前的病因分析、正畸中的牙周稳定还是正畸后的疗效保持，均体现了牙周基础治疗和牙周维护治疗的重要意义。

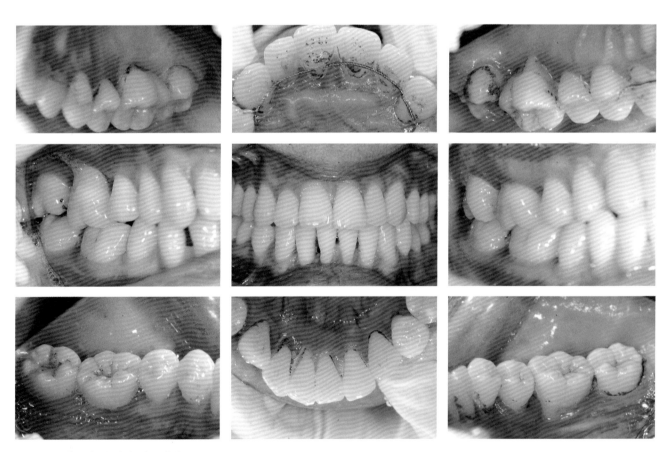

图24　正畸结束后1年复诊口内像

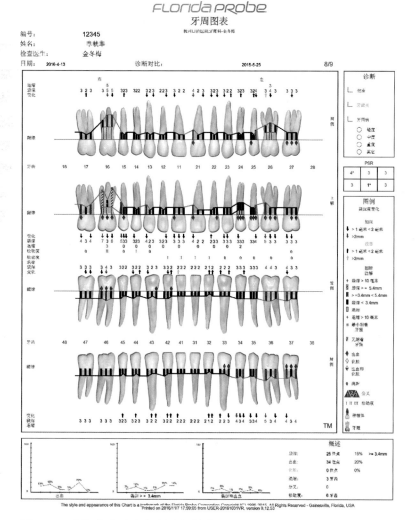

图25　正畸结束后1年牙周检查记录表

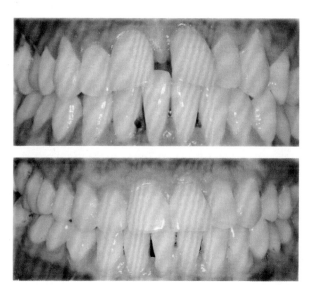

图26　治疗前后口内对比像

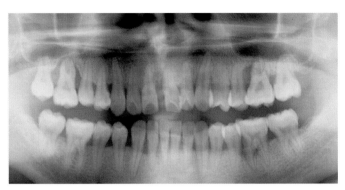

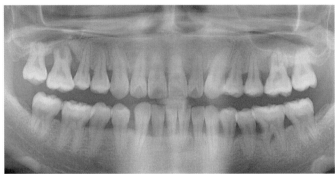

图27　治疗前后X线片对比

参考文献

[1] Mealey B L. Influence of periodontal infections on systemic health[J]. Periodontology 2000, 1999, 21: 197-209.

[2] Polson A M, Caton J G, Yeaple, et al. Histological determination of probe tip penetration into gingival sulcus of humans using an electronic pressure-sensitive probe[J]. Journal of clinical periodontology, 1980, 7: 479-488.

[3] 欧阳翔英. 关于重度牙周炎的诊断标准[J]. 中华口腔医学杂志, 2017, 52(2):72-74.

病例3

多学科联合治疗1例

温鑫鑫　骆英　王仁飞　黄雪光　杭州口腔医院牙周科

摘要

目的： 报道1例重度慢性牙周炎患者经过以牙周为主导的牙周、正畸、种植、牙体牙髓的系统治疗后获得良好的远期功能、美观结果，证明牙周健康是实现多学科的协作治疗的基础。

方法： 患者为50岁女性，重度牙周炎导致多年来牙齿的松动、移位，于我科制订规范化系统治疗方案后，初期经过牙周基础治疗+手术治疗，配合牙体牙髓的准备工作，让患者养成良好的口腔卫生和定期复查习惯，待牙周稳定后，进行了正畸治疗，待咬合稳定、种植空间留出后，进行了种植，恢复了正常的咬合功能需求，后定期随访。

结果： 牙周稳定，牙列整齐，种植体位置佳，口腔卫生良好，有非常令人满意的远期预后。

结论： 良好的牙周健康，是后期所有复杂治疗的基础——无论在什么样的年纪，以什么样的牙周状况前来就诊，都可以通过积极有效的手段，让患者树立起较好的口腔卫生习惯和意识，得到令人满意的牙周结果，再配合多学科的联合治疗，最终能够实现医患双方的共赢。

关键词： 牙周炎；多学科联合治疗；正畸；种植

随着我国口腔医疗技术的发展，多学科联合治疗越来越受到口腔医师的重视，而非简单地解决患者的主诉症状，所以近几年，牙周病作为一个桥梁学科，越来越受到重视；并且牙周病是我国的高发、多发疾病，也是导致牙齿移位和缺失牙的最主要病因，牙周炎的治疗也往往涉及多学科的联合治疗，才能获得较好的牙周病治疗疗效。但牙周专科医师的缺乏，导致我们很多医师对于牙周炎控制能够取得多大的效果，始终存在一定的疑虑。

一、材料与方法

1. **病例简介**　患者，女性，50岁。主诉：自觉多年来有牙齿不同程度的松动、移位、脱落。现病史：刷牙出血，口腔异味多年；觉近年来前牙区有不同程度的渐进性牙齿松动、外移，现觉影响美观和进食，要求诊治。牙科治疗史：3个月前有外院牙周治疗史。多年来有因龋齿和牙周炎导致多颗牙拔牙史。口腔卫生和不良习惯：刷牙2次/日，2分/次；不用牙线或牙缝刷。不吸烟，不饮酒。喝咖啡和喝茶较多。全身情况和家族史：否认全身系统史，过敏史，遗传史。口内临床检查：31、18殆向伸长；17根尖有阴影；16近中邻面有龋损；15残根；12舌侧异位萌出；25松动Ⅱ~Ⅲ度，根尖阴影，牙周膜异常增宽影；26缺失；27近中倾斜，松动Ⅲ度，根尖周大量阴影；28松动Ⅰ度，颊侧和殆面有龋损；34舌侧异位萌出；36、37殆面有龋损；下颌前牙散在间隙，下颌2-2有松动Ⅰ~Ⅱ度不等，有不同程度的附着丧失；36、46根分叉有阴影，根分叉病变Ⅲ度。全口口腔卫生尚可，有少量软垢，X线显示牙槽骨有广泛水平型吸收，吸收到根中下1/2处，有不同程度的松动（图1~图4）。

2. **诊断**　慢性牙周炎；15残根，17、25、27慢性根尖周炎；错殆畸形；牙列部分缺失。

3. **治疗目标**　控制、缓解牙周炎症，阻止进一步发展，尽量留存天然牙；恢复咀嚼功能，保障终生口腔健康。

4. 治疗方案　OHI；牙周序列治疗；拔除15、18、25、27、34；正畸治疗，考虑暂时保留17，下颌2-2，尝试28暂时保留正畸前拉；种植修复缺失牙；SPT。

5. 治疗过程

（1）2015年5月13日治疗内容：全口需要刮治的牙位一次性SRP；25、27拔除，牙槽窝搔刮，压迫止血复位；下颌2-2暂调𬌗至无咬合接触，调整46、47不良咬合；转诊17至内科医师处尝试RCT治疗。

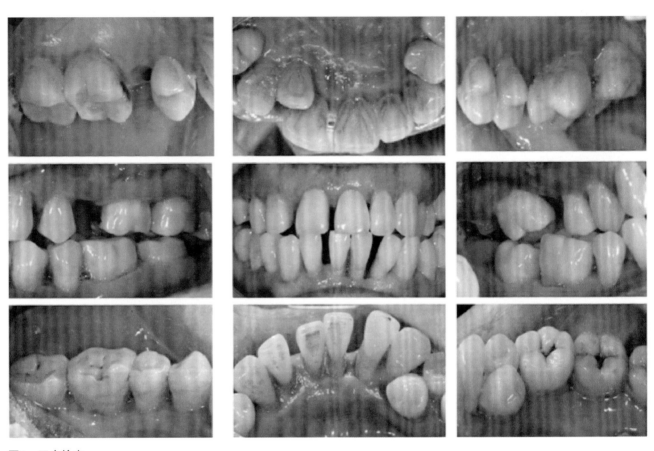

图1　口内检查

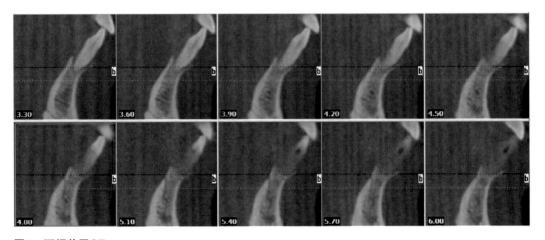

图2　下颌前牙CT

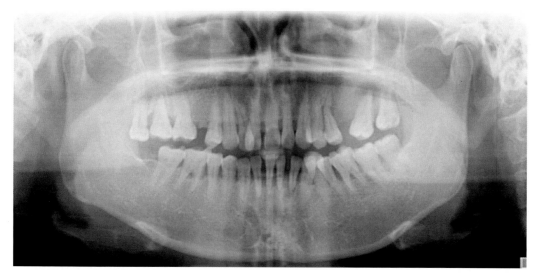

图3　口内全景片

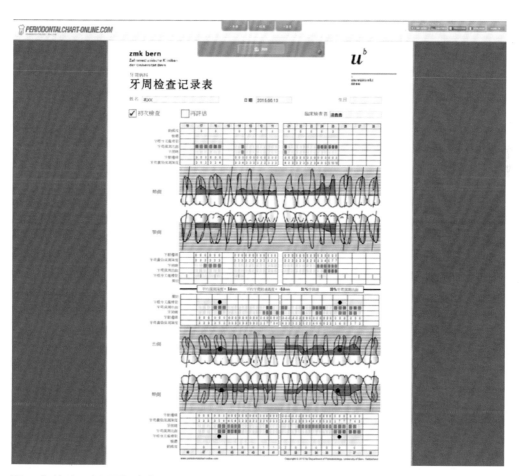

图4　初诊时口内牙周探查表

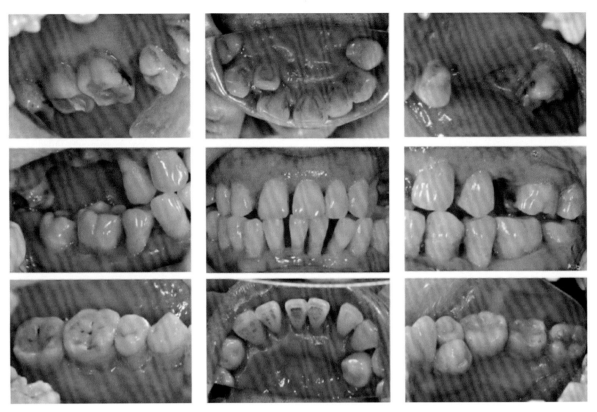

图5　1个月后复诊口内检查

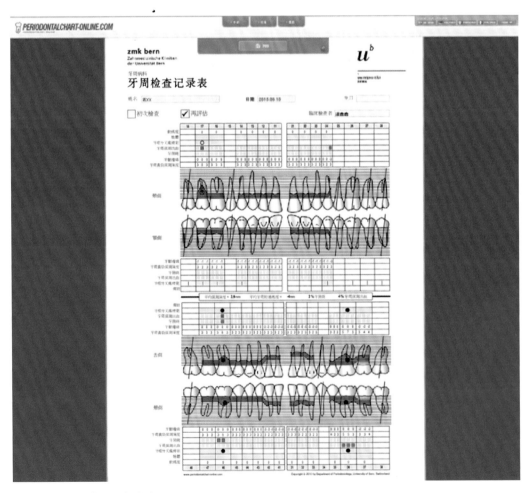

图6　复诊时口内牙周探查表

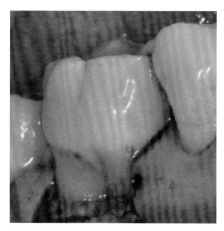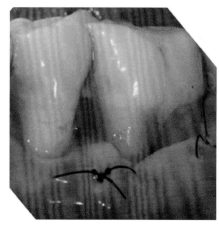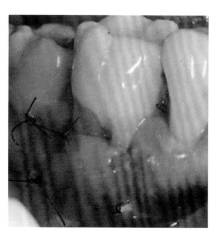

图7　46隧道穿通术术中照片　　图8　隧道穿通术后1周，36、46拆线图片

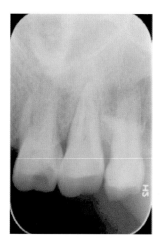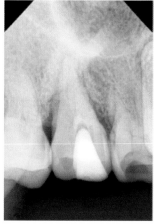

图9　17根尖片

（2）2015年6月13日复诊：此时探诊深度除17颊侧中部和36、46根分叉区域较深外，余牙位点牙周袋≤3mm（图5、图6）。常规根分叉穿通后，修整牙槽骨形态，颊侧牙龈根向复位缝合（图7、图8）。同期拔除34舌侧多生牙。

（3）2015年6月20日拆线：可见36、46伤口愈合可，根分叉区暴露。

（4）2015年6—7月内科处理，尝试17根管治疗：2015年7月8日于显微镜下发现大量钙化物，可疏通腭根WL=18mm，颊根仅可疏通于根管口下2mm，7月29日再次尝试后无果，常规充填（图9）；16、36、37𬌗面龋损充填治疗，28颊侧充填治疗；此时除17颊侧中部外，余牙位点牙周袋都≤3mm，口腔卫生尚可，下颌前牙区易有少量龈上结石，31松动Ⅰ～Ⅱ度，余牙无明显松动。

（5）2015年9月牙周稳定后转正畸治疗：牙周基础治疗后3个月，牙周情况稳定（图10、图11），行正畸治疗（图12～图16），正畸治疗1年后行15、25、26、34种植治疗（图17、图18），常规正畸过程中每3个月复诊牙周情况（图19）。

（6）检查结果和治疗建议：17颊侧中部仍有5mm深袋，但根尖周阴影未有明显变化，建议定期复查，如果有松动或者根尖阴影变化，可以考虑意向性再植处理或拔除后种植处理；建议18拔除；28近中倾斜，一定程度取代27的功能，但近中和舌侧有深袋，告知远期可能愈后不佳，如果拔除，后期需要种植修复；36远中根面龋损，近髓，转诊口内充填治疗；31松动Ⅰ度，32、41无明显松动，牙周夹板固定，调𬌗；因口腔卫生良好，位点PD多为3mm，建议定期随访牙周。

二、结果

患者通过牙周、正畸、种植、牙体牙髓多学科协作治疗，获得了较为满意的结果（图20～图26）。在随访中牙周状况及修复体保持稳定。

三、讨论

已经有大量的文献和病例证明，年龄、牙周炎患者并非正畸的禁忌证，随着技术的发展，重度牙周炎患者也非过去正畸的绝对禁忌证。在牙周炎得到良好控制的前提下，患者能够做到定期的牙周随访和口腔卫生的良好控制，就能够实现正畸过程中的平稳位移，最终为将来良好的咬合和美观打下坚实基础，实现远期预后的可预期。

特别需要感谢患者在这样的年纪有这样的决心和毅力来配合我们不同科室之间的协作治疗，实现了口腔美观、功能、健康的多重获益，并为未来多年的牙齿健康打下了坚实的基础。

多篇文献表明，牙周病患者的依从性与失牙速度相关，能够定期复查的患者长期预后更好。

参考文献

[1] Lee C T, Huang, H Y, Sun, et al. Impact of Patient Compliance on Tooth Loss during Supportive Periodontal Therapy: A Systematic Review and Meta-analysis[J]. Journal Of Dental Research, 2015, 94: 777-786.

[2] Miyamoto T, Kumagai T, Lang, et al. Compliance as a prognostic indicator. II. Impact of patient's compliance to the individual tooth survival[J]. Journal Of Periodontology, 2010, 81: 1280-1288.

[3] 祝媛, 江卫东, 熊贵忠, 等. 患者依从性对慢性牙周炎临床疗效影响的观察[J]. 临床口腔医学杂志, 2011, 27: 409-411.

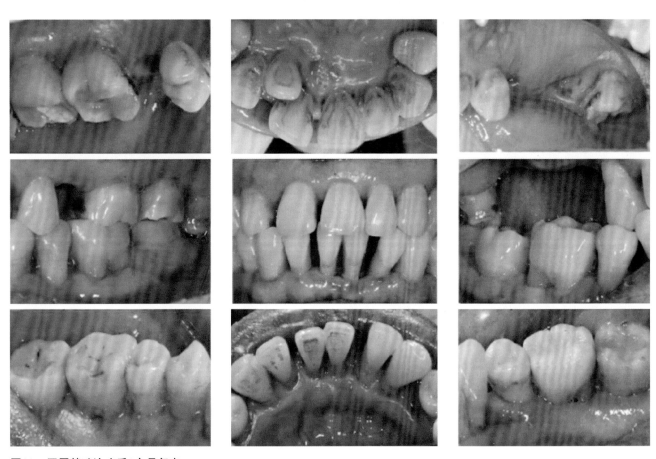

图10　牙周基础治疗后3个月复查

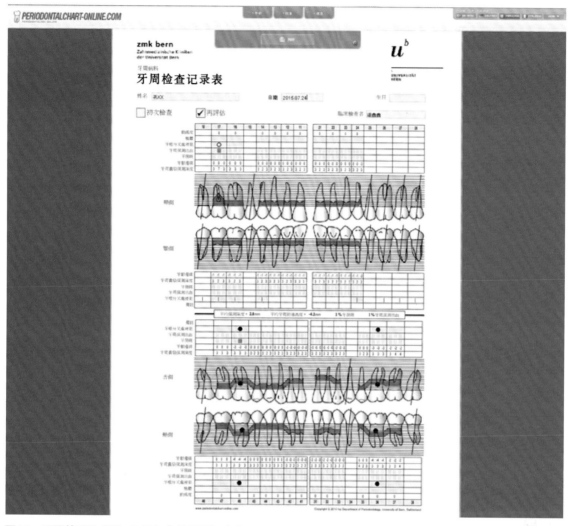

图11　牙周基础治疗后3个月复查的牙周探查表

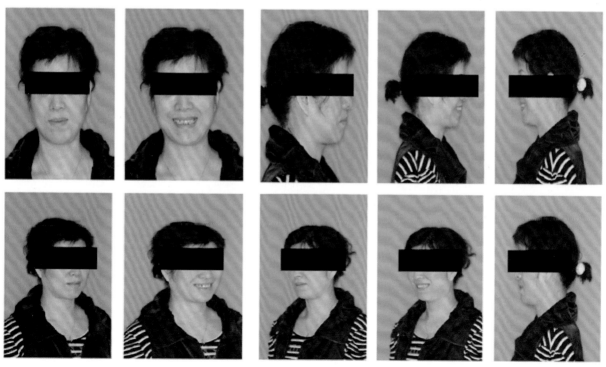

图12　正畸治疗前照片

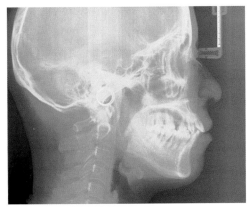

图13　正畸治疗前侧位片

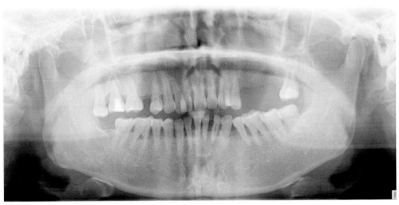

图14　正畸治疗前全景片

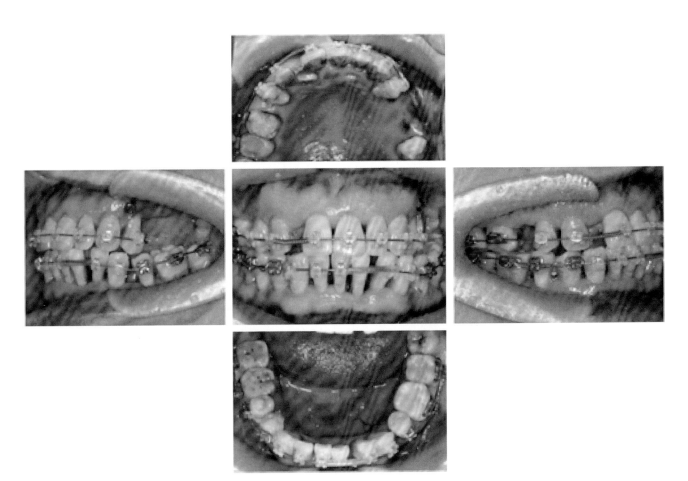

图15　2015年11月正畸中照片

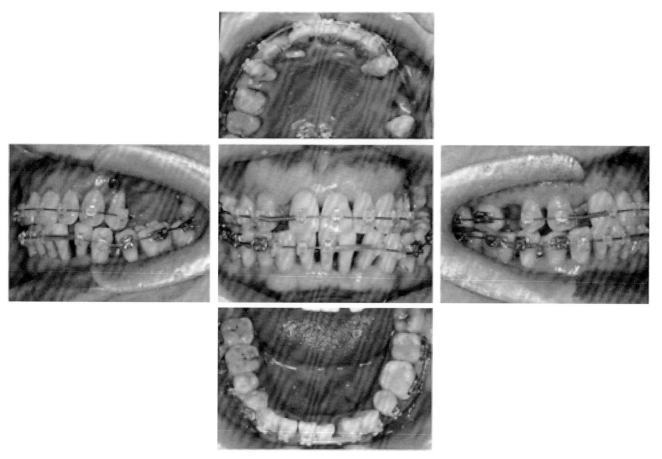

图16　2016年3月正畸中照片

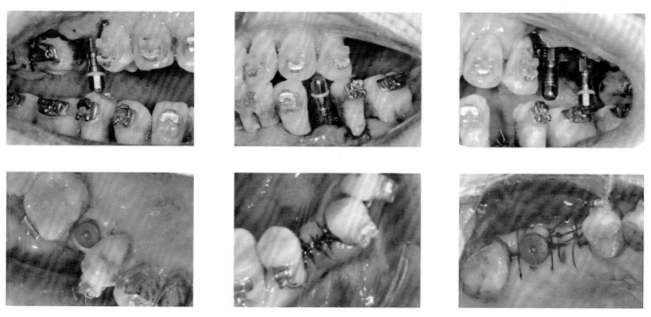

图17　2016年10月种植

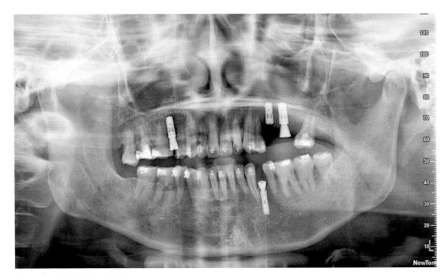

图18 术后即刻X线片

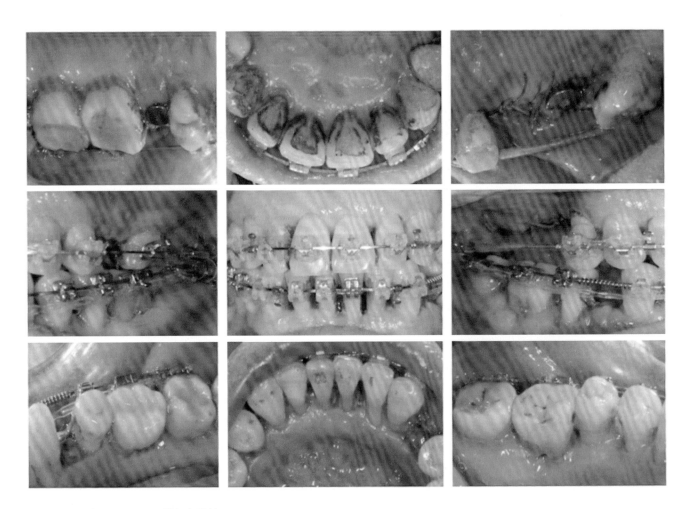

图19 2016年10月18日牙周复查照片

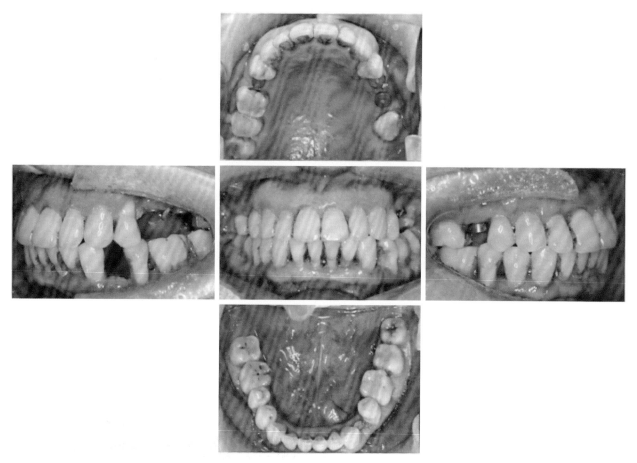

图20　2017年2月8日正畸照片

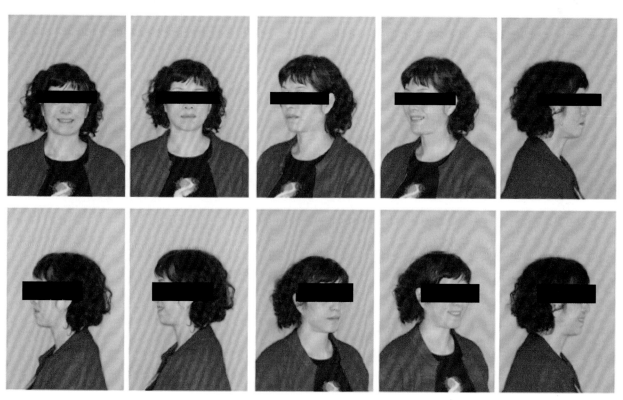

图21　正畸治疗后照片

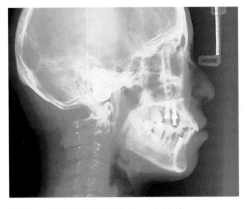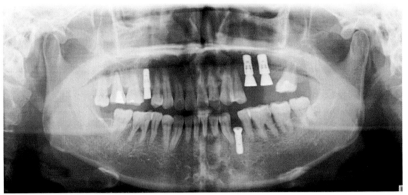

图22　正畸治疗后侧位片、全景片

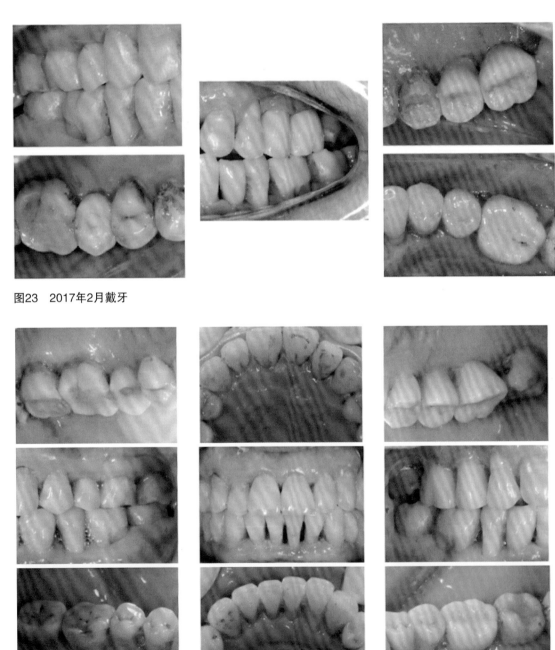

图23　2017年2月戴牙

图24　2017年4月19日牙周复查

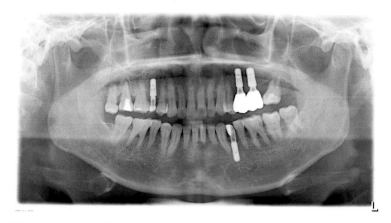

图25　2017年4月复查全景片

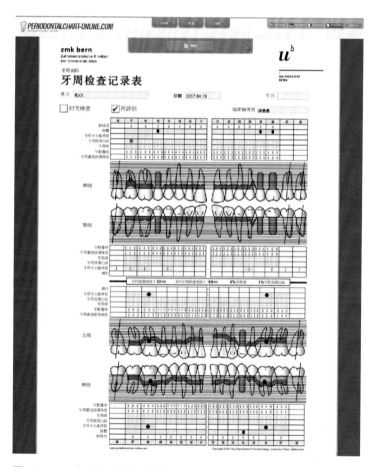

图26　2017年4月牙周探查表

图文编辑

李 琳 李秋梅 李晓霞 李鸿鸣 张 群 张士红 张世良 张庆尧 张 宁 孟祥丽 屈传武
武晓东 战贤梅 高庆伟 高政南 高桂苓 原所贤 崔振兴 黄 燕 韩乐强 韩 英 韩 璐
管 烨 卞添颖 刘 娟 吕晶露 李丽丽 张杨珩

图书在版编目（CIP）数据

实用口腔临床病例精粹. 第1卷 / 章锦才，王仁飞主编.
—沈阳：辽宁科学技术出版社，2017.9
ISBN 978-7-5591-0377-2

Ⅰ.①实⋯ Ⅱ.①章⋯ ②王⋯ Ⅲ.①口腔疾病—诊
疗 Ⅳ.①R781

中国版本图书馆CIP数据核字（2017）第185052号

出版发行：辽宁科学技术出版社
（地址：沈阳市和平区十一纬路25号 邮编：110003）
印 刷 者：北京华联印刷有限公司
经 销 者：各地新华书店
幅面尺寸：210mm×285mm
印 张：28.25
插 页：4
字 数：600千字
出版时间：2017年9月第1版
印刷时间：2017年9月第1次印刷
责任编辑：陈 刚
封面设计：袁 舒
版式设计：袁 舒
责任校对：栗 勇

书 号：ISBN 978-7-5591-0377-2
定 价：398.00元

投稿热线：024-23280336
邮购热线：024-23280336
E-mail:cyclonechen@126.com
http://www.lnkj.com.cn